Helmut Anemueller

Naturheilverfahren Ernährungstherapie

Vollwertige Grunddiät mit Ableitungen

5., völlig neubearbeitete und erweiterte Auflage

Hippokrates

Die Deutsche Bibliothek – CIP-Einheitsaufnahme

Anemueller, Helmut:
Naturheilverfahren – Ernährungstherapie : vollwertige Grunddiät mit
Ableitungen / Helmut Anemueller. – 5., völlig neubearb. und erw. Aufl. –
Stuttgart : Hippokrates-Verl., 1998
   Bis 4. Aufl. u. d. T.: Anemueller, Helmut: Das Grunddiät-System
   ISBN 3-7773-1305-X

Die 1. bis 4. Auflage erschien unter dem Titel:
Das Grunddiät-System. Leitfaden der Ernährungstherapie mit vollwertiger Grunddiät

Anschrift des Verfassers:

Dr. med. Helmut Anemueller
Wissenschaftliches Archiv für Ernährung und Ditätetik
Landhaus Bergham 32
83233 Bernau am Chiemsee

1. Auflage 1980
2. Auflage 1983
3. Auflage 1987
4. Auflage 1993
5. Auflage 1998

Wichtiger Hinweis: Wie jede Wissenschaft ist die Medizin ständigen Entwicklungen unterworfen. Forschung und klinische Erfahrung erweitern unsere Erkenntnisse, insbesondere was Behandlung und medikamentöse Therapie anbelangt. Soweit in diesem Werk eine Dosierung oder eine Applikation erwähnt wird, darf der Leser zwar darauf vertrauen, daß Autoren, Herausgeber und Verlag große Sorgfalt darauf verwandt haben, daß diese Angabe dem Wissensstand bei Fertigstellung des Werkes entspricht.
Für Angaben über Dosierungsanweisungen und Applikationsformen kann vom Verlag jedoch keine Gewähr übernommen werden. Jeder Benutzer ist angehalten, durch sorgfältige Prüfung der Beipackzettel der verwendeten Präparate und gegebenenfalls nach Konsultation eines Spezialisten festzustellen, ob die dort gegebene Empfehlung für Dosierungen oder die Beachtung von Kontraindikationen gegenüber der Angabe in diesem Buch abweicht. Eine solche Prüfung ist besonders wichtig bei selten verwendeten Präparaten oder solchen, die neu auf den Markt gebracht worden sind. Jede Dosierung oder Applikation erfolgt auf eigene Gefahr des Benutzers. Autoren und Verlag appellieren an jeden Benutzer, ihm etwa auffallende Ungenauigkeiten dem Verlag mitzuteilen.
Geschützte Warennamen (Warenzeichen) werden nicht besonders kenntlich gemacht. Aus dem Fehlen eines solchen Hinweises kann also nicht geschlossen werden, daß es sich um einen freien Warennamen handele.

ISBN 3-7773-1305-X

Printed in Germany 1998
Satz: primustype R. Hurler GmbH, 73274 Notzingen.
Gesetzt auf Textline mit HerculesPro.
Grundschrift: Gulliver Regular, 8,5pt/10dp
Druck: Kohlhammer GmbH, 70329 Stuttgart-Obertürkheim

Inhaltsverzeichnis

III. Zum Nachschlagen

Vorwort zur 5. Auflage

Ernährungstherapie ist ein klassisches Naturheilverfahren, das bereits in der klassischen hippokratischen Medizin seinen Ursprung hat. Es hieß in den Schriften des Hippokrates »Nahrung soll Heilmittel sein«.

Als Naturheilverfahren ist Ernährungstherapie auf einfachste Weise von Ärzten, Diätassistentinnen oder Ernährungsberatern in Zusammenarbeit mit den Patienten auszuführen. Für Ernährungstherapie in Kur- und Reha-Kliniken gilt das gleiche. Hierdurch wäre der gesundheitlichen Situation in unserem Lande und dem Gesundheitswesen großer Dienst zu erweisen, denn viele ernährungsabhängige Gesundheitsstörungen und Krankheiten reagieren auf naturheilkundliche Ernährungstherapie vorzüglich.

Ziel des vorliegenden Lehrbuches ist es aufzuzeigen, auf welcher Grundlage Ernährungstherapie als Naturheilverfahren steht und wie man Ernährungstherapie möglichst übersichtlich und einfach verordnen und durchführen kann.

Als Autor habe ich erlebt, was aus naturheilkundlicher Ernährungstherapie zu gewinnen ist, wenn es darum geht, aus schweren Erkrankungen heraus Gesundheit wiederzuerlangen. Dies erfahren zu haben, ist in meinem Leben als Arzt von größter Bedeutung gewesen. Zuvor hatte ich als schulmedizinisch ausgebildeter Arzt es nicht für möglich gehalten, daß von einer einfachen natürlichen Nahrung aus eine große therapeutische Kraft ausgehen kann. Mit Hilfe vollwertiger und weitgehend naturbelassener Ernährung nach langer Berufsunfähigkeit wieder arbeiten zu können und Lebenstüchtigkeit wiederzuerwerben, war schließlich das Motiv für mich, Kneipp-Arzt und Arzt für Naturheilverfahren zu werden. Über Jahrzehnte hin bin ich dann der Aufgabe nachgegangen, Ernährungstherapie als Naturheilverfahren zu vertreten und in Publikationen sowie Vorträgen darzustellen. Zahlreiche Kollegen, Diätassistentinnen, Ernährungsberater, Köche und Reformhaus-Kaufleute hatte ich dabei als Schüler. Es hat mich diese Tätigkeit nie ermüdet und immer wieder gefangengenommen.

Ich möchte deshalb meine Kollegen und andere Fachkräfte ermuntern, sich dem Naturheilverfahren Ernährungstherapie zuzuwenden, vielleicht auch zu erproben, wie sich am eigenen Leibe und in der Familie auswirkt, wenn die Ernährung auf eine betont qualitativ akzentuierte Nahrung umgestellt wird. Hat man als Arzt einmal die leistungssteigernde Wirkung einer solchen Ernährung zu spüren bekommen, wird es beinahe verpflichtend wirken, Ernährungstherapie zu betreiben. Vor allem: Ernährungstherapeutische Verordnungen werden leichter von der Hand gehen und Patienten eindrucksvoller zu vermitteln sein. Verlassen Sie sich nicht darauf, was während des Medizinstudiums über Ernährungstherapie im Fachbereich klinische Diätetik gelehrt worden ist. Diese Lehrinhalte müssen ergänzt werden, wollen Sie Ernährungstherapie als Naturheilverfahren anwenden.

Vorgeschlagen wird als Basisnahrung eine vollwertige Grunddiät, die Ansprüche des Organismus an Qualität und Quantität der Nahrung optimal erfüllt. Auf einfachste Weise können aus dieser Grunddiät Ableitungen hervorgehen, die genau passen, um wichtige Erkrankungen ernährungstherapeutisch zu behandeln. Man braucht sich nicht in einer Vielzahl verschieden konzipierter Diätkostformen zu verzetteln und nur wenige Krankheiten bleiben übrig, die den Einsatz von Spezialdiäten erfordern. Auf der Grundlage dieses Systems ist es sehr viel leichter, den Patienten Ernährungstherapie zu verordnen.

In der ärztlichen Praxis sind heute multimorbide Patienten und der Befund des metabolischen Syndroms nicht selten. Zur Behandlung können in solchen Fällen Grunddiät-Ableitungen miteinander kombiniert werden, so daß vorliegende Befunde insgesamt erfaßt werden können.

Um vollwertige Grunddiät von der Qualität her zu optimieren, sind biologisch hochwertige Lebensmittel einzusetzen. Aus diesem Grunde müssen diesbezüglich möglichst gute Kenntnisse der Qualität und der Zusammensetzung von im Handel verfügbaren Lebens- und Nahrungsmitteln vorhanden sein. Patienten müssen Rat zum Einkauf vollwertiger Lebensmittel erhalten. Deshalb haben wir die Lebensmittelkunde im Lexikonteil des Buches besonders gekennzeichnet.

Charakteristisch für Ernährungstherapie als Naturheilverfahren sind ernährungstherapeutische Kuren. Es sind darunter Behandlungen zu verstehen, die eine Zeitlang von diätetischen Maßnahmen begleitet intensiv auf den Organismus einwirken. Vielfach ist erfolgreich, sie langfristiger Ernährungstherapie mit vollwertiger Grunddiät voranzustellen.

Zwischen Ernährungstherapie, wie sie die Schulmedizin im Fachbereich klinische Diätetik lehrt, und Ernährungstherapie als Naturheilverfahren sollte es eine Brücke geben und möglichst viel in Übereinstimmung stehen. Hier wie da müssen ernährungstherapeutische Fakten die Grundlage bilden, und Ernährungstherapie als Naturheilverfahren sollte der Schulmediziner nicht als Außenseiterverfahren werten. Ich habe in diesem Sinne dazu über Jahrzehnte gearbeitet und dabei immer die Koordination zwischen Naturheilkunde und Schulmedizin im Auge gehabt. Diese Zielsetzung sollte erhalten bleiben, denn nur eine Medizin, in der man zusammenarbeitet, wird bestehende Probleme im Gesundheitswesen bewältigen können.

Bernau, im Sommer 1998 *Helmut Anemueller*

I. Einführung

Ernährungstherapie als Naturheilverfahren

Schulmedizin trägt Ernährungstherapie im Fachbereich klinische Diätetik vor. Weithin geprägt ist diese Diätetik von spezifischer Ausrichtung der Ernährung auf spezielle Erkrankungen. Es wird mit einer größeren Zahl verschiedener Diätkostformen gearbeitet. Schulmedizinische Ernährungstherapie ist vorwiegend auf kompensatorische oder substituierende Maßnahmen eingestellt. Spezifische Störungen oder Schäden einzelner Funktionen oder einzelner Organe stehen im Vordergrund. Alte Lehrbücher der Krankenernährung weisen Diätschematas aus, in denen keine gemeinsame Leitlinie zu finden ist. 1957 hatten die Kliniker F. A. Pezold und K. Mellinghoff gefordert, Ernährungstherapie neu zu konzipieren, um den Organismus als Ganzes in die Behandlung einzubeziehen. Dies war seit jeher Anliegen der Ärzte, die Naturheilverfahren vertreten. Am besten wiedergegeben haben dies M. Bircher-Benner in »Grundzügen der Ernährungstherapie«(2) und H. Bottenberg in seinem Lehrbuch »Biologische Therapie des praktischen Arztes«(3).

Besonderheiten und Prinzipien vollwertiger Grunddiät

Wird Ernährungstherapie im Sinne von Naturheilkunde geführt, sind funktions- und organbezogene Ausrichtung der Ernährung nicht überflüssig, doch ist in erster Linie wichtig, allgemein und unspezifisch auf den ganzen Organismus einzuwirken. Ärzte für Naturheilverfahren versuchen durch allgemeine auf den Organismus günstig wirkende Maßnahmen die Gesamtheit aller Funktionen und aller Organe zu stabilisieren oder wieder in Ordnung zu bringen. Mit Auffassungen hippokratischer Medizin, Therapie ganzheitlich auszurichten, steht dies in Übereinstimmung.

Suchen wir nach weiteren Besonderheiten, die naturheilkundlich ausgeführte Ernährungstherapie auszeichnen, so ist folgendes gegenüber schulmedizinischer Ernährungstherapie herauszustellen:

- Es wird der Lebensmittelqualität und der Bewertung des Gesundheitswertes der Lebensmittel größere Bedeutung beigemessen.
- Man ist in der Ernährung durch Auswahl vollwertiger Lebensmittel um ein hohes Potential essentieller naturgegebener Nahrungsinhaltsstoffe bemüht.
- Vegetabiler Frischkost wird ein besonderer Wert zugeschrieben.
- Vollwertige Lebensmittel werden mehr als diätetische Lebensmittel gewertet.
- Rückstände und Verunreinigungen in Lebensmitteln finden größere Beachtung (auch Lebensmittel aus biologischem Landbau).

Ernährungstherapie aus naturheilkundlicher Sicht ist in der Regel mehr darum bemüht, strengere Korrekturen üblicher Ernährungsweise vorzunehmen und in Zusammenarbeit mit Patienten durchzusetzen. Ärzte für Naturheilverfahren schrecken weniger davor zurück, vom Patienten aktive Mitarbeit bei der Durchführung ernährungstherapeutischer Maßnahmen zu verlangen und diesbezüglich Forderungen zu stellen.

Zudem sollte Ernährungstherapie als Naturheilverfahren eingebunden sein in positive Änderungen der Verhaltensweise in der Lebensführung und dies in Übereinstimmung mit hierzu aufgestellten Grundsätzen klassischer Diätetik.

Besonderer Einfluß ist auf die im Organismus eine große Rolle spielenden Grundfunktionen zu nehmen. Gemeint sind mit Grundfunktionen jene, die für Stoffwechsel, Kreislauf, Abwehr und Grundregulation zuständig sind. Sind diese Funktionen intakt, kommt dies dem Organismus entscheidend zugute, sind sie aus der Ordnung geraten, müssen sie wieder hergestellt werden.

So muß alles getan werden, um durch gezielte Ausrichtung der Ernährung auf Grundfunktionen positiv zu wirken. Auf diese Weise ist Ernährungstherapie als Naturheilverfahren im wesentlichen unspezifische Allgemeintherapie, denn Grundfunktionen sind für den ganzen Organismus unspezifisch tätig und unerläßlich, das Ganze in physiologischer Ordnung zu halten.

Vielfach werten Schulmediziner unspezifische

Allgemeintherapie weniger als spezifische Therapie. Dies ist vorzüglich der Grund, weshalb es zwischen schulmedizinischer und naturheilkundlicher Ernährungstherapie in den Grundauffassungen noch immer nicht genug Übereinstimmung gibt. Zu hoffen ist jedoch, daß mit der Zeit mehr Gemeinsamkeit entsteht. Es käme der Medizin und dem Gesundheitswesen zugute.

Mit vollwertiger Grunddiät und den Ableitungen in der Praxis zu arbeiten, erleichtert Verordnung und Durchführung ernährungstherapeutischer Maßnahmen wesentlich. Ebenso erleichtert wurden ernährungstherapeutische Maßnahmen in Kliniken, Kurhäusern oder Reha-Einrichtungen.

Ernährungskuren

Neben vollwertiger Grunddiät und deren Ableitungen gehören ernährungstherapeutische Kuren zu naturheilkundlicher Ernährungstherapie. In erster Linie gehören hierzu Heilfasten, klassische Molketrinkkur, Pflanzensaft-Kur, vegetabile Vollrohkost, F. X. Mayr-Kur und die Schroth-Kur. Zeitlich begrenzt können sie vollwertiger Grunddiät vorgeschaltet oder in eine langfristig laufende Therapie vollwertiger Grunddiät von Zeit zu Zeit eingeschaltet sein. Es ist in vielen Fällen nützlich, auf diese Weise vorzugehen und dabei intensiv auf den Organismus einzuwirken. Belastungen des Stoffwechsels und des Kreislaufs sind hierdurch relativ rasch zu mindern oder Fehlsteuerungen im Organismus umzustimmen.

Von Hippokrates ist die Aussage bekannt, Nahrung soll Heilmittel sein. Naturheilkundliche Ernährungstherapie ist bemüht, vorzüglich dies wieder in Erinnerung zu bringen.

Neue Einsichten

In der Ernährungsmedizin ist vieles in Bewegung geraten. Man beschäftigt sich jetzt mehr mit der ernährungsphysiologischen Qualität von Lebens- und Nahrungsmitteln. Es wird als Kriterium der Qualität die Dichte naturgegebener essentieller Nahrungsinhaltsstoffe pro Energieeinheit gewertet. Zunehmend ist auch die Einsicht da, Lebensmitteln einen größeren Stellenwert beizumessen, die möglichst naturbelassen und frisch verwendbar sind. Es bahnt sich an, Lebensmittel aus biologischem Landbau, der bestimmte Regeln konsequent beachtet, anzuerkennen, wenn sie im Vergleich zu Lebensmitteln aus konventioneller Landwirtschaft weniger Rückstände und Verunreinigungen enthalten. Schließlich findet verstärkt Anerkennung, daß der biologische Landbau der Umwelt zugute kommt und die Belastung von Böden und Wasser mit potentiell schädigenden Stoffen verringern kann.

Erreicht ist, daß Produkte aus biologischem Landbau bestimmte Voraussetzungen erfüllen müssen, um als solche auf dem Markt anerkannt zu werden (s. Verordnung des EG-Rates Nr. 2092–91 vom 24. Juni 1991). Stehen Lebensmittel aus biologischem Landbau mit akzeptablem Preis zur Verfügung, sollten sie bevorzugt in der Ernährungstherapie eingesetzt werden.

Auch Auswirkungen auf die Umwelt, bedingt durch die Erzeugung von Lebens- und Nahrungsmitteln, werden heute mehr beachtet. Alles wird allmählich breiter und ganzheitsbezogener gesehen. So ist zur Bewertung von Lebens- und Nahrungsmitteln der Begriff »ökologische Qualität« geschaffen worden und hiermit anerkannt, daß Böden, Wasser und Luft Bereiche sind, die die Grundlage zur Produktion hochwertiger Lebensmittel darstellen.

Eine zunehmende Aufgeschlossenheit für Ernährungstherapie als Naturheilverfahren ist erfreulich. Um diese Entwicklung zu fördern, ist Distanz zu extremen Ernährungsempfehlungen zu halten. Sie sind in keiner Weise hilfreich, unter welch äußerlich attraktiven Begriffen sie auch angeboten sein mögen, naturheilkundliche Ernährungstherapie zu fördern. Es wäre falsch, allem nachzulaufen, was gerade »in« zu sein scheint.

Ernährungstherapie und Grundfunktionen des Organismus

In der Physiologie sind als Grundfunktionen jene ausgewiesen, die für den Organismus unerläßlich und lebenserhaltend sind. Sie dienen dem ganzen Organismus und sind dementsprechend unspezifische Funktionen. Atmung, Stoffwechsel, Kreislauf, Abwehr und Grundregulation sind zu nennen.

Ernährungstherapie, die akzentuiert auf Beeinflussung der Grundfunktionen ausgerichtet ist, entspricht einer unspezifischen Allgemeintherapie. Es gibt keine Funktion und kein Organ, die sie nicht erreicht.

Grundfunktion Stoffwechsel

Der Stoffwechsel ist jene unspezifische Grundleistung des Organismus, die auf Ernährung am stärksten reagiert. Vielfach sind Fehler und Mängel der Ernährung an der Herausbildung von Störungen der Stoffwechselfunktion beteiligt. Sie können schon im Vorfeld der Erkrankungen verborgen auftreten und manifestieren sich mehr oder weniger im Verlaufe chronischer Krankheiten.

Häufig wird das Tor zur Krankheit (Pathologie) durch verborgen vorhandene Stoffwechselstörungen aufgestoßen. Der Freiburger Pathologe Franz Büchner stellte hierzu fest: »Wir können das Wesen chronischer Krankheiten im ersten Schritt als Störung des harmonischen Spiels der Ordnung im Stoffwechsel sehen, wobei nur zu wiederholen ist, was die hippokratische Medizin schon vor über 2000 Jahren hierüber dachte (4).

Stoffwechsel stellt einen programmierten Ablauf biochemischer Reaktionen dar und wird mit Hilfe einer Vielzahl von Enzymwirkstoffen vollzogen. Eine Kette jeweils verschieden zusammengesetzter Enzyme ist im Stoffwechselablauf tätig und intakter Stoffwechsel setzt voraus, daß diese Enzymkette vollständig ist und ohne Ausfälle oder Fehler arbeitet.

Der Stoffwechsel fängt im Organismus mit der Aufschließung und Verdauung der Nahrung an, setzt sich mit der Aufnahme von Nahrungsbestandteilen aus dem Darm in Körpersäfte und Organzellen fort, umfaßt Prozesse zur Energiegewinnung, sorgt für Entgiftungsleistungen und endet mit der Ausscheidung von Stoffwechselendprodukten. Zugehörig zu diesem Geschehen ist ein fortlaufender Auf-, Um- und Abbau von Stoffen. »Alles ist im Fluß« (panta rhei), hieß es hierzu in hippokratischer Medizin. Von großer Bedeutung sind die Regulationen, die die Zusammensetzung von Körperflüssigkeiten und Körpergeweben im Gleichgewicht halten, wenn sie durch Nahrungsaufnahme verschoben worden sind. Regulationen der Gehalte des Blutes an Zucker oder Fett, der Gehalte des Organismus an elektrisch aufgeladenen mineralischen Elementen (Elektrolyten), des Wassers oder des Säure-Basen-Haushalts gehören dazu.

Äußere und innere Faktoren können diesen komplizierten Funktionsbereich beeinträchtigen. An äußeren Faktoren spielen quantitative Fehler und qualitative Mängel der Ernährung neben Bewegungsmangel und belastendem Streß eine besondere Rolle. Vermehrung der Körperfettmasse und genetische Prägungen sind innere Faktoren, die Stoffwechselstörungen veranlassen können. Sie treten zunächst meist nur verborgen auf, um sich erst später zu manifestieren.

Neben Enzymen wirken auch Hormone auf das Stoffwechselgeschehen ein, z. B. Insulin mit der Aufgabe, den Blutzuckergehalt zu regulieren. Des weiteren Hormone, die in den Verdauungsorganen gebildet werden, um deren Funktionen zu lenken oder Hormone, die die Ausscheidungsprozesse der Nieren beeinflussen.

Ein wichtiger Teilbereich im Stoffwechselablauf ist mit dem weichen interstitiellen Bindegewebe (von dem Pathologen Pischinger als »Grundgewebe« angesprochen) verbunden. Dieses Gewebe ist im ganzen Organismus mit der kapillaren Strombahn verbunden und bildet eine Zone des Stoffaustausches zwischen Blut, Gewebeflüssigkeit und Organzellen. Sauerstoff und Nährstoffe verlassen durch Kapillarmembranen das Blut, passieren das interstitielle Bindegewebe und münden in den Stoffwechsel der Organzellen ein. In umgekehrter Richtung verlassen Stoffwechselendprodukte die Zellen, um in den Blutkreislauf zurückzukehren und über die Ausscheidungsorgane entsorgt zu werden.

Strukturell besteht das »Grundgewebe« aus Bindegewebszellen (Fibrozyten), einem Netz bindegewebiger Fasern und einer gelartigen Substanz in diesem Netz. Innerhalb des Raumes, den das interstitielle Bindegewebe in einem winzigen Spalt zwischen Blutkapillaren und Organzellen einnimmt, bewegen sich frei verschiedene Zelltypen (B-Lymphozyten, T-Lymphozyten, Makrophagen, Plasmazellen), die an Stoffwechsel- und Abwehrfunktionen teilnehmen.

Für den Stoffwechselablauf ist es von Bedeutung, daß im Fasernetz des »Grundgewebes« übermäßig anfallende schädliche Stoffe zeitweilig (vorbehaltlich späterer Ausscheidung) gespeichert werden können. Möglich ist auch die Speicherung von Natrium und Wasser, wenn deren Ausscheidung bei bestimmten Erkrankungen beeinträchtigt ist.

Es liegt im »Grundgewebe« eine für den Gesamtorganismus bedeutsame Leistungseinheit vor. Im übrigen gehen von hier Wirkungen auf Abwehr und Grundregulation (auf die Abwehr durch immunkompetente Zellen, auf die Grundregulation von im Grundgewebe verankerten Endverzweigungen des vegetativen Nervensystems) aus.

Von der Ernährung aus kann der Stoffwechsel am besten über die Zufuhr eines kompletten Angebotes an Nahrungsinhaltsstoffen beeinflußt werden, die die Bausteine für die im Stoffwechselgeschehen wirksamen Enzyme bereitstellen. Voraussetzung hierfür sind vollwertige Lebensmittel und wertschonende Zubereitung der Speisen, ausreichendes Angebot an Frischkost, bemessene Energiezufuhr, sinnvolles Mengenverhältnis der Nährstoffe Kohlenhydrate, Eiweiß und Fett (Nährstoffrelation), Entlastung der im Stoffwechsel ablaufenden Regulationen und Begünstigung der Ausscheidung von Stoffwechselprodukten.

Auswirkungen einer auf Beeinflussung des Stoffwechselgeschehens gerichteten Ernährungstherapie sind durch Stoffwechselbefunde zu kontrollieren und zu versuchen, über die Therapie möglichst optimale Normwerte zu erreichen.

Im Organismus ist ständig eine Regulierung des Gehaltes an sauren und basisch mineralischen Verbindungen nötig. Hierdurch werden in Körperflüssigkeiten und Körpergeweben Gehalte an positiv geladenen Wasserstoff-Ionen (H-Ionen) sowie negativ geladenen OH-Ionen im Gleichgewicht gehalten und pH-Werte im Spielraum enger Grenzen reguliert (im Blut innerhalb eines Spielraumes von 7,35 –7,45).

In Abhängigkeit von den jeweils in Körperflüssigkeiten und Körpergeweben gegebenen pH-Werten stehen im Organismus u. a. im Stoffwechsel wirksame Enzyme, Struktur des interstitiellen Bindegewebes, Struktur und Funktion der die Organzellen umschließenden Membrane und Ausscheidungsvorgänge in den Nieren. Auch die Aktivität von Hormonen ist von Einstellungen des pH-Wertes abhängig.

Die Regulation des Säure-Basen-Haushalts ist der Grundfunktion Stoffwechsel zugehörig und naturheilkundliche Ernährungstherapie hat immer mehr oder weniger berücksichtigt, über die Ernährung auf den Säure-Basen-Haushalt einzuwirken. Besonders in den 20er und 30er Jahren hat die Frage des Einflusses der Ernährung auf den Säure-Basen-Haushalt eine größere Rolle gespielt. Vorzüglich Ragnar Berg und F. Sander hatten dieses Thema in die Diskussion und den Widerstreit der Meinungen eingebracht. F. Sander vertrat dabei die Meinung, daß verborgene Übersäuerung des Organismus (latente Azidose) häufig an der Entwicklung und dem Verlauf von Krankheiten beteiligt ist. Beide Autoren haben in der Naturheilkunde die Auffassung verbreitet, daß im Stoffwechsel eine bessere Situation gegeben ist, wenn die Ernährung ausreichend basenbildende mineralische Verbindungen bzw. basische Valenzen enthält und eine ausreichende Reserve an Basen (Alkalireserve) verfügbar ist (22). Im Gegensatz hierzu stehen Auffassungen schulmedizinischer Physiologie, daß es kaum möglich ist, über die Ernährung den Säure-Basen-Haushalt wesentlich zu beeinflussen, da der gesunde Mensch über eine so gute Regulationsfähigkeit verfügt, daß er mit Unterschieden zwischen säure- und basenvalenten Nahrungsmitteln leicht fertig wird. Untersuchungen an Menschen und Tieren konnten nach schulmedizinischer Auffassung nicht befriedigend klären, ob eine basenüberschüssige Ernährung Vorteile bringt bzw. der Organismus durch einen Säureüberschuß in der Nahrung belastet wird.

Diese Auffassungen erscheinen jedoch m. E. nicht ausreichend geklärt und nach wie vor kann für möglich gehalten werden, daß eine langfristig säureüberschüssige Nahrung mit überhöhten Gehalten an Eiweiß aus einem hohen Fleischverzehr doch die Alkalireserve des Organismus vermindert und eine Beeinträchtigung von Struktur und Funktion des interstitiellen Bindegewebes zustande kommt, wenn in dieses Gewebe ständig größere Mengen säurevalenter Stoffe abgeschoben werden.

So erscheint im Rahmen naturheilkundlicher Ernährungstherapie empfehlenswert, eine Beeinflussung des Säure-Basen-Haushalts im Auge zu halten und Möglichkeiten zu nutzen, über vollwertige Grunddiät akzentuiert Kartoffeln, Gemüse und Obst als basenbildende Inhaltsstoffe der Nahrung zuzuführen (auch Molke und bestimmte Mineralwässer).

- Es treten im Stoffwechsel Schwierigkeiten auf, wenn sich eine azidotische Stoffwechsellage entwickelt, z. B. beim Fasten und bei Diabetes durch Anreicherung von Ketosäuren, bei Purinstoffwechselstörungen und Gicht durch Anreicherung der Harnsäure, bei Herz-Kreislaufversagen durch Anreicherung von Milchsäure oder durch Anreicherung von Ketosäuren unter dem Einfluß extrem kohlenhydratarmer und fettreicher Nahrung (z. B. Atkins-Diät).
- Unter dem Einfluß basenakzentuierter Ernährung (Gemüse, Kartoffeln und Obst) verbessert sich bei Diabetes die Insulinwirkung.
- Bei extrem eiweißarmer Ernährung zur Behandlung von Nierenversagen (Niereninsuffizienz) sind Verluste an körpereigenem Eiweiß geringer zu halten, wenn über die Ernährung basische Valenzen aus Kartoffeln und Gemüse verfügbar sind (s. Kartoffel-Ei-Diät).

Grundfunktion Kreislauf

Neben dem Stoffwechsel ist der Kreislauf eine für den Organismus maßgebliche Grundleistung. Sie ist über Ernährungstherapie erreichbar und alles, was den Kreislauf fördert, nutzt wiederum dem Stoffwechsel. Stoffwechsel und Kreislauf stehen in enger Verbindung.

Im Organismus laufen Stofftransport, Stoffaustausch, Energiegewinnung und Ausscheidungsvorgänge nur ungestört, wenn der Kreislauf funktioniert und die Gefäße intakt sind. In hohem Maße daran beteiligt sind die Kapillargefäße und das mit diesen in direkter Verbindung stehende interstitielle Gefäßbindegewebe (Grundgewebe). Der Stoffaustausch zwischen Blut und Organzellen passiert das Gefäßbindegewebe vom Blut zur Organzelle und zurück. Struktur und Funktion der Kapillargefäße sind von der Beschaffenheit des interstitiellen Gefäßbindegewebes abhängig. Für kleinste Arterien (Arteriolen) gilt dasselbe.

Erkenntnisse hierüber sind in der Naturheilkunde von M. Bircher-Benner gewonnen und an den Wiener Kliniker H. Eppinger weitergegeben worden. H. Eppingers Vorstellungen über die Rolle, die die Struktur der Kapillaren bei der Entstehung chronischer Krankheiten spielt (Permeabilitätstherorie), beruhen darauf (7). M. Bircher-Benner und H. Eppinger haben Ernährungstherapie mit dem Ziel ausgeübt, gestörte Verhältnisse an Kapillargefäßen und interstitiellem Gefäßbindegewebe zu beheben. Betrachtet man diese Vorstellungen aus der Sicht heutiger Kardiologie und Rheologie wird deutlich, wie berechtigt eine auf die kapillare Strombahn und das interstitielle Gefäßbindegewebe gerichtete Ernährungstherapie ist.

Heilfasten und vegetabile Frischkost können das Ausscheidungsgefälle zwischen Organzellen und Blut erhöhen und hierdurch Reinigungs- und Ausscheidungsprozesse in Gang setzen, deren Resultat dem Stoffaustausch zwischen Blut und Organzellen zugute kommt. Besonders erfolgreich sind diesbezüglich Ernährungskuren mit Heilfasten und vegetabiler Vollrohkost.

Immer mehr Erkenntnisse liegen darüber vor, wie die Fließeigenschaften des Blutes von der Ernährung her beeinflußt werden können. Weltweit ist die Arteriosklroseforschung daran beteiligt. Man hat erkannt, wie das Risiko für arterielle Gefäßwände steigt, wenn über abträglichen Fettverzehr

Fettstoffwechselstörungen entstehen, bei denen u. a. Verklumpungen der Blutplättchen (Thrombozyten) und der roten Blutkörperchen (Erythrozyten) zustande kommen und die Fließgeschwindigkeit des Blutes herabsetzen. Erkenntnisse sind gewonnen worden, um über gezielt ausgerichteten Fettverzehr einen entgleisten Fettstoffwechsel mit negativen Rückwirkungen auf die Fließeigenschaften des Blutes wieder in Ordnung zu bringen.

Wie belastend sich Übergewicht und angereichertes Fettgewebe im Organismus für die Grundfunktion Kreislauf auswirken können, ist bekannt. Es betrifft dies auch den Stellenwert, den Übergewicht bei der Entstehung von Bluthochdruck besitzt.

Alles in allem gesehen ist deshalb verständlich, daß vollwertige Grunddiät eine den Kreislauf entlastende und stabilisierende Nahrung sein muß.

Grundfunktion Abwehr

Von einer biologisch hochwertigen Nahrung sind positive Auswirkungen auf die Abwehrleistung des Organismus zu erwarten. Diese übernimmt alles, was mit Widerstand gegenüber Krankheitserregern und der Vernichtung entarteter Ausbruchzellen zusammenhängt.

Unspezifische Abwehr vollzieht der Organismus über weiße Blutkörperchen (Leukozyten) und Freßzellen (Makrophagen). Spezifische Abwehr läuft über die Sekretion freier Antikörper durch B-Lymphozyten (humorale spezifische Abwehr) und über die Aktivität von T-Lymphozyten-Killerzellen (zelluläre spezifische Abwehr).

Nach H. Heine (Leiter des Anatomischen und Klinisch-Morphologischen Institutes der Universität Witten-Herdecke) wird unspezifische, spezifisch-humorale und spezifisch-zelluläre Abwehr wesentlich vom Grundgewebe aus gesteuert (8). Im Grundgewebe agieren immunkompetente Zellen, die von hier aus über Blut und Lymphe mit dem Gesamtorganismus in Verbindung stehen, um Immunantworten vorzubereiten.

Eine besondere Rolle für die Abwehr spielt der Darm. Direkt unter den Oberflächenzellen (Enterozyten) der Darmschleimhaut befindet sich lockeres Bindegewebe bzw. Grundgewebe, in dem sich in großer Zahl, Makrophagen, Lymphozyten und andere immunkompetente Zellen befinden.

Über sogenannte M-Zellen (Membranzellen) der Dünndarmschleimhaut stehen diese immunkompetenten Zellen in Kontakt zu den im Nahrungsbrei befindlichen Antigenen (möglicherweise schädigende Substrate), gegenüber denen die Abwehr ständig gewappnet sein muß. Bezeichnet wird dieses der Abwehr dienende System als darmassoziierte Abwehr.

Darmassoziierte Abwehr steht im Organismus in Beziehung und Verbindung zu anderen Schleimhäuten, die gleichfalls wie die Schleimhaut des Darmes mit Antigenen Berührung haben. Es existiert demzufolge eine gemeinsame im Organismus verteilte Schleimhautabwehr.

Naturheilkundliche Ernährungstherapie geht davon aus, daß die Abwehr von der Ernährung her zu beeinflussen ist, wenn dem Organismus ein komplexes Angebot an essentiellen Nahrungsinhaltsstoffen über die Ernährung geliefert wird. Substrate dieser Art gibt es viele, so daß es sinnvoll erscheint, sie nicht isoliert durch Präparate zuzuleiten, sondern komplex aus der Nahrung aufzunehmen. Über den Einsatz vollwertiger Lebensmittel in vollwertiger Grunddiät ist dies am leichtesten zu erreichen, was jedoch nicht ausschließt, zur Immuntherapie auch Präparate einzusetzen, wenn hierzu Indikationen vorliegen.

Ernährungstherapie muß in erster Linie eingesetzt werden, wenn Abwehrleistungen des Organismus beeinflußt werden sollen. Ausschlaggebend ist dabei die ernährungsphysiologische Qualität der Nahrung.

Grundfunktion Grundregulation

H. Heine hat dargestellt, welche Bedeutung die Grundsubstanz bzw. das Grundgewebe als »lebenserhaltendes Prinzip« besitzt (9). Im Organismus sind Kapillaren, Grundgewebe bzw. Grundsubstanz und Organzellen miteinander verbunden. Das Grundgewebe bzw. die Grundsubstanz ist den Zellen vorgeschaltet. Zellen ruhen im Grundgewebe und werden von hier aus ernährt und entsorgt. Nach Heine ist die Grundsubstanz im Organismus von übergeordneter Bedeutung, und »die Reaktionsfähigkeit einer Zelle ist von der Funktionstüchtigkeit der Grundsubstanz abhängig«. Jede Zelle wird im Organismus von der Grundsubstanz erreicht.

Beziehungssystem der Grundsubstanz →
siehe Grundsubstanz im Nachschlageteil
S. 141

Heine definiert die Zusammensetzung der Grundsubstanz: »Biochemisch stellt die Grundsubstanz ein Maschenwerk aus hochpolymeren Zucker-Eiweiß-Komplexen dar, in denen Proteoglykane und hochpolymere Glykosaminoglykane, vor allem Hyaluronsäure überwiegen. Gefolgt von Strukturglykoproteinen (Kollagen, Elastin) und Vernetzungsglykoproteinen (Fibronectinen).«
Heine hat dies in seinem Lehrbuch der biologischen Medizin präzise dargestellt. Weitere Leistungen, die die Grundsubstanz für den Organismus einbringt, sind nach Heine von dem Bindegewebszellen (Fibroblasten) abhängig. Sie stellen das Regelzentrum der Grundsubstanz dar, stehen in Rückkopplung zu zellulären und nervösen Komponenten und bewirken, daß eine situationsgerechte Grundsubstanz synthetisiert wird.
Im Zusammenhang mit der Grundfunktion Grundregulation ist es von entscheidender Bedeutung, daß die Grundsubstanz bzw. das Grundgewebe direkt mit hier blind endenden vegetativen Nervenfasern in Verbindung steht und Neurotransmittersubstanzen freigesetzt werden, die von der Grundsubstanz aus den ganzen Organismus erreichen und regulieren.
Periphere Nervenfasern sind an das Endokrinium (Drüsen und Hormonsystem) und an das zentrale Nervensystem angeschlossen. Demgemäß wird von der Grundsubstanz aus eine Vielfalt von Impulsen an den Gesamtorganismus weitergeleitet und alles, was in diesem Bereich geschieht, dient der Grundregulation.
Da das Grundgewebe bzw. die Grundsubstanz von der Ernährung her zu erreichen ist, sollte Ernährungstherapie auch diese Möglichkeit im Auge haben und nutzen. Entscheidend ist es dabei, daß das Grundgewebe bzw. die Grundsubstanz von angelagerten Stoffwechselendprodukten freigehalten wird, dieser Gewebebereich durch optimale Zufuhr essentielle Nahrungsinhaltsstoffe erhält und das Ausscheidungsgefälle von den Organzellen zur kapillaren Strombahn groß genug bleibt, um Organzellen und Grundgewebe ausreichend durch Ausscheidungsvorgänge entsorgen zu können.

Zusammenfassung

Einflüsse der Ernährung auf Grundfunktionen

- Begrenzung der **Energieaufnahme** zur Entlastung von Stoffwechsel und Kreislauf.
- Bedarfsdeckendes Angebot **essentieller Nahrungsinhaltsstoffe** (Vitamine, Mineralien, Spurenelemente, essentielle Fettsäuren, essentielle Aminosäuren) zu optimaler Ausstattung der im Stoffwechsel wirksamen Enzyme.
- Auswahl der Lebensmittel gemäß eines möglichst hohen Gehaltes naturgegebener essentieller Nahrungsinhaltsstoffe und des Frischezustandes.
- Ausgewogenes Mengenverhältnis von **Kohlenhydraten**, **Fett** und **Eiweiß** zur Begünstigung des Stoffwechselablaufes.
- Optimale Bedarfsdeckung mit **hochungesättigten Fettsäuren** (omega-3- und omega-6-Typ) zu positiver Auswirkung auf den Fett- und Cholesterinstoffwechsel, auf die Zusammensetzung der Blutfette (Lipide), auf die Fließeigenschaften des Blutes und auf die im Organismus stattfindende Bildung von Prostaglandinen und Immunglobulinen.
- Begrenzung der Gesamtfettmenge zur Entlastung der Verdauungsvorgänge, zu erleichterter Regulation des Fettgehaltes im Blut und zur Begrenzung der im Stoffwechsel stattfindenden Cholesterinbildung.
- Begrenzung der Aufnahme gesättigter Fettsäuren, um die Cholesterinbildung im Organismus zu begrenzen.
- Vermehrte Aufnahme hochungesättigter Fettsäuren (Polyensäuren), um innerhalb der Gesamtfettaufnahme ein Übergewicht von hochungesättigten Fettsäuren herzustellen (mit gezielter Einstellung des p/s-Quotienten, der das Verhältnis von hochungesättigten Fettsäuren = p und gesättigten Fettsäuren = s anzeigt).
- Begrenzung der **Cholesterinaufnahme** aus cholesterinhaltigen Lebensmitteln, um zur Aufrechterhaltung oder Wiederherstellung eines normalen Cholesterinspiegels im Blut beizutragen.
- Eiweißaufnahme mit einem **Eiweißangebot** von ca. 0,8 g pro Kilogramm Körpergewicht, um den Eiweißbedarf zu decken.

- Keine übermäßige und unökonomische Eiweißaufnahme, um den Eiweißstoffwechsel zu entlasten und die Ausscheidung von Endprodukten des Eiweißstoffwechsels zu begrenzen (evtl. auch die Tendenz zur Herausbildung von Bluthochdruck und Arteriosklerose zu mindern).

- Akzentuierte Aufnahme basenbildender mineralischer Verbindungen aus Kartoffeln, Gemüse und Obst zur Erleichterung der **Regulation des Säure-Basen-Haushalts** und besseren Bedingungen zur Aufrechterhaltung einer ausreichenden Basen-Reserve.

- Eingeschränkte Aufnahme von **Kochsalz** (NaCl) zur Verringerung der Ansprechbarkeit kleiner Arterien (Arteriolen) auf gefäßverengende Hormone (Adrenalin, Noradrenalin), zur günstigeren Beeinflussung der Strömung des Blutes in der kapillaren Strombahn (verbesserter Mikrozirkulation), zur Senkung evtl. erhöhter Blutdruckwerte, zur Entlastung des Kreislaufes, zur Verringerung von Entzündungsbereitschaft der Haut und zur Verbesserung der Wasserausscheidung (Diurese).

- Optimale Aufnahme **sekundärer Pflanzenstoffe** aus pflanzlicher Nahrung zur Steigerung der Abwehrbereitschaft, Verbesserung des Immunstatus und zum Schutze gegenüber aggressiven Radikalen.

- Ausreichende Aufnahme verträglicher **Ballaststoffe**, um eine regelmäßige Darmfunktion, ein möglichst gutes Darmmilieu und eine günstige Beeinflussung des Cholesterinstoffwechsels herzustellen.

- Eingeschränkte Aufnahme von **Raffinadezucker** zur Entlastung der Regulation des Blutzuckers, zur Vermeidung der Aufnahme »leerer« Kalorien und zur Entlastung des Bedarfs an Vitamin B_1 (kritischer Nährstoff).

- Gegebenenfalls mehrere kleine Mahlzeiten, um die Regulation des Blutzuckers (Blutglukose) und der Blutfette (Blutlipide) zu erleichtern.

- **Gutes Würzen** der Speisen zur verstärkten Absonderung der Verdauungssäfte und zur Erleichterung der Verdauungsvorgänge. Dabei vorzüglich Einsatz natürlicher Würzmittel wie Zitrone, Meerrettich, Knoblauch, frische Kräuter, Obstessig und Gewürze (Phytotherapie aus der Küche).

- Relativ reichliche **Flüssigkeitsaufnahme**, um die Ausscheidung von Stoffwechselendprodukten zu erleichtern und vermehrt das interstitielle Bindegewebe bzw. Grundgewebe durchzuspülen.

- Akzentuierte Aufnahme von **Sauermilchprodukten**, in denen bei der Milchzuckergärung überwiegend rechtsdrehende L(+)Milchsäure gebildet wird (z. B. Sanoghurt mit über 90% L(+)Milchsäure im Gesamtmilchsäurebestand).

- Akzentuierte Aufnahme antioxidativ wirkender Schutzstoffe, speziell Vitamin C, beta-Carotin bzw. Vitamin A, Vitamin E (Tocopherol) und Selen.

- Vermehrte Aufnahme von **Vitamin C** zur Steigerung der Freßaktivität weißer Blutkörperchen (Leukozyten-Phagozytose).

- Vermehrte Aufnahme von beta-Carotin bzw. **Vitamin A** zur Aufrechterhaltung der Abwehrbereitschaft von Schleimhäuten (im Magen-Darm-Kanal, der Atmung und Harnwege).

Ernährungstherapie ergänzende Phytotherapie

Neben der Diätetik stand die Materia medica im System hippokratischer Heilkunde. Sie bezog sich auf heilende Kräfte von Arzneimitteln aus der Natur. Vorzüglich waren es Kräuter und Heilpflanzen.

Als Vertreter hippokratischer Medizin hatte der römische Militärarzt Dioskurides den in seiner Zeit bekannten Heilmittelschatz dokumentiert und aufgezeigt, wie groß und vielfältig Kenntnisse über Kräuter und Heilpflanzen in der antiken Medizin der Griechen und Römer gewesen sind.

Jahrhundertelang bewahrten sich Heilkräuter und Heilpflanzen Bedeutung in der Medizin. Von Hippokrates und seiner Schule auf Kos setzte sich dies fort, über Galen, Celsus, Paracelsus, Hildegard von Bingen und bis zu Sebastian Kneipp. In der Gesundheitslehre Sebastian Kneipps sind neben Diätetik (Ordnungstherapie) Hydro-, Bewegungs-, Ernährungs- und Heilpflanzentherapie gestellt.

Behandlung mit Heilpflanzen ist Phytotherapie, die gleich wie Diätetik und Ernährungstherapie auf die hippokratische Medizin zurückzuführen ist. Heute ist sie ein wesentlicher Bereich der Therapie, die Ärzte für Naturheilverfahren ausführen. R. F. Weiss legte hierzu Grundlagen in seiner Publikation »Pflanzenheilkunde in der ärztlichen Praxis« und einem daraus entstandenem »Lehrbuch der Phytotherapie«. Als ein der Naturheilkunde und den Naturheilverfahren zugewandter Pharmakologe ist schließlich H. Schilcher in besonderer Weise tätig, Phytotherapie auf wissenschaftlicher Grundlage weiterzuentwickeln.

Ernährungstherapie ist in Kombination mit Phytotherapie gut zu betreiben. Dies geschah bereits in der altgriechischen und altrömischen Medizin, mit einer sorgfältigen Pflege des Anbaus von Heilkräutern. Vorzüglich wurden sie eingesetzt in Kombination mit Heilfasten oder Molketrinkkuren. Dabei waren zur Verbesserung der Qualität von Molke dem Futter von Rindern, Schafen und Ziegen, aus deren Milch Molke zu Kuren gewonnen wurde, Heilkräuter zugesetzt. Gleichzeitig erhielten die Patienten während der Kuren mit Molke Heilkräuter verabfolgt. Wie dies beispielsweise in der Milchheilstätte am Monte de la Torre in der Nähe von Salerno geschah, ist in der Literatur überliefert.

Phytotherapie kann die Wirkung von Ernährungstherapie potenzieren. Gleich wie Ernährungstherapie hat auch Phytotherapie neben speziellen Wirkungen auf Funktionen und Organe allgemeine unspezifische Einflüsse auf den Organismus. Es passen beide klassischen Naturheilverfahren gut zueinander und Ärzte für Naturheilverfahren sollten dies beachten.

Einfache Kräuter und Heilpflanzen sind mehr oder weniger Lebensmittel. Sie können schon bei der Zubereitung von Speisen in der Küche verwendet werden. Phytotherapie aus der Küche ist daher möglich, z. B. über den Einsatz von Schnittlauch, Petersilie, Löwenzahn, Brennessel, Brunnenkresse, Knoblauch, Zwiebel und Meerrettich. In diese Richtung wirkt auch der Einsatz von Gewürzen.

Zu einer naturheilkundlichen Ernährungstherapie eignen sich Frischpflanzensäfte und Kräutertees in besonderer Weise. Der Apotheker Walther Schoenenberger hat begonnen, Frischpflanzensäfte herzustellen, die alle Teile der Pflanzen enthalten und denen weder Wasser noch sonstige Zusätze beigegeben sind. Solche Pflanzensäfte sind die natürlichsten Mittel, um im Verbund mit Ernährungstherapie einfache Phytotherapie zu betreiben. Sie enthalten den Gesamtkomplex der Heilpflanzen zugehörigen naturgegebenen Inhaltsstoffe und entsprechen heute auch Grenzwerten, die die Höchstmengenverordnung Pflanzenschutzmittel vorschreibt.

Um Phytotherapie mit Ernährungstherapie auf der Grundlage vollwertiger Grunddiät und deren Ableitungen zu verbinden, ist zu Grunddiät-Ableitungen bei bestimmten Erkrankungen jeweils angegeben, welche Frischpflanzensäfte und Kräutertees zur Anwendung in Frage kommen.

Ernährung und Konstitution

Konstitution (constitutio = Beschaffenheit, Zustand) ist die Summe aller individuellen Eigenschaften, die einen Organismus kennzeichnen. Wichtigste Kriterien, auf die die Konstitution bezogen werden kann, sind

Dimension und Proportion des Körperbaus:
▶ schmal, mittel, breit, leptosom, pyknisch, athletisch

Körperhaltung:
▶ schlaff, straff

Spannung bzw. Tonus der Muskulatur:
▶ hypotonisch, normotonisch, hypertonisch

Pigmentation von Haar-, Haut- und Augenfarbe:
▶ blond-, braun-, schwarz-, rothaarig, helle oder dunkelbraune Iris, weiße oder brünette Haut

Neigung zu Erkrankungen von Organsystemen:
▶ lymphatisch-exsudativ, arthritisch, dyskrasisch, plethorisch

Temperamente:
▶ sanguinisch, melancholisch, cholerisch

In der europäischen Medizin existieren zahlreiche Konstitutionslehren. Bereits Hippokrates kannte die phthisische, apoplektische und plethorische Konstitution. Weitere Konstitutionslehren stammen von Galen, Paracelsus, Boerhave, van Swieten, Hufeland, Tandler, Bauer, Siemens, Brugsch, Viola, Sigaud, Kretschmer, Huter, Martis, Kraus und Aschner.
In den Konstitutionslehren werden zwei Auffassungen vertreten. Eine davon ist mit der Vorstellung verbunden, daß Konstitution durch Umweltfaktoren (z. B. Klima, Abhärtung, Ernährung, Medikamente) modellierbar sei. An der Universität Wien entwickelte Aschner eine um die Jahrhundertwende viel beachtete »Technik der Konstitutionstherapie«. Antiphlogistische, antidyskrasische, antiarthritische und antibiliär wirkende Mittel setzte er dabei ein. Die zweite Auffassung ist mit therapeutischem Nihilismus verbunden und folgt der Annahme, Konstitution sei im wesentlichen erbbedingt und von äußeren Faktoren nicht beeinflußbar. Siemens sprach sogar von einem Fiasko, aus einer Konstitutionslehre heraus Therapie betreiben zu wollen.
Jeder der Autoren, die Konstitutionslehren aufstellten, hat mehr oder weniger eigene Vorstellungen vertreten. Zur Frage, inwieweit Konstitution durch Ernährung zu beeinflussen ist, lassen fast alle Autoren Aussagen vermissen. Differenziert eingegangen ist hierauf nur Aschner. Er ist der einzige, der diesbezüglich in seinem Lehrbuch praktikable Hinweise gab. Liest man jedoch heute darin nach, wird sofort klar, wie problematisch es ist, konstitutionsbezogene Ernährungsratschläge mit heute bekannten Kenntnissen der Ernährungsphysiologie und der Ernährungsmedizin in Übereinstimmung zu bringen.
Aspekte, die z. B. Aschner zur Beeinflussung der Konstitution über die Ernährung vorgeschlagen hat (z. B. bei leptosomer oder asthenischer Konstitution Vegetabilien meiden und dafür Fleisch, Salz, Gewürze und Kaffee bevorzugen, auch begrenzt Alkohol), sind sicher falsch, wenn sie mit vorhandenen Risikofaktoren bzw. Risikobefunden, die die Ausrichtung der Ernährung bestimmen müßten, über Kreuz kommen. Sehr schlecht ist, wenn Patienten aufgefordert werden, ihren Konstitutionstyp selbst einzuschätzen und die Ernährung darauf einzustellen. Schließlich ist nicht auszuschließen, daß Patienten mit leptosomer oder asthenischer Konstitution solche Risikobefunde oder Krankheiten haben. Ebensowenig sinnvoll wäre, Patienten mit leptosomer oder asthenischer Konstitution, wenn sie zu Arthritis oder exudativ-lymphatischen Erkrankungen neigen, Fleisch zu verordnen und Vegetabilien mehr oder weniger in der Ernährung zu streichen.
Nichts dagegen einzuwenden ist, daß Konstitutionslehren Bedeutung besitzen. Vorzüglich kann der Konstitutionstyp eines Patienten dem Arzt Anhaltspunkte liefern, inwieweit er zu bestimmten Erkrankungen disponiert ist (z. B. bei pyknischer Konstitution zu Stoffwechselerkrankungen, Diabetes, Gicht oder Bluthochdruck oder bei asthenisch-atonischer Konstitution zu Hypotonie)

und wie vorsorglich die allgemeine Lebensweise darauf eingestellt werden kann.

Für die Ausrichtung ernährungstherapeutischer Maßnahmen hat demgemäß die Konstitution eines Patienten nur eingeschränkte Bedeutung. Nur eingeschränkt sind deshalb Möglichkeiten gegeben, über ernährungstherapeutische Maßnahmen die Konstitution zu beeinflußen. Vorzüglich sind Möglichkeiten vorhanden, bei Neigung zu plethorischen, arthritischen und exudativ-lymphatischen Erkrankungen die Ernährung auf Begrenzung von Kalorien, Fett, Zucker und Salz auszurichten und möglichst reichlich (bei Neigung zu exudativ-lymphatischen Erkrankungen) Vitamine, bestimmte Spurenelemente und sekundäre Pflanzenstoffe zuzuführen.

Klassische Diätetik und Naturheilverfahren

Originale Diätetik der hippokratischen Medizin hat die Aufgabe, die physische und psychische Gesundheit des Menschen mit Hilfe einfachster natürlicher Mittel wie Licht, Luft, Bewegung, Ruhe, Wasser, Wärme, Kälte, Nahrung, Abhärtung und Entspannung zu beeinflussen. Diese Diätetik wird klassisch genannt, weil sie auf die Gesundheitslehre im klassischen Altertum der Griechen und Römer zurückzuführen ist. Gesundheit und Schönheit des Menschen waren in dieser Zeit große Ideale. Künstler waren davon beseelt, dies in Skulpturen, Reliefs und Malereien darzustellen. Ärzte leiteten dazu an, Gesundheit und Lebenskraft durch vernünftige gesunde Verhaltensweisen zu bewahren. Philosophen lehrten Gleichmut und seelische Gelassenheit zu üben. Politiker strebten nach Ordnung in den öffentlichen Angelegenheiten. Diaita = Ordnung in möglichst vielen Bereichen des Lebens herzustellen, war Ziel klassischer Diätetik.

Der Medizinhistoriker H. Schipperges urteilt über klassische Diätetik: »Zur Diätetik hippokratischer Medizin gehört alles, was der Erhaltung der Gesundheit dienlich sein kann und den Menschen auf eine Lebensordnung (diaita) auszurichten, die das Leben verlängern, vertiefen, bereichern und sinnvoll machen kann (23).«

Hippokratische Medizin sah in klassischer Diätetik ein »regimen sanitatis« als Programm zu privater und öffentlicher Daseinsgestaltung, zu kultivierter Lebensführung und zu eigenverantwortlicher Pflege der Gesundheit, auch zur Wiedererlangung von Gesundheit, wenn sie verlorengegangen ist.

Es ist Zeit, die Originalität des Begriffes »Diätetik« in der Medizin wieder zu begreifen. Leider hat man Verfälschung und Verkümmerung zugelassen und Diätetik nur noch auf Ernährung bei gesundheitlichen Störungen und Krankheiten bezogen. Was man dabei in der Medizin und im Gesundheitswesen verloren hat, ist zutiefst zu bedauern.

In der Naturheilkunde sollte klassische Diätetik bewahrt bleiben. Hier darf davon nichts verloren gehen und man sollte ein Band bilden, das Ärzte für Naturheilverfahren und im Gesundheitsdienst tätige Berufe zusammenhält. Auch könnte klassische Diätetik dazu beitragen, der Medizin neue geistige Impulse zuzuleiten um sie in allen möglichen Bereichen des öffentlichen Lebens zu nutzen. Diätetik kann vom Patienten selbst ausgeführt werden. Sie ist dann Programm einer »diaita privata«. Dementsprechend steht »diaita publica« für Bemühungen und Sorge um eine vernünftige Ordnung in allen öffentlichen Angelegenheiten.

Diätetische Beratung des Patienten verlangt ganzheitsbezogenes Denken und ganzheitsbezogene Therapie. Klassischer Diätetik sind klassische Naturheilverfahren zugehörig, die mit natürlichsten Mitteln nach Belehrungen durch den Arzt vom Patienten selbst auszuführen sind. Auf Behandlungen mit Atemübungen, Bewegung, Wärme, Kälte, Wasser, Bädern, Ernährung und Entspannungsübungen trifft dies zu. Auch Verabfolgung einfacher Heilkräuter und Kräutertees sind ein klassisches Naturheilverfahren.

Selbstverständlich ist Ernährungstherapie als Naturheilverfahren in klassische Diätetik einzuordnen, nicht nur in Form einer möglichst natürlichen und geordneten Ernährung, sondern auch diätische Kuren, die bei zeitlich begrenzter Anwendung wirksam sein können, um auf den ganzen Organismus intensiv einzuwirken. Als klassische Naturheilverfahren gemeint sind vor allem: Heilfasten, Saftkuren, Molkefasten, klassische Molketrinkkur (= Molke + Heilpflanzensäfte), Obstkuren, vegetabile Vollrohkost (übernommen aus hippokratischer Medizin), in der Neuzeit ergänzt durch F. X. Mayr-Kur, Kempnersche Reis-Obst-Kur, Kartoffelkur, Schroth-Kur und Schoenenberger Pflanzensaft-Kur (mit Frischpflanzensäften).

Ernährungskuren (s. Kapitel Ernährungskuren) bieten keine normale Ernährung und sind nicht mit vollwertiger Grunddiät gleichzusetzen. Durch Ernährungskuren wird normale Ernährung unterbrochen und eingeschränkt. Verringerung der Nahrungsmenge zeichnet fast alle Ernährungskuren aus. Gemeinsame Aufgabe ist, dem Gesamtorganismus Entlastung zu verschaffen. Dies gilt vorzüglich für eine Entlastung der Grundfunktion des Stoffwechsels und des Kreislaufs.

II. Praxis

Vollwertige Grunddiät

Einführung

> **Definition vollwertige Grunddiät**
> Nahrung von hoher ernährungsphysiologischer Qualität, höchstmöglicher Dichte naturgegebener, essentieller Nahrungsinhaltsstoffe pro Energieeinheit, individuell angepaßtem Ballaststoffgehalt und individuell angepaßter Verträglichkeit, Modell zu vorsorgender Ernährung und Basisnahrung zur Therapie ernährungsabhängiger Krankheiten (mit entsprechenden Ableitungen).

Vollwertige Grunddiät bietet eine Ernährung, die ernährungsphysiologisch ausgewogen und geordnet ist. Sie steht in Übereinstimmung mit Erkenntnissen der Ernährungswissenschaft und mit Einsichten zur Entstehung und zum Ablauf ernährungsabhängiger Krankheiten. Auf diese Weise kann vollwertige Grunddiät in der Ernährungstherapie eine Basis sein, von der aus leicht durch Auslassungen oder Ergänzungen Ableitungen entstehen, die zur Behandlung wichtiger ernährungsabhängiger Risikobefunde und Krankheiten passen. Es kann von einem »Grunddiätsystem« gesprochen werden, das in der Ernährungsvorsorge und in der Ernährungstherapie systematisch einzusetzen ist.

Mit Schondiät oder Schonkost, wie sie in der klinischen Diätetik und Schulmedizin lange Zeit üblich gewesen war und wie sie in zahlreichen Varianten in Lehrbüchern der klinischen Diätetik dargestellt ist, darf vollwertige Grunddiät nicht verwechselt werden. Im Gegensatz zu Schondiäten mit vielfach ausgeprägten Mängeln des Gehaltes an essentiellen Nahrungsinhaltsstoffen (Vitamine, Mineralstoffe, Spurenelemente, essentielle Fettsäuren, essentielle Aminosäuren, Ballaststoffe, sekundäre Pflanzenstoffe), bietet vollwertige Grunddiät alles, was der Organismus zu seiner Ernährung braucht.

Der Begriff »Diät« zur Bezeichnung dieser Ernährungsform drückt nur aus, daß es sich um eine geordnete Ernährung handelt und dies im Sinne der ursprünglichen Wertung des Begriffes »Diät«, der von dem altgriechischen Wort »diaita« abzuleiten und mit »Ordnung« zu übersetzen ist. Ziel vollwertiger Grunddiät ist es, im Organismus Ordnung zu bewahren oder wiederherzustellen und dies soweit, wie es von der Ernährung her beeinflußbar ist.

Schon seit langer Zeit wird vollwertige Grunddiät in der Weiterbildung Naturheilverfahren, wie sie der Zentralverband der Ärzte für Naturheilverfahren e.V. durchführt, vorgetragen und gelehrt. Ebenso ist vollwertige Grunddiät in Zusammenarbeit mit der Deutschen Gesellschaft für Ernährung e.V. (DGE) in Unterrichtungen zur Fortbildung zum refo-Ernährungs- und -Diätberater verankert und weist eine Nahrung aus, die der Forderung Werner Kollaths, Nahrung so natürlich wie möglich zu lassen, entspricht.

Aus den Richtlinien für die vollwertige Grunddiät ergibt sich eine Ernährung, die in der Nährstoffzusammensetzung, in der ernährungsphysiologischen Qualität, im Energiegehalt und der Speisenzubereitung so beschaffen ist, daß sie präventiv und therapeutisch eingesetzt und demgemäß auch ein Modell für zeitgemäße vollwertige Ernährung sein kann.

Sind ernährungsabhängige Risikobefunde und Krankheiten diagnostiziert, ist die vollwertige Grunddiät leicht abzuwandeln und an bestimmte Befunde und Krankheiten anzupassen. Die Ableitungen ergeben hierbei keine speziellen Diätkostformen, sondern bleiben innerhalb des der vollwertigen Grunddiät zugrunde liegenden Konzeptes. An dem Ziel, ganzheitlich auf alle Funktionen und Organe des Organismus einzuwirken, wird festgehalten.

Die Ableitungen betreffen je nach vorliegenden Befunden oder Krankheiten: Einschränkungen der Energiezufuhr, noch präzisere Ausrichtung der Aufnahme von Kohlenhydraten mit Anrechnung der Kohlenhydrate in Gramm oder Broteinheiten (BE), noch konsequenterer Austausch der Nahrungsfette, noch stärkere Begrenzung der Aufnahme von Natrium bzw. Kochsalz, der Aufnahme harnsäurebildender Purine oder, was bei Erkrankungen der Verdauungsorgane Bedeutung besitzt, Auswahl von Lebensmitteln und Speisen gemäß individueller Verträglichkeit.

Auf diese Weise ergeben sich folgende Ableitungen für:

- Übergewicht
- Diabetes
- Arteriosklerose-Fettstoffwechselstörungen
- Bluthochdruck
- Herz-Kreislaufversagen (Herz-Kreislaufinsuffizienz)
- Purinstoffwechselstörungen und Gicht
- Erkrankungen der Verdauungsorgane
- Obstipation
- Schlechte Fettverdauung (Maldigestion) und schlechte Fettaufnahme (Malabsorption)
- Nierensteine
- Rheumatische Erkrankungen
- Krebserkrankungen
- Osteoporose
- Alter
- Schwangerschaft und Stillzeit

Liegen als Befund mehrere gesundheitliche Störungen oder Krankheiten vor (z. B. Übergewicht, Diabetes, Bluthochdruck), brauchen nicht spezielle Diätkostformen eingesetzt werden, sondern kann es beim Konzept vollwertiger Grunddiät bleiben (unter Berücksichtigung geringfügiger Bedingungen zu entsprechenden Ableitungen). Dies bedeutet eine wesentliche Erleichterung zur Verordnung und Durchführung ernährungstherapeutischer Maßnahmen.

Indikationen

Prävention

- Anpassung der Ernährung an zeitbedingte Belastungen,
- Schutz gegenüber ernährungsabhängigen Risikobefunden und Krankheiten,
- Zeitgemäße Ernährung.

Therapie

- Übergewicht,
- Verborgener Diabetes, manifester Diabetes,
- Fettstoffwechselstörungen (Hypercholesterinämie, Hypertriglyzeridämie bzw. Hyperlipoproteinämien),

- Bluthochdruck (essentielle Hypertonie und renale Hypertonie),
- Arteriosklerotische Gefäßerkrankungen,
- Herz-Kreislauferkrankungen,
- Purinstoffwechselstörungen,
- Gicht (Arthritis urica),
- Erkrankungen der Verdauungsorgane,
- Knochenschwund (Osteoporose),
- Harnsteinleiden (Nephrolithiasis),
- Rheumatische Erkrankungen,
- Krebserkrankungen (insbesondere Magenkrebs, Mastdarmkrebs, Dickdarmkrebs, Gebärmutterkrebs, Brustdrüsenkrebs, Prostatakrebs),
- Alter,
- Schwangerschaft und Stillzeit.

Grunddiätformel

Einstellung der Nahrungsmenge und des Energiegehaltes

Die Aufnahme von Nahrungsenergie (gemessen in Kilokalorien = kcal oder Kilojoule = kJ) ist so auszurichten, daß möglichst ein normales Körpergewicht gehalten oder hergestellt wird. Bei höchstmöglicher ernährungsphysiologischer Qualität ist die Nahrung eher knapp zu halten. Auf jeden Fall ist übermäßige Nahrungsaufnahme zu vermeiden.

Der Energiebedarf in Kalorien pro Tag ist über folgende Formel annähernd zu ermitteln:

- Feststellung des Normgewichtes nach Broca = Körperlänge in Zentimeter – 100 = kg Körpergewicht (bei Frauen abzüglich 10%)
- Kalorienbedarf bei Bettruhe = kg Broca-Normgewicht x 26 – 28
- Kalorienbedarf bei leichter körperlicher Tätigkeit = kg Broca-Normgewicht x 28 – 32
- Kalorienbedarf bei mittlerer körperlicher Tätigkeit = kg Broca-Normgewicht x 32 – 38

Zur Umrechnung auf Joule (kJ) sind kcal-Werte mit 4,2 zu multiplizieren (1 Kilokalorie kcal = 4,184 kJ).

Bemühungen um ein normales Körpergewicht +/- 20% sind wichtig, sollten jedoch nicht übertrieben werden. Es ist zu versuchen, dies über intelligente Verhaltensweise und Gelassenheit zu erreichen. Nicht hilfreich ist es, Tag für Tag übereifrig und angespannt mit Kalorien zu rechnen.

Besonders zu beachten sind Begrenzungen des Verzehrs von Fett, Zucker und Süßigkeiten, relativ reichliche Aufnahme von Ballaststoffen, konsequente Bevorzugung von Lebensmitteln mit hoher ernährungsphysiologischer Qualität bzw. Begrenzung von Nahrungsmitteln mit »leeren Kalorien«.

Je konsequenter Nahrungsmittel mit »leeren Kalorien« im Verzehr verringert werden, desto mehr steigt in der Nahrung die Dichte essentieller Nahrungsinhaltsstoffe und hiermit der Gesundheitswert. Alkoholische oder mit Zucker versehene Getränke dürfen als Kalorienquelle nicht übersehen werden, ebenso alles, was an Kleinigkeiten zwischen den Mahlzeiten verzehrt wird.

Nimmt das Körpergewicht zu (Kontrolle ist angebracht), sollten zunächst Anteile der vollwertigen Grunddiät an Frischkost vergrößert und demgegenüber der Verzehr von Zucker, Süßigkeiten und Fett noch strenger begrenzt werden.

Auswahl der Lebens-, Nahrungsmittel und Speisen

Bei der Auswahl von Lebensmitteln, Nahrungsmitteln und Speisen sind jene zu bevorzugen, deren ernährungsphysiologische Qualität bzw. Gesundheitswert möglichst hoch einzustufen ist. Anhaltspunkte hierzu liefert die nachfolgende Tabelle. Zur vollwertigen Grunddiät sind aus dieser Tabelle vorzüglich Lebensmittel und Speisen mit den Markierungen ● und ◕ zu wählen, Nahrungsmittel und Speisen mit der Markierung ◔ begrenzt zu halten sowie Nahrungsmittel und Speisen mit der Markierung ○ nur minimal zu verwenden.

Nicht außer acht zu lassen ist die individuelle Verträglichkeit von Lebensmitteln und Speisen (z. B. Speisen aus Rohkost, Vollgetreide, groben Gemüsen und Hülsenfrüchten). Diese können individuell unverträglich sein, was beachtet werden muß. Lebensmittel und Speisen, so vollwertig sie auch sein mögen, Beschwerden (Völlegefühl, Blähungen) dürfen sie nicht verursachen.

Die Tabelle ist lediglich auf die Aufgabe beschränkt, zur Auswahl von Lebensmitteln, Nahrungsmitteln und Speisen Orientierungshilfe zu bieten.

Ernährungsphysiologische Qualität von Lebensmitteln und Speisen

- Frischobst, frischgepreßte Fruchtsäfte, frische Kräuter

- Nüsse, reine Nußmuse, Samen

- Frischgemüse als Rohkost, frischgepreßte Gemüsesäfte

- Speisen aus gequetschten, gequollenen oder gekeimten Getreidekörnern, Speisen aus Getreideschroten und Getreideflocken (nicht erhitzt)

- Vorzugsmilch (aus tierärztlich kontrollierten Stallungen), nicht erhitzte Molke, nicht erhitzte Sauermilchen

- Frische Eier

- Frische Butter

- Nicht erhitzter Bienenhonig

- Tiefkühlfrüchte, pasteurisierte reine Fruchtsäfte (mit 100% Fruchtsaftanteil), Apfelkraut und Birnenkraut (ohne Zuckerzusatz)

- Tiefkühlgemüse, milchsaure Gemüse, pasteurisierte Gemüsesäfte (zu 100% aus Gemüse gewonnen)

- Gemüsegerichte gedämpft oder gedünstet, Pellkartoffeln, in der Schale gebackene Kartoffel

- Speisen aus Erbsen, Bohnen, Linsen, Sojabohnen

- Breie, Suppen und Schleime aus Vollgetreide, Vollkornbrote, Vollkornknäckebrot, Flachbrote aus Vollkornmehl

- Pasteurisierte Frischmilch, fermentierte und pasteurisierte Sauermilchen, uperisierte Trinkmolke, uperisierte Diät-Kurmolke

- Quark, Frischkäse, Käse

- Speisen aus Fisch und Fleisch

- Soja-Milch, Soja-Tofu

- ◐ Margarine mit hohem Gehalt nicht raffinierter, naturbelassener Pflanzenöle im Fettanteil (bis zu 75% gemäß Deklaration)
- ◐ Gedünstetes Obst, Trockenobst, Fruchtnektare verdünnt mit Wasser und Zuckerzusatz, fruchtige Brotaufstriche mit hohem Fruchtanteil
- ◑ Nußmuse mit anderweitigen Zusätzen
- ◑ Gemüsetrunke (mit Wasserzusatz)
- ◑ Speisen aus geschälten und gekochten Kartoffeln, Speisen aus Gemüsekonserven
- ○ Brote und Backwaren aus hoch ausgemahlenen Mehlen
- ○ Speisen aus Feinmehlteigwaren
- ○ Schmelzkäse
- ○ Speisen aus Soja-Trockenfleisch
- ○ Margarine ohne nicht raffinierte Pflanzenöle (mit gehärteten oder umgeesterten Fettrohstoffen), Backfette, Bratfette
- ○ Fruchtsaftgetränke mit geringem Fruchtsaftanteil, Limonaden, Cola-Getränke
- ○ Konfitüren mit hohem Anteil an Raffinadezucker
- ○ Nuß-Schoko-Aufstriche, Süßigkeiten (Pralinen, Konfekt, Schokolade, Bonbons)
- ○ Speisen aus geschältem und poliertem Reis, Speisen aus, Kartoffel- oder Maisstärke (Puddingspeisen)
- ○ Sterilmilch, Kondensmilch
- ○ Raffinadezucker, Küchenzucker, Traubenzucker, Fruchtzucker
- ○ Zuckeraustauschstoffe (z. B. Sorbit, Fruchtzucker, Xylit), Süßstoffe

Frischkost

Frischkost aus **frischem Obst, frischem Gemüse, Nüssen** oder **Samen** besitzt höchste ernährungsphysiologische Qualität und liefert ein breites Angebot naturgegebener, essentieller Nahrungsinhaltsstoffe.

Der Frischkostanteil in vollwertiger Grunddiät sollte an die individuelle Toleranz angepaßt sein und bis zu 1/3 der Nahrungsmenge betragen. Empfindliche Patienten bedürfen einer besonderen Beratung bezüglich der für sie geeigneten

Frischkost. Angebotene Mengen sind zu dosieren. Sind Symptome eines »kranken Darmes« vorhanden, ist Frischkost gegebenenfalls zeitweilig kontraindiziert, bis spezielle ernährungstherapeutische Maßnahmen eine Sanierung des Darmes erreicht haben.

Bei herabgesetzter Toleranz gegenüber Frischkost ist ausschließlich **leichte Frischkost** zu wählen:

- frisch gepreßte mit Haferschleim abgebundene Obstsäfte,
- fein zerkleinertes, reifes Rohobst,
- frisch gepreßter Karottensaft (evtl. mit etwas flüssiger Sahne), andere verträgliche Gemüsesäfte,
- Haselnuß- oder Mandelmilch (aus Haselnuß- oder Mandelmus zubereitet, evtl. mit frisch gepreßten Obstsäften verbunden),
- Frischsalate aus zarten Blättern,
- feingeriebene Karotten.

Frischkost ist nach der Zubereitung rasch aufzutischen und gründlich zu kauen. Frisch gepreßte Fruchtsäfte sind langsam und schluckweise zu trinken, bei Empfindlichkeit können sie mit Haferschleim abgebunden, evtl. in Milchmischgetränke oder in Speisen aus Quark eingearbeitet werden.

Kohlenhydrate

Kohlenhydrate als wichtiger energieliefernder Nährstoff sollten vorzüglich als Mehrfachzucker (Polysaccharide) in der Nahrung sein und dies möglichst im Verbund mit Vitaminen, Mineralstoffen, Spurenelementen, Ballaststoffen und sekundären Pflanzenstoffen.

Besonders geeignet als Kohlenhydratträger sind Speisen aus **Kartoffeln, Gemüse, Obst** und **Vollgetreideprodukten** (z. B. Vollkornflocken, Vollkornschrot, Vollkornbrot). **Vollgetreide** enthält Ballaststoffe (Hemizellulosen, Pentosae) mit gutem Quell- und Schleimabgabevermögen. Sie stärken das Sättigungsgefühl, verlängern die Darmpassagezeit und begünstigen niedrige Cholesterinspiegel.

Gemüse sind Kohlenhydratträger, die neben Ballaststoffen sekundäre Pflanzenstoffe mit Schutzfunktion enthalten.

Obst enthält Kohlenhydrate als Invertzucker (Gemisch von Trauben- und Fruchtzucker). Es ist als Lieferant von Vitaminen und Mineralstoffen von besonderer Bedeutung. Zudem kann Obst durch Gehalt an Ballaststoffen (Pektinen) zur Regulation erhöhter Cholesterinspiegel beitragen.

Teigwaren aus Feinmehl sollten ausgetauscht werden gegen Teigwaren aus Vollkornmehl oder Sojamehl.

Backwaren aus hoch ausgemahlenen Auszugsmehlen sind im Verzehr zu begrenzen, Raffinadezucker als Kohlenhydratträger weitgehendst zu meiden. Es empfiehlt sich dies auch für Süßwaren, die mit Zucker hergestellt sind.

Häufiger sollten Gerichte aus Vollkornschrot oder Vollkornflocken im Kostplan sein (Typ Bircher-Müsli oder Kollath-Frühstück).

Durchschnittlich sollten 250–300 g Kohlenhydrate (= 50–60% Kohlenhydratkalorien bezogen auf Gesamtkalorien) zugeführt werden.

Tab. 1: Kohlenhydratgehalte in Lebens- und Nahrungsmitteln → siehe im Nachschlageteil S. 104

Fett

Die **Gesamtfettmenge** sollte pro Tag 70–80 g nicht überschreiten. In dieser Menge sind Streichfett, Zubereitungsfett und in Lebensmitteln befindliches Fett einzuschließen.

Innerhalb des Fettverzehres müssen ausreichend Fettbegleitstoffe aufgenommen werden (beta-Carotin, Vitamin A, Vitamin E, essentielle Fettsäuren, Phytosterine, Lecithin etc.).

Die Aufnahme **gesättigter Fettsäuren** ist zu verringern, während die Aufnahme **ungesättigter** und **hochungesättigter Fettsäuren** zu vermehren ist. Das Verhältnis der Zufuhr gesättigter zu hochungesättigter Fettsäuren sollte etwa 1 : 1 betragen.

Ausreichende Versorgung mit essentiellen Fettsäuren (alpha-Linolsäure C 18 : 2ω6, alpha-Linolensäure C 18 : 3ω3) ist zu sichern (im Organismus werden sie zu Arachidonsäure C 20 : 4ω6 und Eicosapentaensäure C 20 : 5ω3 umgewandelt, aus denen Prostaglandine, Eicosanoide und Immunglobuline hervorgehen).

Besonders ist auf in Lebens- und Nahrungsmitteln enthaltenes Fett (meist nicht sichtbar) zu achten, da es vorzüglich gesättigte Fettsäuren liefert, ohne deren Begrenzung kein positiver Einfluß auf erhöhte Cholesteringehalte des Blutes zu nehmen ist.

Nicht raffinierte, naturbelassene, pflanzliche Öle aus Ölfrüchten, Samen und Keimen, Pflanzenfette und Margarine mit bis zu über 75% nicht raffinierten Pflanzenölen im Fettanteil (s. Angebot in neuform-Reformhäusern) sollten vorzüglich Verwendung finden, um vorgenannte Bedingungen zur Ausrichtung des Fettverzehres zu erfüllen.

Bei Pflanzenölen ist darauf zu achten, daß sie als »nicht raffiniert«, »kalt gepreßt« oder »naturbelassen« deklariert sind (s. Angebot in neuform-Reformhäusern). Optimal sind nicht raffinierte, naturbelassene Pflanzenöle zum Anrichten von Rohsalaten, zum Dünsten von Gemüse oder zum Einrühren in Magerquark-Speisen zu verwenden (Quark + Öl + frische Kräuter bzw. Zwiebel bzw. Knoblauch bzw. Meerrettich, Hefeextrakt oder Tomatenextrakt etc.).

Pflanzliche Öle mit hohem Gehalt hochungesättigter Fettsäuren sind hitzeempfindlich und dürfen nicht hocherhitzt werden. Für die Zubereitung von Speisen in hocherhitztem Fett ist Kokosfett geeignet.

Die relativ reichliche Verwendung nicht raffinierter, naturbelassener Pflanzenöle läßt eine mediterrane Küche verwirklichen. In Richtung auf eine solche bewußt hinzuarbeiten, ist empfehlenswert.

Tab. 2: Gehalte an gesättigten und hochungesättigten Fettsäuren in Pflanzenölen und Pflanzenfetten → siehe im Nachschlageteil S. 104

Tab. 3: Fettgehalte in fetthaltigen Lebensmitteln → siehe im Nachschlageteil S. 104

Eiweiß (Proteine)

Eiweiß ist in Milch, Quark, Käse, Ei, Fleisch, Fisch, Hülsenfrüchten, Soja, Lebensmitteln aus Getreide, Nüssen, Samen, Kartoffeln und Gemüse enthalten (in Kartoffeln und Gemüse nur wenig, jedoch von hoher biologischer Eiweißwertigkeit). Bedarfsdeckend sind pro Tag 0,8 g Eiweiß pro kg Körpergewicht (gegebenenfalls auch 0,6 g). Übermäßiger Eiweißverzehr ist evtl. daran beteiligt, daß Bluthochdruck, arteriosklerotische Gefäßerkrankungen und Verdickungen der Kapillarmembranen entstehen.

Tab. 4: Eiweißgehalte in Lebens- und Nahrungsmitteln → s. im Nachschlageteil S. 104

Begrenzt werden sollte der Verzehr von Eiweiß aus Fleisch und Fleischwaren. Von Vorteil kann es sein, bei laktovegetabiler Ausrichtung der Grunddiät ganz auf Eiweiß aus Fleisch zu verzichten (es gibt die Alternative vollwertige Grunddiät mit und ohne Fleisch).

Die biologische Wertigkeit einzelner Eiweiße (Proteine) ist unterschiedlich. Höchste biologische Wertigkeit besitzen Molkeprotein und Volleiprotein (Eidotter und Eiklar). Fast ebenso hohe Wertigkeiten besitzen Kartoffelprotein und Milchprotein.

Tab. 5: Biologische Wertigkeit von Proteinen und Proteinkombinationen → siehe im Nachschlageteil S. 105

Die biologische Wertigkeit einzelner Proteine wird durch Kombination mit anderen Proteinen erhöht, was eine Ergänzung der in einzelnen Proteinen vorhandenen unterschiedlichen Eiweiß-Bausteingemische (Aminosäurengemische) ermöglicht. Es ergänzen sich in besonderer Weise die Proteine von Kartoffeln und Vollei (s. Kartoffel-Ei-Diät) und von Milch und Vollgetreide.

Bei einer laktovegetabilen Ausrichtung vollwertiger Grunddiät sind als Quelle der Eiweißversorgung folgende Lebensmittel besonders geeignet: Milch, Sauermilchen, Molke, Soja-Milch, Quark, Frischkäse, Soja-Tofu, vegetabile Pasteten, Nüsse, Nußmuse, Samen.

Fisch liefert hochwertiges Eiweiß und ist zusätzlich im Fischöl (insbesondere in Kaltwasserfischen) mit vermutlich vor Arteriosklerose besonders schützender Eicosapentaensäure (C 20 : 5ω3) versehen.

Nährstoffrelation

Es sollte angestrebt werden, das Mengenverhältnis der Nährstoffe Kohlenhydrate, Fett und Eiweiß so einzustellen, daß folgende für den Stoffwechsel vorteilhafte Relation sich ergibt:

Nährstoffrelation (prozentualer Anteil)		
Kohlenhydrat-kalorien	*Fett-kalorien*	*Eiweiß-kalorien*
50–60%	25–30%	10%

Kochsalz

Kochsalz ist sparsam zu verwenden und gegenüber der Menge deutlich zurückzunehmen, die die übliche Ernährung enthält. Auch für Meersalz, kochsalzhaltige Würzmittel und stärker kochsalzhaltige Lebens- und Nahrungsmittel ist dies gültig.

Tab. 6: Kochsalzgehalte in Lebens- und Nahrungsmitteln → siehe im Nachschlageteil S. 105

Eine täglich mit der Nahrung aufgenommene Kochsalzmenge sollte ca. 8 g nicht überschreiten (im Vergleich hierzu enthält übliche Nahrung 15 g und mehr pro Tag).

Übermäßiger Kochsalzverzehr fördert bei salzempfindlichen Personen Bluthochdruck. Da Sensibilität gegenüber Kochsalz nicht immer zu diagnostizieren ist, erscheint es ratsam, den Kochsalzverzehr generell auf ein vernünftiges Maß zu begrenzen.

Sind Bluthochdruck, Herz-Kreislauferkrankungen oder Nierenerkrankungen diagnostiziert, ist die tägliche Zufuhr an Kochsalz bis auf 5 g und bis zu 3 g (unter Umständen auch bis zu 1 g pro Tag) zu vermindern.

Etwa 50% heute üblicher Aufnahme von Kochsalz resultiert aus dem Verzehr von mit Kochsalz zubereiteten Brot- und Backwaren. Diese Menge ist erheblich zu verringern, wenn zum Frühstück statt Brot häufiger Speisen aus Vollgetreideflocken (Typ Bircher-Müsli, Kollath-Frühstück) im Kostplan stehen.

Würzen

Zum Würzen der Speisen sind **frische Zitrone, frischer Meerrettich, Rohzwiebel, Rohknoblauch** und **Gewürze** in erster Linie geeignet. Auch naturbelassene Pflanzenöle mit Eigengeschmack (z. B. **Olivenöl** extra vergine, **Walnußöl, Trau-**

benkernöl) können zum Würzen von Speisen herangezogen werden. Geeignet sind zudem Obstessig, Weinessig, italienischer Balsamico-Essig, Hefeflocken und Hefeextrakt.

Eine schonende Zubereitung der Speisen bewahrt die Eigengeschmackswerte und ermöglicht, mit Kochsalz sparsamer umgehen zu können.

Allgemein sind in vollwertiger Grunddiät gut (jedoch nicht übermäßig) gewürzte Speisen einzusetzen.

Süßen

Zum Süßen der Speisen sind **Raffinadezucker** (Küchenzucker, Traubenzucker, Fruchtzucker oder auch Zuckeraustauschstoffe) auf geringe Mengen zu beschränken, evtl. ganz auszuschalten. Alternativ kommen zum Süßen in Frage **Honig, Ur-Süße, Ahornsirup, ungezuckerte Obstmuse oder Trockenobst** (s. Angebot der neuform-Reformhäuser). Im Verzehr begrenzt bleiben sollen jedoch auch solche Produkte.

Flüssigkeit

Flüssigkeit ist relativ reichlich aufzunehmen. Am besten aus **Quellwässern**, **Mineralwässern** sowie **ungezuckerten Kräuter- und Früchtetees**. Sehr gut geeignet sind zur Deckung des Flüssigkeitsbedarfes **Molke** und **Molke-Kwass**.

Ältere Patienten müssen oft zum Trinken aufgefordert werden, um den Flüssigkeitsbedarf zu decken. Körperliche Tätigkeit, Schwitzen, klimatische Einflüsse und erhöhte Körpertemperatur können den Flüssigkeitsbedarf erheblich steigern. Bei bestimmten Erkrankungen, vor allem bei Herz-, Kreislauf- und Nierenerkrankungen ist die Flüssigkeitszufuhr je nach Befund festzulegen.

Tab. 7: Mineralwässer → siehe im Nachschlageteil S. 106

Verträglichkeit

Die Verträglichkeit vollwertiger Nahrung muß gesichert sein. Völlegefühl, Blähungen oder Reizungen des Darmes dürfen nicht auftreten (ausgenommen in einer relativ kurzen Zeit der Anpassung an eine ballaststoffreichere Ernährung).

Bei besonderer Empfindlichkeit ist der Speiseplan auf eine **leichte vollwertige Grunddiät** auszurichten (s. Ableitung zu leichter vollwertiger Grunddiät). In dieser Variante ist die Aufnahme ballaststoffreicher Lebensmittel und Speisen begrenzt und grobe Speisen sind ausgeschlossen. Speziell zu achten ist hierbei auf die Verträglichkeit von Frischkost, Speisen aus Vollgetreide, groben Gemüsen und Hülsenfrüchten.

Bei vorliegender Empfindlichkeit ist mit dem Patienten ausgiebig darüber zu sprechen, wie gröbere Speisen vertragen werden. Hört man hierbei Empfindlichkeiten heraus, ist von vornherein leichte vollwertige Grunddiät angezeigt (s. Ableitung vollwertiger Grunddiät zu leichter Grunddiät bei gastroenterologischen Erkrankungen). In diesem Fall gilt, lieber etwas vorsichtiger sein als Unverträglichkeiten zu riskieren.

Mahlzeitenzahl

Individuellen Bedürfnissen entsprechend ist die Zahl der Mahlzeiten festzulegen. Spezielle Gegebenheiten sind hierbei zu berücksichtigen. Dogmatisch zu entscheiden, wäre ein Fehler.

Einiges spricht dafür, die Nahrungsaufnahme auf mehrere kleine Mahlzeiten zu verteilen, um auf diese Weise den Stoffwechselablauf zu entlasten, insbesondere die Regulation der Blutzucker- und Blutfettspiegel. Auch Insulinproduktion und Insulinausschüttung werden hierdurch entlastet.

Wertschonende Zubereitung von Speisen

Bei der küchenmäßigen Zubereitung von Speisen ist auf Erhaltung wertgebender Inhaltsstoffe von vollwertigen Lebensmitteln zu achten.

Es ist wenig sinnvoll, vollwertige Lebensmittel (unter Umständen aus ökologisch-biologisch ausgerichteter Landwirtschaft) einzusetzen und deren ernährungsphysiologische Qualität durch wertmindernde Behandlung bei der Zubereitung in der Küche zu reduzieren.

Zu vermeiden ist zudem, daß sich bei der Zubereitung von Speisen gesundheitsschädigende Substanzen bilden (z. B. Nitrosamine, Benzpyrene, Aflatoxine, Peroxide oder durch unnötiges Zusalzen Natriumgehalte erhöht werden.

Stark zu beachten ist der Grundsatz, alle Speisen

möglichst einfach, möglichst frisch, möglichst natürlich und möglichst perfekt zuzubereiten.

Speziell beim Zurüsten von vegetabiler Frischkost ist unter Bedingungen zu arbeiten, die wertgebende Inhaltsstoffe und Frischqualität erhalten. Auch müssen gerade naturbelassene Lebensmittel unter besonders hygienischen Verhältnissen aufbewahrt und verarbeitet werden.

Hinweise

- ◎ Vollwertige Lebensmittel so frisch wie möglich verarbeiten.
- ◎ Rohobst und Rohgemüse nicht zerkleinert stehen lassen.
- ◎ Rohsalate und Rohgemüse nach der Zubereitung rasch auf den Tisch bringen.
- ◎ Geschälte Kartoffeln und gerüstete Gemüse nicht in Wasser stehen und auslaugen lassen.
- ◎ Gemüse- und Kartoffelwasser nicht wegschütten, sondern möglichst weiterverwenden.
- ◎ Gemüse schonend garen (dämpfen, dünsten, grillieren).
- ◎ Nicht in offenen Töpfen unter Luftzufuhr kochen.
- ◎ Kartoffeln bevorzugt als Pellkartoffeln oder in der Schale gebacken zubereiten.
- ◎ Speisen nicht wieder aufwärmen.
- ◎ Sparsam Kochsalz bzw. natriumhaltige Würzmittel einsetzen.
- ◎ Gewürze akzentuiert, jedoch nicht übermäßig verwenden und naturgegebene Geschmackswerte erhalten.
- ◎ Bevorzugt mit frischen Kräutern, frischem Zitronensaft, Rohzwiebel, Rohknoblauch, Rohmeerrettich, Apfelessig, Weinessig und Trockengewürzen würzen (auch mit Pflanzenölen, die besondere Geschmackswerte aufweisen, wie z. B. Leinöl, Olivenöl, Walnußöl).
- ◎ Nur in hitzestrapazierfähigen Fetten bei hohen Temperaturen backen oder braten (Kokosfett, Bratfette).
- ◎ Garmethoden bevorzugen, die Fett sparen helfen (Römertopf, Grillgerät, Grillpfanne).
- ◎ Gepökelte Fleischwaren nicht grillen und braten (erhöhtes Risiko bezüglich Nitrosaminbildung).
- ◎ Schinken nicht zusammen mit Käse erhitzen (erhöhtes Risiko bezüglich Nitrosaminbildung).
- ◎ Getreidekörner oder Getreideschrote nicht zu lange in Wasser weichen (erhöhtes Risiko der Bildung von Aflatoxinen).
- ◎ Keinesfalls verschimmelte oder angeschimmelte Lebensmittel verwenden.
- ◎ Grüne Teile und Keime an Kartoffeln vor der Zubereitung entfernen.
- ◎ Kartoffeln dunkel lagern (da Lichteinfall das Ergrünen begünstigt und Solaningehalte erhöht).

Ableitungen vollwertiger Grunddiät

Ableitung bei Übergewicht

> **Basis:** vollwertige Grunddiät (Formel)
> Ableitung: → siehe Empfehlungen S. 17

Ernährungstherapeutische Fakten

Konzepte ausschließen, die Stoffwechselstörungen erzeugen, zu unerwünschten Nebenwirkungen führen oder ernährungsbedingte Krankheiten begünstigen. Beispiel: Im Energie-, Fett- und Alkoholgehalt unkontrollierte, extrem kohlenhydratarme Atkins-Diät, die erhöhte Werte des Blutes an Cholesterin und Harnsäure, chronische Verstopfung (Obstipation) und Übersäuerung des Blutes durch halbverbrannte Fettsäuren (Ketone) zur Folge haben kann.

Praktische Hinweise: Gewichtsabnahme von 1–1,5 kg pro Woche reichen aus (besonders bei älteren und kreislaufgestörten Menschen sind Radikalkuren mit Risiko verbunden).

Erreichte Gewichtsabnahmen sind durch vernünftiges Eßverhalten beizubehalten, denn ein Auf und Ab des Körpergewichtes (Jo-Jo-Effekt) ist ungünstig.

Das Verhältnis von Gewicht zu Körpergröße im Quadrat definiert die BMI-Formel (Body-Mass-Index), unabhängig von Alter und Geschlecht. Individuell gültige Werte können aus der BMI-Tabelle ermittelt werden.

> **Tab. 8:** BMI-Gewichtstabelle → siehe im Nachschlageteil S. 107

Zu warnen ist vor Diätpräparaten, die sensationell aufgemacht in Medien angeboten werden. Zu naturheilkundlicher Behandlung von Übergewicht und Adipositas gehören solche Präparate nicht (selbstverständlich auch keine Medikamente, die unter Umständen der Gesundheit schaden).

Ernährungskuren (Heilfasten, klassische Moletrinkkur, vegetabile Vollrohkost) können langfristiger Ernährungstherapie vorangestellt werden. Ist Übergewicht von Erkrankungen begleitet, sind entsprechende Ableitungen vollwertiger Grunddiät, z. B. für Bluthochdruck, Fettstoffwechselstörungen, Purinstoffwechselstörung oder Erkrankungen der Verdauungsorgane etc. zu berücksichtigen (was im Rahmen des Grunddiätsystems leicht möglich ist).

Empfehlungen

- **Kaloriendefizit** 1000 – 1200 kcal pro Tag.
- **Nährstoffrelation** ca. 50% Kohlenhydratkalorien, ca. 30% Fettkalorien, ca. 20% Eiweißkalorien = ca. 115 g Kohlenhydrate, 45 g Fett und 70 g Eiweiß pro Tag [ergibt sich in etwa aus ca. 60 g Vollkornbrot, ca. 20 g Vollgetreideflokken, ca. 200 g Rohobst, ca. 500 g Rohgemüse, ca. 120 g Kartoffeln oder 30 g Reis, 250 ml Milch, 50 g Käse (fettarm), 100 g Quark, 150 g mageres Fleisch oder Fisch, ca. 35 g Streich- und Zubereitungsfett].
- Raffinadezucker, Süßwaren und gezuckerte Getränke ausschalten.
- **Frischkostanteil** in der Gesamtnahrung erhöhen.
- Mahlzeiten mit Frischkost einleiten (um Voraussättigung zu erzeugen und Mahlzeitendauer zu verlängern).
- Evtl. mehrere kleine Mahlzeiten.
- Alkoholhaltige Getränke auf kleine Mengen Bier oder Wein begrenzen.
- **Fettarme Zubereitung** der Speisen in Grillgeräten, Grillpfannen, spezialbeschichteten Pfannen, Römertopf.
- Evtl. Behandlung mit einer Ernährungskur beginnen (Heilfasten, klassische Moletrinkkur, Vollrohkost) s. S. 72 f.
- Ergänzende Phytotherapie: **Frischpflanzensäfte** Brennessel und Löwenzahn.

Krankheitsbild

Übergewicht von mehr als 20% über Broca-Norm ist mit erhöhtem Gesundheitsrisiko und Einschränkung der Lebenserwartung verbunden.

Besonderes Risiko ist Fettanreicherung im Bereich des Körperstammes und im Bauchraum (androide Form).

Fettsucht (Adipositas) ist nicht nur Risikobefund, sondern ein krankhafter Zustand des Körpers, bei dem das Fettgewebe unmäßig entwickelt und für den Gesamtorganismus nachteilig ist (selbst wenn noch keine gesundheitlichen Störungen vorhanden sind).

Die Zahl der Adipösen hat während der letzten Jahrzehnte laufend zugenommen und beträgt zur Zeit ca. 30% der Gesamtbevölkerung.

Ursache von Übergewicht ist eine Störung der Energiebilanz. Jeder Mensch nimmt zu, wenn der individuelle Bedarf an Nahrungsenergie laufend überschritten wird.

Offene Fragen sind, welche individuellen Faktoren den Fettansatz bedingen und weshalb es Menschen gibt, die relativ viel essen und nicht dick werden.

Angenommen wird, daß Übergewichtige nach Nahrungsaufnahme weniger Wärme produzieren bzw. eine geringere Thermogenese (Wärmebildung) im Vergleich zu normalgewichtigen Menschen haben.

Weiter ist Gegenstand der Forschung, ob es im Stoffwechsel von Personen, die trotz relativ hoher Energiezufuhr normalgewichtig bleiben, Leerlaufzyklen gibt, die einen unökonomischen Energiestoffwechsel bewirken.

Sicher ist, daß psychische Einflüsse und Außenreize auf das Eßverhalten sowie die Appetit- und Sättigungsregulation Einfluß haben.

Die Behandlung von Übergewicht bleibt in erster Linie ein Problem langfristiger Ernährungstherapie. Bewegungs- und Psychotherapie können nur Hilfestellung leisten. Zum Abbau von Depotfett bleibt ausgewogene Ernährung mit einem Kaloriendefizit ausschlaggebend.

Ableitung bei Diabetes

Bedingungen vollwertiger Grunddiät = Grunddiät-Formel zugrunde legen (s. S. 17) und zusätzlich Empfehlungen zur Ableitung beachten.

Ernährungstherapeutische Fakten

Jeder Diabetiker benötigt auf Dauer Ernährungstherapie und muß lernen, seine Ernährung lebenslang zu kontrollieren. Verlauf und Prognose des Diabetes sind hiervon entscheidend abhängig, so daß in keinem Fall, auch nicht bei sog. leichtem Altersdiabetes, die Ernährung vernachlässigt werden darf. Grundsätzlich gilt, daß ohne geregelte Ernährung eine dauerhafte Stoffwechselnormalisierung nicht zu erreichen ist.

Immer ist bei Typ-II-Diabetes zu versuchen, in der Behandlung mit Ernährungstherapie auszukommen und erst Antidiabetika (Tabletten) oder Insulin einzusetzen, wenn Ernährungs- und Bewegungstherapie allein kein Stoffwechselgleichgewicht erzielen lassen.

Nur diätetische Basisbehandlung (Ernährung, Bewegung, Körpertraining, Abhärtung, Psychohygiene) schützt Diabetiker wirksam gegenüber Diabetes-Komplikationen und Diabetes-Spätschäden, insbesondere Mikro- und Makroangiopathien (Schäden an kleinen und großen Blutgefäßen). Auch zeigen Untersuchungen, daß speziell Diabetiker, die ausschließlich mit Tabletten behandelt werden und den Eindruck vermittelt bekommen, daß dies ausreiche, signifikant häufiger Diabetes-Folgeschäden erleiden und frühzeitig an Lebenstüchtigkeit verlieren.

Beseitigung von Übergewicht. Vorrangig ist darauf zu achten, Übergewicht bzw. Adipositas zu beseitigen. Jedes überflüssige Gramm Körperfett verschlechtert die Stoffwechsellage. Zudem steigert Übergewicht im Vergleich zu normalgewichtigen Diabetikern zusätzlich das Risiko gegenüber Diabetes-Folgeschäden. Übergewicht gebietet demgemäß, die erste Behandlungsphase auf eine energiereduzierte Grunddiät einzustellen. Regulationen des Körpergewichtes sollen langsam erfolgen und 1 bis maximal 1,5 kg Gewichtsverlust pro Woche nicht überschreiten. Nur bei stationärem Aufenthalt ist vorübergehend eiweißergänztes Fasten anwendbar, wobei reichlich Flüssigkeit zugeführt werden muß, um im Fastenstoffwechsel auftretende Anreicherung mit Ketonen (Ketonämie) über erleichterte Ausscheidung der Ketone durch die Nieren in Grenzen zu halten.

Kontrollierte Kohlenhydrataufnahme. Zielsetzung der Grunddiät bei Diabetes ist eine auf Dauer quantitativ und qualitativ kontrollierte Kohlenhydrataufnahme, um insulinabhängige Stoffwechselprozesse zu entlasten, eine stoßweise Belastung insulinausschüttender B-Zellen zu vermeiden, ein möglichst kleinwelliges Blutglukose-Tagesprofil herzustellen, den Blutglukosegehalt zu normalisieren, Glukosurie zu beseitigen oder einzuschränken, Normalgewicht beizubehalten und dafür zu sorgen, daß Blutgefäßschäden (an Kapillargefäßen und Arterien) verhütet oder in Grenzen gehalten werden. Letzteres ist besonders wichtig, da die meisten Diabetes-Komplikationen mit Gefäßschäden verbunden und häufigste Todesursache bei Diabetikern Herzinfarkt und Gehirnschlag sind. Vorhandene diabetische Stoffwechselstörungen (auch in latenten Stadien des Diabetes) sind immer als Arteriosklerose-Risikofaktor zu werten.

Die Kohlenhydrataufnahme ist konsequent auf polysaccharidhaltige Nahrung zu beschränken, die Glukose langsam freigibt und mit Verzögerung in das Blut »einsickern« läßt. Kohlenhydrate, die bei leichter Verfügbarkeit und rascher Resorption steile Blutzuckeranstiege verursachen, sind auszuschließen. Legt man diesen Maßstab an, sind als Kohlenhydratträger vorzüglich Vollgetreidegerichte, Vollkornbrot und Gemüse (insbesondere als Rohgemüse) am besten geeignet. Vor allem Ballaststoffe in Vollgetreide verzögern nach kohlenhydrathaltigen Mahlzeiten den Anstieg der Blutzuckerkurve.

Zeiten, in denen Diabetiker sehr kohlenhydratarm und fettreich ernährt wurden, sind vorbei. Heute gilt, bei eingeschränkter Fettzufuhr in fast normaler Menge aus geeigneten Kohlenhydratträgern Kohlenhydrate aufzunehmen. Früher hatten reichlich Fett und wenig Kohlenhydrate Ketonämie und Ketoazidose begünstigt. Zudem hatte hoher Fettverzehr arteriosklerotische Gefäßveränderungen als Diabetes-Komplikation provoziert.

Berechnung der Kohlenhydrate. Eine täglich erlaubte Kohlenhydratmenge ist in Gramm-Kohlenhydraten oder Broteinheiten (BE) zu verordnen und vom Patienten zu kontrollieren. Welche Berechnungsmethode von Vorteil ist, bleibt strittig. Verordnung und Berechnung nach Broteinheiten (BE) sind nur in der Bundesrepublik Deutschland, der Schweiz und in Österreich üblich. Sonst wird weltweit nach Gramm-Kohlenhydraten berechnet.

▌ **BE-Austausch** → siehe im Nachschlageteil
▌ S. 132

In der Bundesrepublik Deutschland ist nach Änderung der Verordnung über diätetische Lebensmittel (Diät-VO) die »Neue Broteinheit« eingeführt. Sie ist als Kohlenhydratmenge definiert, der 12 g Monosaccharide, verdauliche Oligo- und Polysaccharide oder Sorbit oder Xylit entsprechen. Dabei ist wesentlich, daß nunmehr Zuckeraustauschstoffe (z. B. Fruktose, Sorbit, Xylit) als belastende und auf erlaubte BE anrechnungspflichtige Kohlenhydrate angesehen werden. Zuckeraustauschstoffe können hierdurch nicht mehr unkontrolliert in die Nahrung eingehen (speziell aus diätetischen Lebensmitteln, die sie vielfach in größeren Mengen enthalten).
Zu berücksichtigen ist, daß 1 BE bzw. 12 g Kohlenhydrate, die die Nahrung zuführt, nicht jeweils gleichartige Auswirkungen auf den Blutzucker haben. Je nach Beschaffenheit der Kohlenhydrate und gleichzeitig vorhandener bzw. nicht vorhandener Ballaststoffe beeinflussen sie den Blutzuckerspiegel unterschiedlich.

▌ Kohlenhydrat-Austausch-Tabelle → vgl.
▌ Schumacher/Toeller, Verlag Kirchheim
▌ Mainz

Bisher vorliegende Kohlenhydrat-Austausch-Tabellen berücksichtigen dies nicht. Zukünftig muß es Beachtung finden.
Einfluß auf das Verhalten des Blutzuckers hat nicht nur die Menge der Kohlenhydrate in einem Lebensmittel. Mitbestimmend sind Gehalte an Ballaststoffen sowie Struktur und Konsistenz kohlenhydrathaltiger Lebensmittel und Speisen. Wie sich aufgrund dieser Faktoren der Verzehr von Kohlehydraten auf den Blutzuckergehalt auswirkt, wird neuerlich durch den **»glykämischen Index«** erfaßt. Dabei wird der Blutzuckeranstieg nach Verzehr einer bestimmten Menge

von Traubenzucker (Glukose) mit dem Verzehr einer bestimmten Menge anderer kohlenhydrathaltiger Lebensmittel verglichen. Auf diese Weise können kohlenhydrathaltige Lebensmittel entsprechend ihrer blutzuckersteigernden Wirkung eingestuft werden (je höher der Index, um so höher die blutzuckersteigernde Wirkung). Die folgende Tabelle zeigt im Vergleich zu Glukose glykämische Indizes anderer kohlenhydrathaltiger Lebensmittel.

▌ **Tab. 9:** Glykämische Indizes → siehe im
▌ Nachschlageteil S. 108

Es bleibt dahingestellt, inwieweit der glykämische Index in der Praxis Verwendung findet. Zunächst gilt wie bisher, Kohlenhydrate in der Ernährung des Diabetikers entweder in Gramm-Kohlenhydraten bzw. im deutschsprachigem Raum mit der Broteinheit (BE) = 12 g Kohlenhydrate anzurechnen.

Zuckeraustauschstoffe. Das Monosaccharid Fruktose und die Zuckeralkohole wie Sorbit und Xylit sind Zuckeraustauschstoffe. Sie werden in gewisser Menge insulinunabhängig verwertet. Nach ihrer Resorption erfolgt jedoch eine Umwandlung in Glukose, wenn die Zufuhr pro Mahlzeit ca. 10 – 15 g überschreitet. Daher sind früher, als es noch gültig war, Zuckeraustauschstoffe als nicht belastende Kohlenhydrate zu betrachten und der BE-Berechnung zu entziehen, häufig Stoffwechselstörungen durch überdosierte Zuckeraustauschstoffe zustande gekommen. Zudem sind Zuckeraustauschstoffe »nackte Kalorienträger« (1 g Zuckeraustauschstoff = ca. 4 kcal), die die ernährungsphysiologische Qualität der Nahrung reduzieren, indem sie die Relation von nur energieliefernden Substraten zu essentiellen Nahrungsinhaltsstoffen verschlechtern.
Zahlreiche diätetische Lebensmittel für Diabetiker werden im Handel angeboten. Häufig enthalten sie relativ viel Zuckeraustauschstoffe, verbessern die ernährungsphysiologische Qualität der Nahrung nicht und sind abgesehen von Diabetiker-Konfitüren entbehrlich. Fast bedeutungslos sind Diabetiker-Mehle, Diabetiker-Brote oder Diabetiker-Teigwaren, deren Kohlenhydratgehalt teilweise durch Eiweiß ersetzt ist. Gegenüber früher ist der Spielraum erlaubter Kohlenhydratzufuhr so groß, daß normale Mehle, normale Vollkornbrote und normale Teigwaren zu verwenden sind. Diabetiker, die sich Diabetiker-Spezialitäten

nicht leisten können, brauchen sich nicht bedauern. Grundsätzlich sind für Diabetiker vollwertige Lebensmittel wichtiger.

Fettverzehr. Besonders sorgfältig ist der Fettverzehr auszurichten. Er muß begrenzt werden, da sonst eine relativ große, für den Gesamtstoffwechsel günstigere Kohlenhydrataufnahme nicht toleriert wird. Zudem ist ratsam, weitgehend Pflanzenöle und Pflanzenfette einzusetzen, die reich an hochungesättigten Fettsäuren sind und vielseitig naturgegebene Fettbegleitstoffe liefern. Auf diese Weise ist am wirksamsten zu verhüten, daß Fettstoffwechselstörungen auftreten, sich frühzeitig arteriosklerotische Gefäßveränderungen entwickeln und der Krankheitsverlauf durch progressive Arteriosklerose beeinträchtigt wird. Die Sterblichkeit von Zuckerkranken wird entscheidend von sich oft frühzeitig herausbildenden Gefäßerkrankungen (insbesondere Koronarsklerose) bestimmt.

Vegetabile Frischkost. Die Stoffwechsellage von Diabetikern ist zu verbessern, wenn die Nahrung täglich größere Portionen vegetabiler Frischkost aus Rohgemüse enthält, wobei vermutet werden kann, daß dies einer Anreicherung basischer Valenzen bzw. einer Vergrößerung der Alkalireserve zuzuschreiben ist.

Verteilung der Nahrungsmenge. Die tägliche Nahrungsmenge muß auf mehrere kleinere Mahlzeiten verteilt sein, um die Kohlenhydrataufnahme pro Mahlzeit relativ klein zu halten und hierdurch weniger Insulinaktivität zu beanspruchen. Fünf bis sieben kleinere Mahlzeiten sind Bedingung.

Vollwertige Grunddiät stimmt bereits vom Grundkonzept her weitgehend mit den Regeln überein, die für die Ernährung von Diabetikern gültig sind. Durch Ausschaltung von Zucker und zuckerhaltigen Nahrungsmitteln und zusätzliche Präzisierung der Kohlenhydrataufnahme ist sie problemlos zu einer kohlenhydratpräzisierten Grunddiät abzuwandeln. Auf dieser Basis können sich Diabetiker auf Dauer ideal ernähren.

Heute empfehlen einige Autoren eine liberalisierte Ernährung des Diabetikers, wobei man sich nach dem Appetit der Patienten richtet, annähernd den physiologischen Insulingrundbedarf deckt und nach Mahlzeiten Insulin je nach Ergebnis postprandialer Blutzuckermessungen zuführt.

Patienten müssen bei dieser Methode nüchtern und postprandial den Blutzucker messen und darüber Bescheid wissen, um wieviel mg% eine Einheit Alt-Insulin den Blutzucker senkt. Ob diese Methode erfolgreich ist, wird sich erweisen müssen.

Tab. 10: Kriterien einer guten Diabeteseinstellung → siehe im Nachschlageteil S. 108

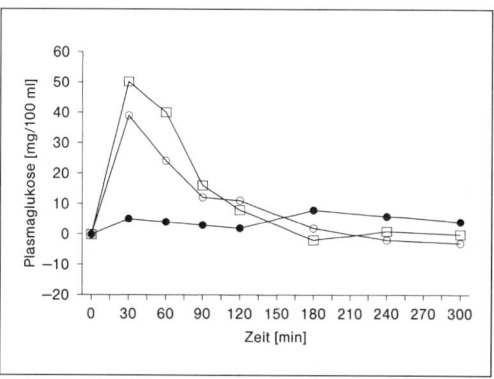

Veränderung der Blutglukose nach Verzehr verschiedener Vollgetreidenahrungen

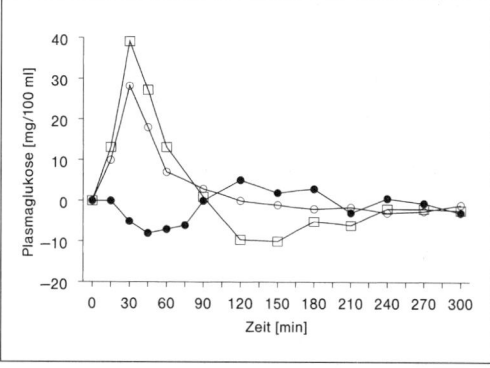

□ — □ Weizenvollkornbrot
○ — ○ gekochter Vollkornschrot
● — ● nicht erhitzter Vollkornschrot

Veränderung des Plasmainsulins nach Verzehr verschiedener Vollgetreidenahrungen

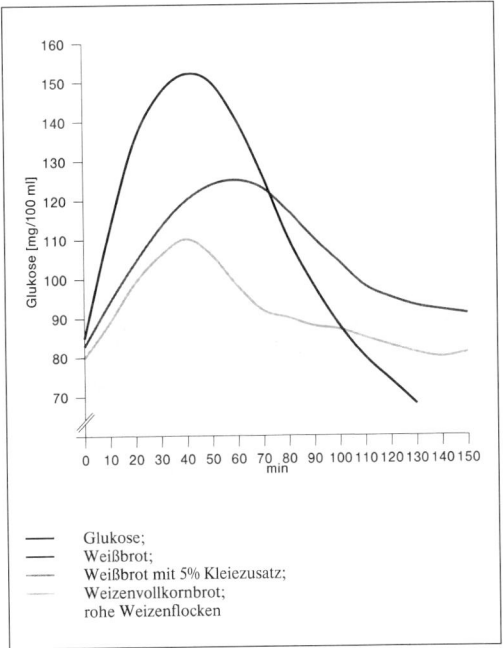

— Glukose;
— Weißbrot;
— Weißbrot mit 5% Kleiezusatz;
— Weizenvollkornbrot;
   rohe Weizenflocken

Veränderungen der Blutglukose nach Verzehr von Glukose und verschiedenen Getreideprodukten

Empfehlungen

○ **Rohr-** oder **Rübenzucker** (Saccharose), **Traubenzucker** (Glukose), **Malzzucker** (Maltose) und alle hiermit hergestellten Nahrungsmittel ausschalten. Ebenso Nahrungsmittel, die von Natur aus reichlich Glukose, Saccharose oder Maltose enthalten (überreife Früchte, Trockenfrüchte, Datteln, Feigen, Weintrauben, Ananas, Honig, Rübensirup, Malzextrakt, normales Bier, Malzbier, süße Weine).

○ Zum Süßen von Speisen und Getränken ausschließlich **Süßstoffe** (Cyclamat, Saccharin) oder in begrenzter Menge **Zuckeraustauschstoffe** einsetzen.

○ Tägliche Nahrungsmenge in jedem Fall auf **fünf bis sieben kleinere Mahlzeiten** verteilen (Frühstück, 1. Zwischenmahlzeit, 1. Hauptmahlzeit, 2. Zwischenmahlzeit, 2. Hauptmahlzeit, Spätmahlzeit).

○ Täglich erlaubte **Kohlenhydratmenge** in Gramm-Kohlenhydrate oder Broteinheiten (BE) einstellen und auf die Mahlzeiten verteilen (bei Übergewicht ca. 8 – 10 BE, bei Normalgewicht ca. 18 – 20 BE).

○ Bei Einstellung auf BE **Kohlenhydrat-Austausch-Tabelle** benutzen lassen. Dieser ist zu entnehmen, welche Gramm-Mengen kohlenhydrathaltiger Lebens- und Nahrungsmittel jeweils 1 BE = 12 g Kohlenhydraten entsprechen.

○ Beim Austausch von Kohlenhydraten möglichst nur Kohlenhydratträger gleicher Gruppen gegeneinander austauschen (z. B. Obst gegen Obst, Gemüse gegen Gemüse, Brot gegen Brot, Nährmittel gegen Nährmittel).

○ Spezielle Gemüsesorten einsetzen, die nur wenig Kohlenhydrate enthalten und deren Kohlenhydrate erfahrungsgemäß besonders gut vertragen werden: Brokkoli, Blumenkohl, Butterpilze, Champignons, Chinakohl, Endivie, Feldsalat, Pfifferlinge, Radieschen, Rettich, Rhabarber, Sauerkraut, Spargel, Spinat, Tomaten, Weißkohl, Wirsing.

○ Bei Einsatz von **Zuckeraustauschstoffen** (Fruchtzucker, Sorbit, Xylit) darauf achten, daß sie pro Gramm ca. 4 Kilokalorien enthalten und ihre Aufnahme pro Mahlzeit begrenzt bleiben muß (**Mahlzeitengrenzdosis** ca. 10–15 g). 12 g Zuckeraustauschstoff sind mit 12 g Kohlenhydraten = 1 BE anzurechnen.

○ **Diätetische Lebensmittel** für Diabetiker müssen nach Vorschrift der **Diät-VO** deklariert sein. Zugesetzte Mengen Zuckeraustauschstoff sind in deklarierte BE als belastende Kohlenhydrate eingeschlossen.

○ Normales Bier, süße Weine, Südweine, Liköre, normal gesüßte Fruchtsäfte sind auszuschließen.

Krankheitsbild

Diabetes ist eine chronische Stoffwechselerkrankung, die durch vermehrte Disposition und verschiedene äußere Faktoren verursacht wird und auf absoluten oder relativen Mangel von Insulin basiert.

Insulin wird in B-Zellen der Bauchspeicheldrüse erzeugt und beim Anstieg des Traubenzuckergehaltes des Blutes nach Aufnahme kohlenhydrathaltiger Nahrung an das Blut abgegeben. In den B-Zellen wird Insulin aus Vorstufen gebildet und gespeichert.

▌ **B-Zellen** in der Bauspeicheldrüse → siehe im Nachschlageteil S. 131

Formen der Diabetes

Zwei Formen von Diabetes werden heute mit den Bezeichnungen »Typ-I-Diabetes« bzw. »Typ-II-Diabetes« versehen und unterschieden (Klassifikation Diabetes-Expertenkomitee 1980). Frühere Bezeichnungen wie jugendlicher Diabetes oder Erwachsenen-Diabetes sind hierdurch abgelöst worden.

Typ-I-Diabetes: Er entwickelt sich rasch und zeigt von Anfang an einen schwierigen Verlauf. Die Insulinproduktion der B-Zellen der Bauspeicheldrüse (Pankreas) fällt frühzeitig aus (Inselzellatrophie), und die Behandlung ist auf Insulinsubstitution angewiesen. Als Manifestationsfaktoren werden Virusinfekte diskutiert, die durch entzündliche Prozesse B-Zellen der Bauchspeicheldrüse zerstören. Viren, die Mumps, Röteln, Masern und Coxsackie verursachen, sollen dabei dominieren. Es ist zudem gelungen, bei Typ-I-Diabetes Inselzellantikörper nachzuweisen, was eine Autoimmuntheorie der Entstehung des Typ-I-Diabetes stützt. In der Regel überwiegt Typ-I-Diabetes bei Erkrankungen in jüngerem Lebensalter, was nicht ausschließt, daß auch Erwachsene diesen Krankheitstyp haben oder entwickeln können. Nur ein Fall von Typ-I-Diabetes trifft auf acht bis zehn Typ-II-Erkrankungen.

Typ-II-Diabetes: Im Vergleich zu Typ-I- ist Typ-II-Diabetes eine Erkrankungsform, die eher erblich ist und im wesentlichen durch Überernährung und Übergewicht begünstigt wird. Charakteristisch ist, daß seine Manifestation mehr oder weniger lange Stadien (mit zunächst verborgener Stoffwechselstörung) vorauslaufen. Man bezeichnet diese Entwicklungsstadien als subklinischen, asymptomatischen oder latenten Diabetes. Erhöhte Blutzuckerwerte (Hyperglykämie) und Zucker im Harn (Glukosurie) sind in Vorstadien noch nicht anzutreffen.

Am häufigsten manifestiert sich Typ-II-Diabetes bei Erwachsenen zwischen dem 50. Und 65. Lebensjahr. Hauptursache ist nach Mehnert Übergewichtigkeit infolge Fehlernährung. Levine zitiert nach Mehnert: »Wer genügend alt und dick

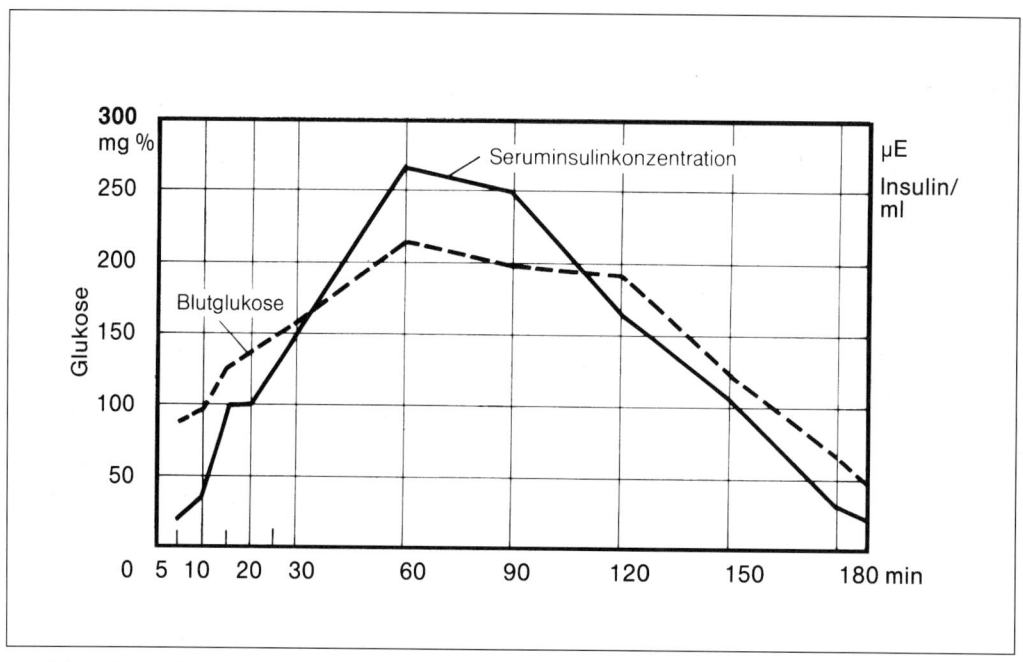

Blutglukose (gestrichelte Linie) und Seruminsulin (durchgezogene Linie) nach oraler Glukosebelastung beim Übergewichtigen mit asymptomatischem Diabetes (nach *Robbers*)

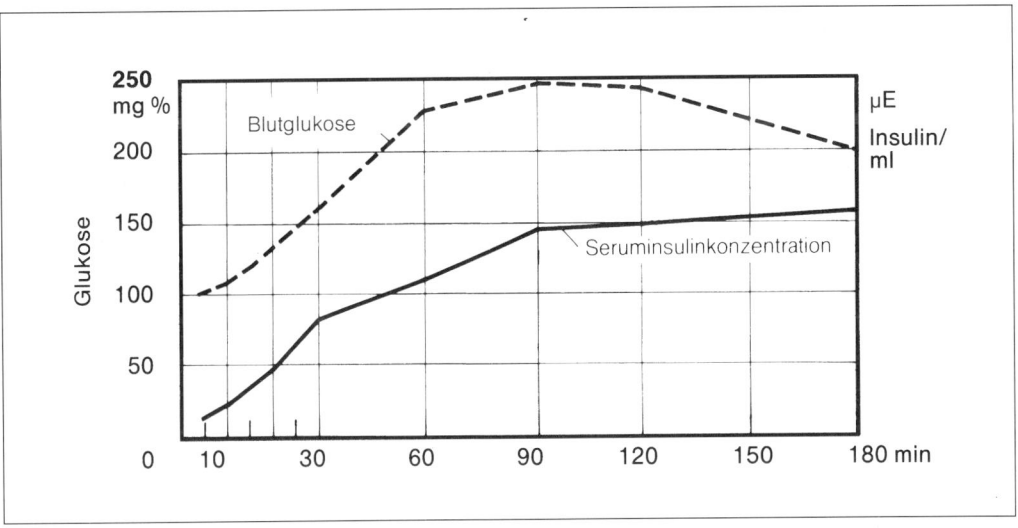

Blutglukose (gestrichelte Linie) und Seruminsulin (durchgezogene Linie) nach oraler Glukosebelastung bei manifestem Diabetes (nach *Robbers*)

wird, wird bei vorhandener erblicher Disposition auch diabetisch werden.« Faktoren, die aus latenten Entwicklungsstadien die Manifestation von Diabetes Typ II begünstigen, sind Streß, Schwangerschaft, Infektionserkrankungen und Virusinfekte.

Vermehrte Körperfettmasse beansprucht verstärkt Insulinaktivität, um durch Fettansatz herabgesetzte Empfindlichkeit von Insulinrezeptoren in der Membran von Fettzellen zu überspielen oder Insulinhemmstoffe zu überwinden, die vergrößerte Fettzellen abgeben. Übergewichtige, die sich in Latenzstadien mit Entwicklung zu Typ-II-Diabetes befinden, produzieren deshalb vermehrt Insulin (bei Hypertrophie und Hyperaktivität der beta-Zellen in der Bauchspeicheldrüse). Es treten dabei erhöhte Seruminsulinkonzentrationen auf, was wiederum die Tendenz zu weiterem Fettansatz verstärkt und einen verhängnisvollen Circulus vitiosus bewirkt.

In Diabetes-Vorstadien können erhöhte Seruminsulinkonzentrationen periodisch Unterzuckerung (Hypoglykämie) mit Heißhunger speziell auf süße Speisen und Getränke erzeugen und auch hierdurch weiteren Fettansatz begünstigen. Schließlich geraten die lange Zeit überbeanspruchten B-Zellen in erschöpfte Leistungsbereit-

schaft. Bei absinkender Seruminsulinkonzentration manifestiert sich dann der Diabetes. Die Abbildungen 7 und 8 zeigen die Entwicklung auf.

Klinische Befunde bei Diabetes. Mangelhafte Insulinaktivität, die durch Produktionsausfall, Ausschüttungsschwierigkeiten oder Störeinflüsse auf periphere Insulinwirkungen zustande kommen, verursachen die diabetische Stoffwechselstörung. Wichtigste klinische Befunde eines manifesten Diabetes, die sich gut aus Beeinträchtigung oder Ausfall der Insulinfunktion ableiten lassen, sind erhöhter Traubenzuckergehalt des Blutes (Hyperglykämie), Ausscheidung von Traubenzucker in den Harn (Glukosurie), vermehrte Harnmenge (Polyurie), Wasserverlust, Durst (Polydipsie), allgemeine Schwäche und im fortgeschrittenem Stadium Muskelschwund durch Eiweißabbau.

Das Leitsymptom Überzuckerung des Blutes (Hyperglykämie) ergibt sich aus mangelhafter Glukoseverwertung infolge beeinträchtigter Ausschleusung der Glukose aus dem Blut in die Zellen. In fortgeschrittenen Fällen von Diabetes kann die diabetische Stoffwechselstörung zu bedrohlicher Vermehrung halbverbrannter Fettsäuren (Ketone) führen. Diese Situation ergibt sich, wenn der Fettabbau (Lipolyse) nicht mehr durch Insulin gehemmt wird und übermäßig freigesetzte Fettsäuren bei gleichzeitig mangelhafter Oxidation von Traubenzucker nicht mehr zu Wasser und Kohlendioxyd abgebaut werden, sondern als Zwischenprodukt des Fettstoffwechsels in Form halbverbrannter Fettsäuren bzw. Ketone vermehrt in Blut und Körperflüssigkeiten entstehen (Ketonämie). Deren Ausscheidung über die Nieren ist nur möglich, wenn gleichzeitig Kalium und Natrium abgegeben werden, was den Säure-Basen-Haushalt stört und im Organismus eine Übersäuerung (Ketoazidose) erzeugen kann.

Diabetes-Komplikationen. Diabetes-Komplikationen sind Begleitschäden, die die diabetische Stoffwechselstörung bewirkt. Am wichtigsten sind Schäden an Kapillaren und Arterien mit der Folge von Durchblutungsstörungen (Herz, Gehirn, Nieren, Augennetzhaut, Gliedmaßen). Wichtigstes Ziel der Diabetesbehandlung ist, solche Komplikationen durch optimale Lebensführung und Ernährung soweit als möglich zu verhüten oder einzuschränken.

Diabetes-Koma. Diabetisches Koma tritt ein, wenn bei ausgeprägtem Diabetes der Stoffwechsel zusammenbricht und Traubenzucker nicht mehr zu Wasser und Kohlendioxid abgebaut wird. Als Folge ergibt sich eine Störung der Fettsäureoxidation, die zur Anreicherung des Blutes und der Körpersäfte mit halbverbrannten Fettsäuren (Ketone) führt und **Ketoazidose** erzeugt. Meist entwickelt sich das diabetische Koma bei allmählicher Verschlechterung der Stoffwechsellage relativ langsam. Im ausgeprägten Zustand kennzeichnen es folgende Symptome: hoher Anstieg des Blutzuckers (bis auf Werte von bis zu 500 mg%), Anstieg des Azetongehaltes im Blut, Nachweis von Azeton im Harn, Azetongeruch in der Atemluft, Übelkeit, Erbrechen, vermehrte Harnmenge, trockene Haut, trockene Zunge, zunehmende Schläfrigkeit mit Übergang in Bewußtlosigkeit. Häufigste Ursache eines diabetischen Komas sind Fehler in der Diätführung.

Unterzuckerung (Hypoglykämie). Eine wichtige Diabetes-Komplikation ist die Hypoglykämie bzw. der hypoglykämische Schock. Dieser Zustand ergibt sich, wenn bei Diabetes der Blutzucker durch Fehler in der Diätführung oder durch körperliche Anstrengungen (bei nicht abgestimmter Insulindosierung oder Kohlenhydratzufuhr) absinkt und Werte unter 50 – 40 mg% erreicht. Hypoglykämische Zustände kommen rasch zustande. Symptome: Kopfschmerzen, Schweiß, Zittern, Herzklopfen, Sehstörungen, Erbrechen, Bewußtseinstrübung bis zum Bewußtseinsverlust.

Ableitung bei Arteriosklerose (einschließlich Fettstoffwechselstörungen)

Bedingungen vollwertiger Grunddiät = Grunddiät-Formel zugrunde legen (s. S. 17) und zusätzlich Empfehlungen zur Ableitung beachten.

Ernährungstherapeutische Fakten

Bedeutung der Prävention. Prävention und Therapie der Arteriosklerose sind auf möglichst frühzeitige Erkennung und Ausschaltung endogener und exogener Risikofaktoren auszurichten, wobei diätetische Allgemeinbehandlung und Ernährungstherapie entscheidend wirken. Geschieht dies zu gegebener Zeit konsequent, ist es möglich, bereits vorhandene Gefäßwandläsionen bis zu einem gewissen Grade wieder rückgängig zu machen. Prävention ist bei Arteriosklerose von größter Bedeutung. Zahlreiche Ergebnisse langfristiger Ernährungsbeobachtungen liegen vor und zeigen, daß präventive ernährungstherapeutische Interventionen effektiv sind und das koronare Risiko vermindern. Bei Infarktpatienten ist durch zahlreiche klinisch durchgeführte ernährungstherapeutische Maßnahmen dargestellt, daß die Reinfarktquote durch gezielte Ausrichtung der Ernährung zu senken ist. Heyden (10) kommentiert dies mit folgender Aussage: »Ergebnisse ernährungstherapeutischer Maßnahmen sind so eindrucksvoll, wie wir sie sonst nur von medikamentöser Behandlung her gewohnt sind, so daß wir gut daran täten, bei unseren Patienten Diätumstellungen unter diesem Blickwinkel zu sehen.«

Wolfram (27) verlangt aufgrund vorliegender Ergebnisse der Coronary Primary Prevention Trials der Lipid Research Clinics in den USA (LRC-CPPT-Studie) intensive lipidsenkende Therapie bei Patienten mit Arteriosklerose fördernden Fettstoffwechselstörungen. In der über sieben Jahre gelaufenen prospektiven Studie an 1900 Männern im Alter von 35 bis 59 Jahren konnte durch Senkung der Serumlipidspiegel im Vergleich zu einer Kontrollgruppe weiterer 1900 Personen signifikant eine Senkung der Häufigkeit des Herzinfarktes und der Koronarsklerose in Abhängigkeit von der Senkung der Cholesterinkonzentration des Blutes erzielt werden.

Prävention und Therapie mittels Ernährung setzen bei Arteriosklerose eine komplexe Ernährungsumstellung voraus. Erforderliche Maßnahmen, auf die sich Kardiologie und Ernährungsmedizin heute weitgehend geeinigt haben und die mittels vollwertiger Ernährung durchgeführt werden können, sind – in Rangfolge ihres Stellenwertes – reduzierte Energieaufnahmen, verringerte Aufnahme von Gesamtfett, verringerte Aufnahme gesättigter Fettsäuren, akzentuierte Aufnahme hochungesättigter Fettsäuren (insbesondere langkettiger, hochungesättigter omega-6-Typ-Fettsäuren aus Pflanzenfetten und langkettiger, hochungesättigter omega-3-Typ-Fettsäuren aus Fisch), verringerte Aufnahme von Cholesterin, akzentuierter Verzehr vegetabiler Frischkost und ballaststoffhaltiger Vollgetreidenahrung, Verringerung der Aufnahme von Raffinadezucker, Einschränkung des Alkoholkonsums und übermäßiger Eiweißaufnahme (über vernünftige Bedarfsmengen hinaus).

Fettverzehr. Vorrangig ist bei Arteriosklerose der Fettverzehr auf reduzierte Aufnahme gesättigter Fettsäuren und deren teilweisen Austausch durch hochungesättigte Fettsäuren auszurichten (Modifikation des Fettverzehres). Eine Gutachtergruppe der Deutschen Forschungsgemeinschaft (DFG) Ahrens, Assmann, Greten, Grieß, Sinclair und Stoffel hat zu diesen Behauptungen ausführlich Stellung genommen und erklärt, daß eine Vielzahl epidemiologischer und experimenteller Untersuchungen die »Diet-Lipid-Heart-Disease-Hypothese« stützt, derzufolge verringerte Aufnahme gesättigter Fettsäuren, teilweiser Ersatz durch hochungesättigte Fettsäuren (Polyensäuren) und verminderte Cholesterinzufuhr in genannter Reihenfolge wirksame Maßnahmen sind, um erhöhte Konzentrationen an LDL-Cholesterin im Blut ohne Nebenwirkungen zu regulieren. Solche ernährungstherapeutischen Maßnahmen könnten entscheidenden Einfluß ausüben und sollten präventivmedizinisch berücksichtigt werden. In weitgehender Übereinstimmung mit dieser Aussage der DFG-Gutachtergruppe stehen Aussagen der American Heart Association, des Department of Health (USA) und der Ernährungsberichte der DGE.

Im Lichte neuer Forschungsergebnisse ist es wichtig, durch Ausrichtung des Fettverzehres Fließeigenschaften des Blutes zu beeinflussen, um nach fetthaltigen Mahlzeiten erhöhte Klebrigkeit des Blutes zu vermeiden, die Zusammenballungsbereitschaft von Blutplättchen (Thrombozyten) und roter Blutkörperchen (Erythrozyten) herabzusetzen und möglichst rasch eine Klärung des Blutes von aus dem Darm eingeströmten Fett zu bewirken.

Aus alpha-Linolsäure (omega-6-Fettsäure) in pflanzlichen Samen- und Keimölen, aus alpha-Linolensäure (omega-3-Fettsäure) in Leinöl und aus Eicosapentaensäure (omega-3-Fettsäure) in Fischöl gehen im Organismus Prostaglandinwirkstoffe und Eicosanoide hervor, von denen ein Teil arterielle Gefäßwände schützt. Eicosapentaensäure enthalten am reichlichsten Kaltwasserfische (Hering, Sardinen, Lachs, Kabeljau).

Transfettsäuren (transisomere Fettsäuren), die in partiell gehärteten (hydrierten) Margarinen und Pflanzenfetten in höheren Gehalten auftreten können, fördern unter Umständen die Entwicklung der Arteriosklerose, indem sie die Synthese antiatherogener Prostaglandine hemmen. Transisomere Fettsäuren sind nicht in Margarinesorten nachzuweisen, die keine gehärteten Fettrohstoffe enthalten (Reformhaus-Margarine).

Eiweißverzehr. Wenig geklärt ist die Frage, in welcher Beziehung die mengenmäßige Aufnahme von Eiweiß zur Arterioskleroseentwicklung steht. Einige tierexperimentelle Untersuchungen deuten an, daß erhöhter Eiweißgehalt im Futter Arteriosklerose fördert. Einzelne Untersuchungen, die die menschliche Ernährung betreffen, scheinen gleichfalls einen Zusammenhang zwischen dem Eiweißgehalt in der Nahrung und der Häufigkeit koronarer Herzkrankheiten anzudeuten. Es ist jedoch schwierig, solche sich andeutenden Korrelationen zu objektivieren.

Wendt sieht in steigendem Proteinverzehr (Eiweiß- bzw. Fleischmast) die vorrangige Ursache der Arteriosklerose. Nur teilweise wird nach Wendt überschüssig aufgenommenes Eiweiß im Harnstoffzyklus zu Harnstoff abgebaut und ausgeschieden. Nach seiner Hypothese erzeugt bei hyperkalorischer Ernährung übermäßige Eiweißaufnahme proteinreiche Nährstoff-Flutwellen mit Eiweißnährstoffstau im Nährstoffstrom und Anreicherung von Eiweiß in Kapillarbasalmembranen und Interstitium. In Kapillarbasalmembranen wird nach Wendt Eiweiß als Kollagen gespeichert, so daß deren Dicke (normal 1200 Å) bis zum 3000 Å zunimmt und hierdurch Filtration und Diffusion des Nährstoffstromes verlangsamt werden. Um Diffusion und Filtration in Gang zu halten, werden Blutmenge und Blutdruck erhöht und Voraussetzungen zur Entwicklung der Arteriosklerose geschaffen. Es sollte diese Annahme Wendts mehr Beachtung finden.

Hinweise, daß Raffinadezucker Einfluß auf die Arterioskleroseentstehung nimmt, liegen vor. Nach Verzehr größerer Mengen Raffinadezucker ergaben Untersuchungen Anstiege des Blutfettgehaltes (Triglyzeridgehalt des Blutes) und des Cholesteringehaltes. An diese Möglichkeit sollte man denken.

Überhöhter Verzehr von Kochsalz kann bei der Entstehung von arteriosklerotischen Gefäßerkrankungen eine Rolle spielen, wenn hierdurch Bluthochdruck (Hypertonie) als wichtiger arteriosklerosefördernder Risikofaktor erzeugt wird.

Empfehlungen

- ⊙ Einschränkung des Gesamtfettverzehres, insbesondere des in fetthaltigen Nahrungsmitteln versteckten Fettes.
- ⊙ Konsequenter Einsatz von **pflanzlichen Fetten**, z. B. kaltgepreßte, nicht raffinierte Fruchtfleisch-, Samen- oder Keimöle und Margarinesorten mit bis zu 75% kaltgepreßter, nicht raffinierter Pflanzenöle im Fettanteil (s. Angebot in neuform-Reformhäusern, Deklaration beachten).
- ⊙ Nahrungsfette mit hohem Gehalt gesättigter Fettsäuren (Butterschmalz, Schweineschmalz, Speck, übliche Margarine, Backfette, Bratfette, Kokosfett) im Verzehr konsequent begrenzen.
- ⊙ In besonderer Weise auf eine **mediterrane Küche** mit Einsatz pflanzlicher Öle, z. B. Olivenöl extra vergine oder andere nicht raffinierte naturbelassene Samen- oder Keimöle hinwirken.
- ⊙ Fettverzehr nicht extrem einschränken, wenn vorzüglich Fette mit hohem **Gehalt an ungesättigten und hochungesättigten Fettsäuren** in der Nahrung sind.
- ⊙ Bei arteriosklerotischen Gefäßerkrankungen in Begleitung von Bluthochdruck oder Über-

gewicht und/oder Fettstoffwechselstörungen sind entsprechende Grunddiät-Ableitungen zu berücksichtigen.

- ○ Evtl. Ernährungskur mit klassischer Molke-trinkkur.
- ○ Ergänzende Phytotherapie: **Frischpflanzensaft aus Knoblauch**.

Krankheitsbild

Arteriosklerose bzw. Atherosklerose ist eine chronisch verlaufende degenerative Schädigung der Arterien. Kennzeichnend sind Einlagerungen von Cholesterin und Fett (Lipiden) in die Gefäßwand und dadurch veranlaßte Verhärtung der Gefäßwände durch reaktive Bindegewebswucherungen und Verkalkung. Die Arterien verlieren an Elastizität, und speziell kleinere und mittelgroße Arterien werden durch diesen Prozeß eingeengt. Fortgeschrittene Arteriosklerose ist mit geschwürigen Veränderungen (Ulzerationen) der Gefäßwand verbunden. Folge von Arteriosklerose sind Durchblutungsstörungen und Sauerstoffmangel in Organen, deren arterielles Gefäßsystem betroffen ist (Herz, Gehirn, Nieren, Muskulatur). Schließlich sind Herzinfarkt, Hirninfarkt und Hirnblutung wichtigste und gefährlichste Komplikationen arteriosklerotischer Gefäßerkrankungen.

Bevorzugt lokalisiert sich Arteriosklerose an den Arterien des Herzens (Koronarsklerose), des Gehirnes (Gehirnsklerose bzw. Zerebralsklerose), der Nieren (Nierensklerose) und der Körperperipherie (periphere Arteriosklerose). Arteriosklerose verursacht über 95% der Herz-Kreislauferkrankungen. Etwa 30% der Gesamttodesfälle sind durch Koronarsklerose bedingt, die die wichtigste Art der Arteriosklerose darstellt. Arteriosklerose der Gehirnarterien wird bei 15% aller Sterbefälle als Todesursache angegeben. Nicht selten kann Arteriosklerose Herzinfarkt oder Hirnschlag auslösen, ohne daß zuvor Beschwerden aufgetreten sind. Weniger ins Gewicht fallen demgegenüber durch Arteriosklerose bedingte periphere Durchblutungsstörungen und Nierenerkrankungen. In welchem Maße arteriosklerotische Gefäßerkrankungen Gesundheitswesen und Sozialversicherung belasten, geht aus der Angabe hervor, daß Arteriosklerose ca. 60% ambulanter und stationärer Behandlungen bedingt und frühzeitige Arbeitsunfähigkeit oft Folge arteriosklerotischer

Gefäßerkrankungen ist. Zweifellos steht Arteriosklerose derzeit an erster Stelle der Zivilisationserkrankungen.

Arteriosklerose ist nach Aussage einer Gutachtergruppe der Deutschen Forschungsgemeinschaft »in erster Linie eine erworbene Krankheit«, die die Mehrzahl wissenschaftlicher Fachorganisationen in unmittelbaren Zusammenhang mit den Ernährungsgewohnheiten bringt. Zudem steht die allgemeine Lebenssituation (Bewegungsmangel, psychosoziale Belastung) mit der Arteriosklerose-Pathogenese in Zusammenhang. Eine große Rolle spielt Zigarettenrauchen. Insgesamt ist ein Ursachenbündel wirksam. Sicher entsteht Arteriosklerose vor allem frühzeitig unter dem Einfluß von Rauchen, psychosozialer Belastung, Bewegungsmangel und Wohlstandsnahrung. Oft machen sich Symptome der Arteriosklerose erst nach längerer Zeit bemerkbar, wenn in betroffenen Kreislaufbereichen Durchblutungsstörungen auftreten, Organgewebe unter Sauerstoffmangel gerät.

Atherogenese

1. Schädigung der Gefäßwandinnenhaut (Intima) durch Rauchen, Bluthochdruck und erhöhte Konzentration des Blutes an bestimmten Fett-Eiweiß-Komplexen (Lipoproteinen), die ein die Entwicklung von Arteriosklerose förderndes Cholesterin enthalten (LDL-Cholesterin).
2. Begünstigung der Zusammenballung von Blutplättchen (Thrombozyten) durch Fett-Eiweiß-Komplexe (Lipoproteine), die LDL-Cholesterin enthalten.
3. Ablagerung von Blutplättchen (Thrombozyten) an der Gefäßwandinnenhaut (Intima) und Freisetzung hochaktiver Wirkstoffe, die die Gefäßwand verletzen und auf glatte Muskelzellen der Gefäßwand wachstumsfördernd wirken.
4. Aufnahme cholesterinhaltiger LDL-Fett-Eiweiß-Komplexe (LDL-Lipoproteine) in glatte Muskelzellen.
5. Bildung fettangereicherter Schaumzellen, die unter der Gefäßinnenhaut mit Cholesterin angereicherte Herde (Atherome) bilden.

Vermutlich beginnt Arteriosklerose mit einer Schädigung des Gefäßwandendothels, d. h. jener Schicht von Zellen, die die Gefäßwand zum Blut hin begrenzen und durch die die Gefäßwand vom Blut aus ernährt wird. Zusammensetzung und Fließeigenschaften des Blutes sind für die Gefäßwände von großer Bedeutung und beeinflussen die Arterioskleroseentwicklung.

Ableitung bei Bluthochdruck

Bedingungen vollwertiger Grunddiät = Grunddiät-Formel zugrunde legen (s. S. 17) und zusätzlich Empfehlungen zur Ableitung beachten.

Ernährungstherapeutische Fakten

Ca. 80% aller Hypertonien sind essentiell. Der Rest sind vorwiegend durch Nierenerkrankungen verursachte sekundäre Hypertonien (renale Hypertonie). Als Ursachen essentieller Hypertonie oder des primären Bluthochdruckleidens kommen zahlreiche Faktoren in Frage (erbliche Disposition, soziale und psychische Einflüsse, Bewegungsmangel, Überernährung, erhöhte Natriumzufuhr). Nach *Holtmeier* (12) ist die Ernährung wichtiger Einzelfaktor, da sich essentielle Hypertonie in Korrelation mit hyperkalorischer Wohlstandsnahrung geradezu epidemisch ausbreitet.

Kochsalzaufnahme. Schon 2000 v. Chr. wußten chinesische Ärzte, daß reichlicher Salzgenuß den Puls hart macht und Schlaganfälle begünstigt. Heute stützen eine große Zahl epidemiologischer Untersuchungen die Annahme, daß langfristig hoher Kochsalzkonsum die Entwicklung der essentiellen Hypertonie fördert. In Bevölkerungen, die kaum Kochsalz verbrauchen, ist Bluthochdruck fast unbekannt. Wird die Kochsalzaufnahme solcher Bevölkerungen größer, steigen die Blutdruckwerte an. Am häufigsten wird essentielle Hypertonie in der Bevölkerung Nordjapans angetroffen, wo pro Kopf und Tag durchschnittlich 27 g Natriumchlorid aufgenommen werden. In der BRD beträgt der durchschnittlich tägliche Kochsalzverzehr 13–15 g. Einzelne Personen verzehren beträchtlich höhere Mengen. Bei Bemühungen, die Natriumaufnahme zu senken, ist zu berücksichtigen, daß nur ein Teil des mit der Nahrung aufgenommenen Kochsalzes bzw. Natriums aus dem Salzstreuer kommt. Ein weiterer erheblicher Teil der Natriumaufnahme resultiert aus Nahrungsmitteln, die mit Kochsalz versehen sind.

Übermäßig mit der Nahrung aufgenommenes Natrium vergrößert die Menge des im Kreislauf befindlichen Blutes, und zwingt das Herz, den Blutdruck zu erhöhen.

Reichern sich Natriumelektrolyte in der Gefäßwand von Arteriolen (kleine Arterien) an, erhöht sich deren Ansprechbarkeit auf pressorische Amine und blutdrucksteigernde Hormone (Adrenalin, Noradrenalin).

Vermutlich bewirkt genetische Disposition, daß die Nieren einzelner Individuen nur über höhere Schwellenwerte Natrium ausscheiden, bei übermäßiger Kochsalzaufnahme Natrium im Blut zurückhalten und intrazelluläre Anreicherung von Natrium zustande kommt. Vorzüglich wurde intrazelluläre Natriumanreicherung in roten Blutzellen (Erythrozyten) und Gefäßwandmuskelzellen nachgewiesen.

Ergebnisse der InterSalt-Studie, die in mehreren Ländern der Welt über den Zusammenhang von Kochsalzverzehr und Bluthochdruck durchgeführt worden ist, sind nicht eindeutig zu interpretieren. Sie zeigen lediglich, daß kochsalz- bzw. natriumreiche Ernährung Bluthochdruck bei kochsalzsensiblen Personen begünstigt. Dies dürfte jedoch bei einem großen Teil unserer Bevölkerung der Fall sein, so daß die InterSalt-Studie nicht dazu führen sollte, eine Korrelation zwischen Kochsalzkonsum und Verbreitung des Bluthochdrucks in Frage zu stellen.

Beziehung zwischen Kochsalzaufnahme und Hypertonie-Häufigkeit → siehe im Nachschlageteil S. 144

Natrium-Kalium-Verhältnis. Manche Autoren begreifen essentielle Hypertonie als Natrium- oder Elektrolytstoffwechselstörung. Hinweise darauf, daß auch das Natrium-Kalium-Verhältnis der Nahrung eine Rolle spielt, sind nach *Kasper* aus einer Reihe klinischer und tierexperimenteller Untersuchungen zu entnehmen (13). Neben höherer Zufuhr von Kalium scheinen auch Magnesium und Kalzium die blutdrucksteigernde Wirkung von Natrium zu schwächen.

Übergewicht. In eindeutiger Beziehung steht das Bluthochdruckleiden zu Übergewicht. Mehr als doppelt so häufig ist Adipositas (Fettsucht) bei Hypertonikern im Vergleich zu Normalgewichtigen anzutreffen. Ca. 70% aller adipösen Patienten haben Hypertonie. Es wird angenommen, daß hierfür weniger der Fettansatz als ein bei Überer-

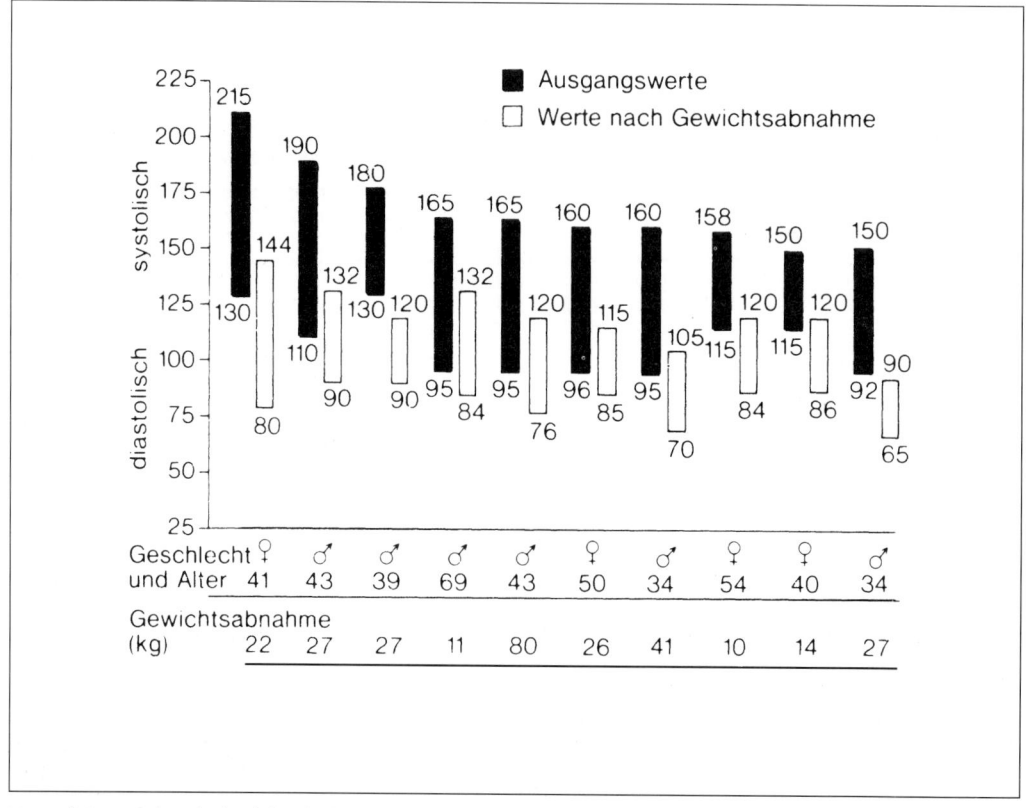

Normalisierung des Bluthochdrucks bei adipösen Hochdruckkranken durch Reduktion des Körpergewichtes (nach *Heyden*)

nährung vergleichsweise hoher Kochsalzverzehr verantwortlich ist.

Werden bei Überernährung z. B. statt 2300 bedarfsgerechter Kalorien 4600 aufgenommen, verdoppelt sich hierdurch in der Regel auch die Aufnahme von Natriumchlorid.

Aufnahme von Fett. Bluthochdruck ist bei Vegetariern seltener anzutreffen. Eine ovo-laktovegetabile vollwertige Grunddiät ist deshalb zu empfehlen (wenn hierzu von seiten des Patienten Bereitschaft besteht). Kasper: »In einigen kontrollierten Studien mit Versuchspersonen, die von normaler Kost auf eine ovo-laktovegetabile Kost umgesetzt wurden, konnte der blutdrucksenkende Effekt unter streng kontrollierten Bedingungen belegt werden.«

Ballaststoffe in Obst, Gemüse und Vollgetreide können erhöhte Blutdruckwerte senken helfen, vermutlich können auch essentielle Fettsäuren in Pflanzenölen dazu beitragen.

Aus essentiellen Fettsäuren (alpha-Linolsäure, alpha-Linolensäure) entstehen im Organismus weitere hochungesättigte Fettsäuren (Di-homo-gamma-Linolensäure, Arachidonsäure, Eicosapentaensäure), aus denen kurzlebige hochaktive Wirkstoffe (Eicosanoide) hervorgehen. Sie wirken teilweise gefäßerweiternd und blutdrucksenkend.

Im Fett von Kaltwasserfischen (Hering, Sardinen, Makrelen, Kabeljau etc.) befindliche Eicosapentaensäure (C 20 : 5ω3) und daraus hervorgehenden Eicosanoiden wird ein besonderer Einfluß auf Bluthochdruck beigemessen.

Empfehlungen

- Zufuhr von Kochsalz (NaCl) auf ca. 3–5 g/Tag einstellen. Äußerst sparsam Kochsalz, Meersalz und natriumhaltige Würzmittel verwenden.
- Zum Würzen der Speisen: Frische Küchenkräuter, frischer Zitronensaft, Rohzwiebel, Rohknoblauch, frisch geriebener Meerrettich, Obstessig, Weinessig, Balsamico-Essig, Gewürze (Pfeffer, Paprika, Kümmel, Muskat, Majoran, Bohnenkraut, Estragon, Basilikum), evtl. natriumarmer Senf, natriumarmes Tomatenmark, natriumarmer Hefeextrakt.
- Besonders geschmacks- und **wertschonende Zubereitung** der Speisen. Sie erlaubt es, mit Kochsalz sparsam umzugehen.
- Erlaubt sind natriumarm deklarierte Diätsalze: Natura-Diät-Kräutersalz, Sinasalz, Davasal (verursachen Geschmacksverschlechterung, deshalb vorsichtig dosieren).
- Lebensmittel und Getränke ausschalten, die reichlich **Kochsalz, Natrium** oder **Meersalz** enthalten:
  Gesalzene Gemüsesäfte (Gemüsecocktails), gesalzene milchsaure Gemüse, gesalzenes Sauerkraut, Salzgurken, eingelegte Oliven, gesalzene Gemüsekonserven.
  Gesalzene Getreideflocken (Cornflakes), gesalzenes Brot, Salzgebäck, Käsegebäcke, Laugengebäcke, Spekulatius, gesalzene andere Gebäcke.
  Gesalzene und gepökelte Fleischwaren (Wurst, Schinken, Speck), gesalzene Fleischkonserven.
  Räucherfischwaren, gesalzene Fischmarinaden, gesalzene Fischkonserven, Salzhering, Bismarckhering.
  Gesalzene Fertigquarkzubereitungen, gesalzene Frischkäse, Schmelzkäse und andere gesalzene Käsesorten.
  Gesalzene Butter, gesalzene Margarine, gesalzene Backfette, gesalzenes Griebenschmalz.
  Gesalzene Mayonnaisen, gesalzene Fertigsalatsaucen (Dressings), gesalzenes Tomatenketchup, gesalzenes Tomatenmark, gesalzener Senf, gesalzener Meerrettich, gesalzener Fleischextrakt, gesalzener Hefeextrakt, Fleischbrühwürfel, Hühnerbrühwürfel (Bouillonwürfel), gekörnte Brühe, Sardellenpaste.
- Keine Nahrungsmittel oder Getränke, die von Natur aus reichlicher Natrium enthalten: Mineralwässer, Quellwässer oder Tafelwässer mit höheren Natriumgehalten.
- Evtl. Einsatz natriumarmer diätetischer Lebensmittel (Höchstgehalt 120 mg Natrium in 100 g bzw. 100 ml nach Vorschrift hergestellter Zubereitung):
  Natriumarme Vollkornbrote, natriumarmes Knäckebrot, natriumarmes Fladenbrot, natriumarme Vollkornteigwaren, natriumarme Diätgebäcke, natriumarme Diätkäse, natriumarme Diätwurst, natriumarme vegetarische Aufstrichpasten (s. Angebot in Reformhäusern), natriumarme Fleischkonserven, natriumarme Fischkonserven, natriumarme Fertigmenüs.
- Koffeinhaltigen Kaffee auf kleine Mengen begrenzen, evtl. ausschalten. eine Tasse Kaffee = 50–135 mg Koffein. (Diese Dosis erhöht den Blutdruck durchschnittlich um 10 mmHg für eine bis drei Stunden.
- **Alkoholhaltige Getränke** einschränken, evtl. ausschalten.
- Als Getränke **Mineralwässer** mit niedrigem Natriumgehalt, **Kräutertees**.
- Regelmäßig **kaliumreiche Lebensmittel** und Speisen, speziell Aprikosen, Bananen, Datteln, Feigen, auch als Trockenobst.
- Gesalzene Käse durch selbst angerichtete Quarkzubereitungen (z. B. mit Kräutern, Knoblauch, Rohzwiebeln, natriumarmen Tomatenmark, natriumarmen Hefeextrakt, nicht raffinierten Pflanzenölen) ersetzen (Fertigprodukte, auch Quark, meist gesalzen).
- **Fleisch- und Wurstwaren** möglichst ausschalten (zu 30% an der Aufnahme von Kochsalz und Natrium beteiligt). Möglichst **laktovegetabile**, d. h. fleischlose **Ernährung** anstreben.
- Evtl. Ernährungskuren mit vegetabiler Vollrohkost, klassischer Molketrinkkur, Pflanzensaft-Kur, Reis-Obst-Kur.
- Ergänzende Phytotherapie: **Frischpflanzensäfte** aus Weißdorn und Knoblauch, Tee aus Buchweizenkraut.

Spezielle Empfehlungen zur Zubereitung der Speisen mit wenig Kochsalz:

- Mit Braten, Grillen oder überbacken Geschmacksnuancen erzeugen.

- Mit Frischkräutern, Rohzwiebel, Rohknoblauch, Rohmeerrettich, frischer Zitrone, Obstessig und Gewürzen (insbesondere Pfeffer, Paprika, Kümmel) kräftig würzen.
- Kartoffeln als Pellkartoffeln zubereiten oder in der Schale backen, dazu mit Schnittlauch, Kümmel oder Meerrettich angerichtete Sauermilchdressings.
- Gemüsesuppen aus kräftigem Gemüsefond mit frischen Kräutern, Knoblauch, Pfeffer, evtl. natriumarmen Hefeextrakt zubereiten.
- Gemüse in Pflanzenöl vordünsten, nachträglich mit natriumarmem Käse und natriumarmem Tomatenmark überbacken, mit Zitrone nachwürzen.
- Salatsaucen mit frischer Zitrone, Obstessig, Apfeldicksaft, frischen Kräutern, frisch geriebenem Meerrettich, Rohzwiebel, Rohknoblauch, Pfeffer, natriumarmem Tomatenmark, natriumarmem Leinölsenf, Hefeflocken oder natriumarmem Hefeextrakt anrichten.
- Salzlos hergestelltes Vollkornbrot toasten und mit natriumarmem Hefeextrakt oder natriumarmem Tomatenmark bestreichen. Zu salzlos hergestelltem Vollkornbrot Paprikaschoten, Radieschen oder Rettich als Beilage geben, zu natriumarmem Diätgebäck Weintrauben oder Ananas.
- Karotten- oder Möhrenrohkost mit reichlich frischer Petersilie, etwas Apfeldicksaft und Zitrone abschmecken.
- Pikante Vollreis- oder Hirsegerichte mit Tomaten, Paprikaschoten, Paprikamark oder natriumarmem Tomatenmark zubereiten.
- Kaltgepreßte, nicht raffinierte Pflanzenöle mit kräftigem Eigengeschmack zur Zubereitung von Rohsalaten einsetzen (z. B. Leinöl, Olivenöl extra vergine, Walnußöl).
- Natriumarme Diätkäse mit Rettich, Radieschen, Paprikaschoten, Apfelschnitzen, Weintrauben, Melone oder natriumarmer Gewürzgurke servieren.
- Zum Frühstück möglichst häufig statt Brot Gerichte aus Getreideschrot, Getreideflocken einsetzen.
- Die Speisen so kurz wie möglich garen, um natürliche Geschmackswerte zu erhalten. Roh essen, was roh schmeckt.
- Ergänzende Phytotherapie: Frischpflanzensäfte aus Weißdorn, Knoblauch, Baldrian.

Tab. 11: Natriumgehalte mg pro 100 g in natriumarmen Broten, Gebäcken und Teigwaren → siehe im Nachschlageteil S. 108

Tab. 12: Natriumgehalte mg pro 100 g in natriumarmen Milchprodukten → siehe im Nachschlageteil S. 108

Tab. 13: Kaliumgehalte mg pro 100 g in kaliumreichen Lebensmitteln → siehe im Nachschlageteil S. 109

Tab. 14: Natriumgehalte in Nahrungsmitteln → siehe im Nachschlageteil S. 109

Tab. 15: Natriumgehalte in Mineralwässern pro Liter → siehe im Nachschlageteil S. 110

Krankheitsbild

Jeder vierte bis fünfte Erwachsene, der zu ärztlicher Behandlung kommt, ist ein Hochdruckkranker. Groß ist die Dunkelziffer bisher unbekannter Fälle, da bei beginnendem Bluthochdruck (Hypertonie) Beschwerden kaum vorhanden oder untypisch sind. Allein vorsorgliche Blutdruckmessungen können der stummen Gefahr Bluthochdruck begegnen.
Als Grenzwert normalen Blutdrucks ist von der Weltgesundheitsorganisation (WHO) für alle Altersklassen 140/90 mmHg festgelegt.

Blutdruckgrenzwerte nach Angaben der WHO → siehe im Nachschlageteil S. 132

Für jüngere Altersklassen mag der obere Normalgrenzwert zu hoch, für ältere unter Umständen zu niedrig liegen. Sicher sind Werte ab 160/95 mmHg nicht normal. Auch sollte jeder diastolische Wert über 90 mmHg als hochdruckverdächtig angesehen werden.
Hypertonie rangiert unter den Risikofaktoren der Arteriosklerose neben Fettstoffwechselstörungen an erster Stelle. Am meisten belastet Bluthochdruck die Arterien des Gehirns, des Herzens und der Nieren. Das höchste Risiko bei Hypertonie be-

trifft die Arterien des Gehirns. Minderdurchblutungen des Gehirns, Hirninfarkte und Hirnblutung sind somit häufigste Folge von Bluthochdruck. Am gefährlichsten ist Hypertonie in Kombination mit Übergewicht, erhöhtem Serumcholesteringehalt, diabetischer Stoffwechselstörung und Zigarettenrauchen.

Ableitungen

Ableitung bei Herz-Kreislaufversagen (Herz-Kreislaufinsuffizienz, NYHA 2–4)

Bedingungen vollwertiger Grunddiät = Grunddiät-Formel zugrunde legen (s. S. 17) und zusätzlich Empfehlungen zur Ableitung beachten.

Ernährungstherapeutische Fakten

Wichtig ist die Entlastung des Herzens und des Kreislaufs durch eine reduzierte Nahrungsmenge bei gleichzeitig hoher ernährungsphysiologischer Qualität. Entlastend wirkt Begrenzung der Flüssigkeitsmenge und der Kochsalz- bzw. Natriumzufuhr bei gleichzeitig reichlicher Versorgung mit Kalium und Magnesium (Versorgung mit Kalium und Magnesium am besten aus Obst, Gemüse, Kartoffeln, Reis evtl. Molke).

Wasseransammlungen (Ödeme) bilden sich am leichtesten, wenn Flüssigkeitsaufnahme mit zu großem Kochsalzverzehr verbunden ist (Natrium bindet in den Geweben Wasser).

Eine zu große Einschränkung der Flüssigkeitsaufnahme ist zu vermeiden, weil sie das Blutvolumen absinken läßt, das Blut dickflüssiger (visköser) macht, und das Thrombose- oder Embolierisiko fördert. Überwachung der Zufuhr von Flüssigkeit und Elektrolyten (Kalium, Natrium, Magnesium) ist wichtig.

Sinnvoll sein können Ernährungskuren: Klassische Molketrinkkur, Kempnersche Reiskur, Schoenenberger Pflanzensaft-Kur, evtl. F. X. Mayr-Kur.

Empfehlungen

- Einschränkung der **Kochsalzaufnahme** auf 3–5 g/Tag (s. Ableitung Grunddiät bei Bluthochdruck).
- **Flüssigkeitsaufnahme** unter Kontrolle halten, evtl. Einstellung auf Bilanz = 24 Stunden-Harnmenge + 500 ml.
- Vermehrte Aufnahme **kaliumreicher Lebensmittel** (Obst, Gemüse, Kartoffeln, Bananen, getrocknete Bananen, getrocknete Aprikosen, Feigen, Datteln), kaliumreiche Getränke (z. B. Apfelsaft, Orangensaft, Molke, Molke-Kwass).
- Austausch von gesalzenem Brot gegen ungesäuertes und nicht gesalzenes Fladenbrot, auch gegen Getreideflockengerichte wie Bircher-Müsli und Kollath-Frühstück (bewirkt erhebliche Verringerung des Kochsalzverzehres).
- Möglichst häufig **Reisgerichte**, z. B. Apfelreis, Erdbeerreis, Himbeerreis (auch aus tiefgekühlten Früchten), Reis mit gedünsteten Tomaten oder Gurken, Reis mit Pilzen.
- **Leichte Gemüsegerichte**, z. B. Kartoffelsuppe, Gemüsesuppen, gedünstete zarte Gemüse, Pellkartoffeln, gedämpfte Kartoffeln, Kartoffelbrei (Vorsicht vor blähenden groben Gemüsen).
- **Leichte Frischkost**, z. B. frisch gepreßte Obst- und Gemüsesäfte, geriebene Äpfel, Bananen, Erdbeeren, Himbeeren, zarte Blattsalate, fein geriebene Karotten.
- Ergänzende Phytotherapie: **Frischpflanzensaft aus Weißdorn, Birkenblättern, Knoblauch, Baldrian.**

Krankheitsbild

Als Herzversagen ist ein Zustand des Herzens zu verstehen, in dem das Herz nicht mehr imstande ist, eine den Stoffwechselbedürfnissen des Organismus genügende Blutmenge auszuwerfen. Die Ursachen sind Folgen arteriosklerotischer Gefäßveränderungen, langfristige Dauerbelastung des Herzens durch Bluthochdruck, Schädigung des Herzmuskels durch Sauerstoffmangel oder toxische Einflüsse, Herzklappenfehler und Schäden durch Alkohol (alkoholische Myokardiopathie). Häufiger ist Herzinsuffizienz Folge eines rheumatischen Fiebers mit begleitender Entzündung der Herzinnenhaut und des Herzmuskels sowie davon ausgelösten Herzklappenschäden.

Man unterscheidet eine Rechts- und Linksinsuffizienz des Herzens. Bei Versagen des linken Herzens bestehen Stauungen im Lungenkreislauf, bei Versagen des rechten Herzens Stauungen in der Kreislaufperipherie. Bei globaler Insuffizienz des

Herzens ergibt sich eine Kombination beider Zustände.

Herzversagen ist verbunden mit Stimulation des sympathiko-adrenalen Systems und Verengung der Blutgefäße (Vasokonstriktion), Stimulation der Produktion von Renin und Angiotensin II (Angiotensin II erhöht Widerstand in der Kreislaufperipherie), verminderter Wasserausscheidung und Vermehrung des Blutvolumens. Oft sind mit Herzversagen Rhythmusstörungen des Herzens verbunden. Herzinsuffizienz erfordert medikamentöse Therapie (Digitalis, Diuretika, ACE-Hemmer Angiotensin z-Blocker, beta-Blocker, Kalziumantagonisten). Mit Ernährungstherapie allein ist nicht auszukommen.

Symptome: Schwindel, Müdigkeit, Einschränkung der körperlichen Leistung, Atemnot (Dyspnoe), nächtliches Urinlassen, Kältegefühl, Wasseransammlung in den Geweben (Ödeme), Lungenstauung (Lungenödem), schnelles Herzschlagen (Tachykardie), Herzrhythmusstörungen, Blaufärbung der Lippen (Zyanose), Durchblutungsstörungen in den Extremitäten, evtl. Nieren- und Leberstauung.

Bei vielen Patienten mit Herz-Kreislaufinsuffizienz (nach Kasper bei ca. 50 – 60%) entsteht mit der Zeit eine Abmagerung (kardiale Kachexie). Hiermit verbunden sind Appetitlosigkeit und verminderte Ausnutzung der Nahrung infolge der Stauung des Blutes in den Kapillaren der Darmschleimhaut.

NYHA-Stadien

I. In Ruhe und unter Belastung ohne Beschwerden.
II. Ab mittelschwerer körperlicher Belastung Leistungsfähigkeit eingeschränkt.
III. Schon bei geringen Belastungen Einschränkung der Leistungsfähigkeit.
IV. Schon unter Ruhebedingungen eingeschränkte Leistung.

Ableitungen

Ableitung bei Purinstoffwechselstörungen und Gicht

Bedingungen vollwertiger Grunddiät = Grunddiät-Formel zugrunde legen (s. S. 17) und zusätzlich Empfehlungen zur Ableitung beachten.

Ernährungstherapeutische Fakten

Ernährungstherapie bei Purinstoffwechselstörung und Gicht muß (ähnlich wie bei Diabetes) als Langzeittherapie geführt werden. Die Purinzufuhr ist zu reduzieren, die Harnsäureausscheidung über die Nieren zu erleichtern und der Serumharnsäurespiegel auf Dauer niedrig zu halten. Es ist jedoch nicht damit getan, nur die Purinzufuhr zu verringern, obwohl dies eine wichtige Maßnahme ist. Das pathologische Geschehen ist nicht nur in der Störung des Purinstoffwechsels zu sehen und verlangt (wie bei Diabetes) eine Ernährungstherapie, die den Gesamtorganismus stabilisiert und Komplikationen verhütet. Häufig sind begleitende Zustände, Übergewicht und Bluthochdruck in die Ernährungstherapie einzubeziehen.

Laktovegetabile vollwertige Grunddiät. Umstellung auf laktovegetabile Grunddiät ist die zweckmäßigste Langzeit-Ernährungstherapie. Als Grundbedingungen sind vorauszusetzen:

* Knappe Energieaufnahme,
* hoher Anteil basenvalenter vegetabiler Frischkost,
* Beschränkung der Eiweißaufnahme auf ca. 10% der Gesamtenergiezufuhr,
* Begrenzung des Fett- und Zuckerverzehres,
* Ausschaltung von Alkohol (bis auf kleine Mengen Bier oder Wein).

Fast automatisch sichert laktovegetabil geführte Ernährung eine Purinzufuhr auf Niedrigniveau (unterhalb 300 mg/Tag), denn Nahrungsmittel mit Gehalten an harnsäurebildenden Purinen über 50 mg% (Innereien über 150 mg%, Fleisch, Geflügel, Fisch zwischen 50 bis 140 mg%) finden in laktovegetabiler vollwertiger Grunddiät keine Verwendung.

Vollwertige Grunddiät mit zumindest zwei fleischfreien Wochentagen und einer Begrenzung des täglichen Verzehrs von Fleisch auf ca. 100 g ist eine Alternative.

Sojamehl und Sojaprodukte sind nicht als purinfrei einzustufen. 100 g Vollsoja-Mehl oder Trocken-Sojafleisch enthalten ca. 380 mg harnsäurebildende Purine. Zu berücksichtigen ist jedoch, daß eine 25 g Portionsgröße Soja-Trockenfleisch mit ca. 80 mg harnsäurebildenden Purinen wesentlich weniger als eine Portionsgröße Fleisch (von 150 g) mit ca. 200 mg harnsäurebildenden Purinen zuführt.

Basenvalente Nahrung. Die renale Harnsäureausscheidung ist durch basenvalente Nahrung (Obst, Gemüse, Kartoffeln, Molke), die alkalisierend auf Blut und Körpersäfte wirkt, zu erleichtern. Harnsäurelöslichkeit und Harnsäureausscheidung sind im alkalischen Milieu besser als bei saurer Reaktion. Anreicherung von Blut und Gewebeflüssigkeit mit Säuren setzt sowohl Harnsäurelöslichkeit wie Harnsäureausscheidung herab. Keto- und Laktazidosen wirken sich diesbezüglich aus. Laktazidosen können nach Alkoholgenuß, nach exzessiver körperlicher Belastung und nach Aufnahme größerer Mengen D(-)milchsäurehaltiger Lebensmitteln entstehen. D(-)Milchsäure wird im Stoffwechsel nur mit Verzögerung umgesetzt und kann bei größerer Zufuhr vorübergehend Laktazidose erzeugen, die die Ausscheidung von Harnsäure über die Nieren mindern. Milchprodukte und Nahrungsmittel, die im Gesamtmilchsäuregehalt fast ausschließlich L(+)Milchsäure aufweisen, haben diese nachteilige Wirkung nicht.

Laktazidose nach Alkoholgenuß mindert bereits bei Laktatkonzentration von 15 mg/100 ml Blut die Harnsäureausscheidung und stoppt sie bei 30 mg pro 100 ml fast völlig. So kann sich schon innerhalb von zwei bis vier Stunden nach Aufnahme einer größeren Alkoholmenge ein ausgeprägter Anstieg des Serumharnsäurespiegels ergeben. Die Auslösung akuter Gichtanfälle nach Alkoholgenuß ist hierdurch zu erklären.

Ernährungskuren sind bei Gicht geeignet, die Ernährungstherapie einzuleiten oder periodisch in die Behandlung mit vollwertiger Grunddiät eingeschaltet zu werden. In Frage kommen Saftfasten, klassische Molketrinkkur oder Schroth-Kur. Häufig begleitet Übergewicht Purinstoffwechselstörungen und Gicht. Die Normalisierung eines erhöhten Körpergewichtes ist deshalb nicht zu versäumen (unter Umständen zu Anfang der Behandlung purinarme Grunddiät mit vollwertiger Grunddiät bei Übergewicht kombinieren).

Empfehlungen

- ⃝ Purinarme Grunddiät.
- ⃝ Lebensmittel mit über 150 mg harnsäurebildender Purine pro 100 g ausschalten.

  Tab. 17: Harnsäureäquivalente in mg pro 100 g purinhaltiger Lebens- und Nahrungsmittel (nach *N. Zöller*) → siehe im Nachschlageteil S. 111

- ⃝ Speziell ausschalten: purinreiche Innereien (Bries, Leber, Nieren).
- ⃝ **Fleisch, Fisch** und **Geflügel** im Verzehr verringern (ggf. begrenzte Portionsgrößen oder nur zweimal wöchentlich).
- ⃝ Evtl. Fleisch, Fisch, Geflügel und Wurst ganz ausschalten und **laktovegetabile Ableitung vollwertiger Grunddiät** einrichten, vegetabile Brotaufstriche, evtl. Soja-Tofu (s. Sortiment neuform-Reformhäuser).
- ⃝ Alkoholhaltige Getränke weitgehend meiden (insbesondere dunkles Bier, Dessertweine, Liköre, Spirituosen), evtl. erlaubt pro Tag ein Glas Bier oder ein Glas Wein.
- ⃝ Sauermilchen nur mit begrenztem Gehalt an D(-)Milchsäure (empfehlenswert Sanoghurt-Sauermilch deklariert mit über 90% **L(+)Milchsäure** im Gesamtmilchsäuregehalt).
- ⃝ **Zuckerverzehr** stark einschränken, evtl. ganz ausschalten und Süßstoffe einsetzen.
- ⃝ Kaffee, Tee und Kakao erlaubt, da deren Puringehalte nicht harnsäurebildend sind.
- ⃝ Besonders reichlich **Gemüse, Kartoffeln** und **Früchte** einsetzen.
- ⃝ Regelmäßig reichlich Flüssigkeit (Fruchtsäfte, Gemüsesäfte, Trinkmolke, Molke-Kwass, Kräutertees, alkalisierende Mineralwässer z. B. Fachinger).
- ⃝ Evtl. Ernährungskur mit vegetabiler Vollrohkost, klassischer Molketrinkkur oder Pflanzensaft-Kur.
- ⃝ Ergänzende Phytotherapie: **Frischpflanzensäfte** aus **Brennessel, Löwenzahn, Zinnkraut**, grüner Hafertee.

Krankheitsbild

Harnsäure ist im Organismus einerseits Endprodukt des Abbaus von Kerneiweißstoffen (Nukleoproteinen), die mit der Nahrung aufgenommen werden, entsteht anderseits aber auch durch den Abbau von Kerneiweiß verbrauchter Zellen und durch Neusynthese (endogene Harnsäurebildung).

Im Organismus existiert ein Harnsäurepool, in den Harnsäure aus Neusynthese, aus Abbau verbrauchter Zellen und aus mit der Nahrung aufgenommenen purinhaltigen Kerneiweißstoffen einfließt. Als Stoffwechselendprodukt wird Harnsäure über Nieren, Darm und Haut ausgeschieden.

Ist der Purinstoffwechsel im Gleichgewicht, beträgt der Harnsäurespiegel des Blutes 2 – 7 mg%. Serumharnsäuregehalte über 6 mg% sollten jedoch bereits als erhöht angesehen werden.

Im Körper stattfindende Neusynthese von Harnsäure beträgt pro Tag ca. 350 mg, demgegenüber beträgt die Menge Harnsäure, die aus Abbau harnsäurebildender Purine in Kerneiweißstoffen und aus exogener Zufuhr von Purinen entsteht, etwa 300 mg/Tag.

Harnsäure ist im Blut schlecht löslich, steigt die Konzentration über die Löslichkeitsgrenze an (ca. 6,5 mg%), kann Auskristallisierung der Harnsäure erfolgen, wobei es zur Ablagerung von Harnsäurekristallen (Urate) in Gelenkkapseln, Gelenkknorpeln, Sehnen und in Harnkanälchen der Nieren kommen kann. Häufig betroffen ist das Großzehengrundgelenk, gefolgt von Ablagerungen in anderen Gelenken. Am Ende entsteht eine chronische Gichtarthritis – im fortgeschrittenem Stadium kommt es zu Knorpel- und Knochenzerstörungen sowie Gelenkversteifungen.

Risiko bei Gichterkrankungen ist die Gichtniere, die fortschreitend bis zum Nierenversagen (Niereninsuffizienz) führen kann. Ein weiteres Risiko ist die Bildung von Harnsäuresteinen in den ableitenden Harnwegen.

Zur Entstehung von Gicht meint N. Zöllner: »Zur Manifestation der Gicht gehört purinreiche Ernährung. Wir haben in heutigen Wohlstandsbevölkerungen viel mit Gicht zu tun, da derzeit Ernährungsgewohnheiten erhöhte Serumharnsäuregehalte (Hyperurikämie) begünstigen. Weithin bekannt ist, daß Gicht bei knapper Notzeitenkost fast verschwindet« (29).

Nicht vergessen werden darf, daß erhöhte Serum-harnsäurespiegel auch durch Verabfolgung bestimmter Medikamente begünstigt oder ausgelöst werden kann (z. B. durch bestimmte wasser-ausschwemmende Medikamente = Diuretika).

Kerneiweißstoffe (Nukleoproteine) sind in Zellkernen tierischer und pflanzlicher Nahrung enthalten. Sie werden auch als Polynukleotide bezeichnet und sind aus zahlreichen Mononukleotiden zusammengesetzt. Bausteine der Mononukleotide sind u. a. Purine. Nur diese sind jene Bausteine von Kerneiweißstoffen, die zu Harnsäure im Stoffwechsel abgebaut werden und ein Problem für den Organismus darstellen, da sie schlecht wasserlöslich und deshalb schwerer auszuscheiden sind.

Ausscheidung der Harnsäure ist medikamentös zu beeinflussen durch Urikosurika, die die Ausscheidung über die Nieren fördern, oder durch Xanthinoxydasehemmer (z. B. Allopurinol), die das Enzym Xanthinoxydase blocken und die Neusynthese von Harnsäure im Organismus hemmen.

Je konsequenter bei Purinstoffwechselstörungen oder Gicht Ernährungstherapie durchgeführt wird, desto sparsamer kann die Medikation von Urikosurika oder Xanthinoxydasehemmern sein (hiermit auch die Vermeidung von Nebenwirkungen, die diese Medikamente erzeugen können).

Ableitung bei Erkrankungen der Verdauungsorgane (leichte vollwertige Grunddiät)

Bedingungen vollwertiger Grunddiät = Grunddiät-Formel zugrunde legen (s. S. 17) und zusätzlich Empfehlungen zur Ableitung beachten.

Ernährungstherapeutische Fakten

Die nachstehende Auflistung erfahrungsgemäß nicht verträglicher Lebensmittel und Speisen ist nicht generell gültig und im einzelnen Fall zu testen. Was beim Testen vertragen wird, kann in der vollwertigen leichten Grunddiät beibehalten werden.

Die meisten Kostanweisungen zur Ernährungstherapie gastroenterologischer Erkrankungen (Erkrankungen von Magen, Darm, Leber, Gallenwegen, Bauchspeicheldrüse) sind Anfang des Jahrhunderts in die Klinik eingeführt worden und von der Vorstellung geprägt, geschwächte, gereizte oder geschädigte Verdauungsorgane zu schonen. Schondiäten, die jahrzehntelang in der Klinik große Bedeutung besaßen und auf prominente Kliniker zurückzuführen sind, verkörpern dieses Prinzip. Schondiäten sind restriktiv zusammengestellt, einseitig auf ballaststoffarme Nahrung ausgerichtet, weisen Mängel essentieller Nähr- und Wirkstoffe aus und entsprechen in keiner Weise dem Konzept vollwertiger Ernährung. Durch längere Anwendung solcher Kostformen ist mancher Patient zum »Diätkrüppel« gemacht worden.

Nach wissenschaftlicher Überprüfung traditionell übernommener gastroenterologischer Schondiäten ist festzustellen, daß sie bei der Mehrzahl gastroenterologischer Krankheiten den Krankheitsverlauf nicht beeinflussen und deshalb nutzlos sind.

Zu berücksichtigen ist jedoch, daß Physiologie und Pathophysiologie der Verdauungsorgane in enger Beziehung zur Ernährung stehen und Patienten mit gastroenterologischen Erkrankungen

eine Nahrung benötigen, die vollwertig ist und zugleich die Verdauungsfunktionen entlastet. Hierfür ist »Leichte vollwertige Grunddiät« am besten geeignet.

Allgemein ist bei gastroenterologischen Erkrankungen dafür zu sorgen, daß die Nährstoffzufuhr ausgeglichen bleibt, bei begrenzter Nahrungsmenge im entlasteten Magen-Darm-Trakt die Nährstoffe ungestört zur Aufschließung kommen, aufgenommene Fette aufgrund niedriger Schmelzpunkte rasch resorbiert werden, individuell angepaßte Ballaststoffaufnahme regelmäßige Darmentleerungen sichert, einfach zubereitete und einfach zusammengestellte Speisen die Digestion (Verdauung) erleichtern, Einschränkung der Aufnahme von Zucker gesteigerte Gärungsprozesse vermeidet und bei ausreichender Eiweißversorgung bakteriell bedingte intestinale Eiweißfäulnis (mit gesteigerter Bildung von Ammoniak, Indolen, Phenolen, Aminen) minimiert bleibt.

Bei Leberparenchymerkrankungen ist es wichtig, die Leber indirekt dadurch zu entlasten, daß der Verdauungsablauf optimiert ist, Fett möglichst rasch resorbiert wird, die Aufschließung der Proteine ohne Verzögerung stattfindet, nicht vollständig abgebautes Eiweiß in untere Darmregionen gelangt und bakterieller Zersetzung ausgesetzt wird und der portale Zustrom von Substanzen, die Entgiftungsfunktionen der Leber beanspruchen (Ammoniak, Indole, Phenole, toxische Amine) eingeschränkt ist. Funktionelle Zusammenhänge zwischen Magen-Darm-Trakt und Leber sind in besonderer Weise zu berücksichtigen. Zudem ist Meteorismus (Blähbauch) zu vermeiden, um die Zirkulation des Blutes im Bauchraum nicht zu erschweren.

Wie Frischkost, Vollkornnahrung, Gemüsegerichte, Kartoffelgerichte, eiweißhaltige Nahrung, Streich- und Zubereitungsfette und Getränke am besten in eine leichte vollwertige Grunddiät einzubauen sind, ist im folgenden zusammengefaßt:

Frischkost

Frisch gepreßter Karottensaft (evtl. + flüssige Sahne). Frisch gepreßter Karottensaft + frisch gepreßter Apfelsaft. Frisch gepreßter Karottensaft + frisch gepreßter Apfelsaft + frisch gepreßter Selleriesaft. Frisch gepreßter Orangensaft (evtl. + Haferschleim). Frisch gepreßter Orangensaft + Mandelmilch oder Haselnußmilch. Frisch gepreßte

Fruchtsäfte + Milch (Milchmischgetränke). Frisch gepreßte Fruchtsäfte in Quarkspeisen. Geriebene Äpfel. Apfelschnitze, Heidelbeeren, Erdbeeren, Himbeeren, Bananen (evtl. zerdrückt). Reife Pfirsiche, reife Aprikosen, reife Birnen, Ananas, Honigmelone. Zerkleinertes Rohobst in Getreideflockengerichten (Typ Bircher-Müsli). Zerkleinertes Rohobst in Quarkspeisen. Fein zerkleinerte Karotten oder Möhren. Fein zerkleinerte Karotten + geriebene Äpfel. Zarte Blattsalate (z. B. Kopfsalat, Endivie, Rapunzel, Eskariol, Chicorée). Evtl. zerkleinertes Frischkost-Sauerkraut.

Vollkornnahrung

Vollkornhaferflockenschleim, Vollkornhaferflockenbrei, Gerichte aus Vollkornhaferflocken + Obst + Milch (Typ Bircher-Müsli), Weizenschrotbrei, Vollgetreideschrot, Hirse- oder Hirseflockenbreie, Gerichte aus Vollreis, Vollkornzwieback, Haferkeks (ungesüßt), Leinsamenkeks (ungesüßt), Flachbrote aus Vollkornmehl, Vollkornknäckebrot, feinkrumige Vollkornbrote (möglichst abgelagert), Vollkorn-Matzen (ungesäuertes Fladenbrot).

Gemüsegerichte

Einfache Gemüsesuppe (evtl. püriert), Gemüsecremesuppen, gedünstete zarte Gemüse (z. B. Karotten, Möhren, Tomaten, Gurken, junge Kohlrabi, Spinat, Spargel, rote Beete, Sellerie, Auberginen), milchsaure Gemüse (rote Beete, Dillgurken), milchsauer vergorene Gemüsemoste.

Kartoffelgerichte

Einfache Kartoffelsuppe (evtl. püriert), Kartoffelcremesuppe, Kartoffelbrei (aus Pellkartoffeln frisch hergestellt), Pellkartoffeln, in der Schale gebackene Kartoffel.

Nüsse

Haselnußmilch oder Mandelmilch (aus Haselnußmus bzw. Mandelmus + zugesetztes Wasser + zugesetzte Fruchtsäfte). Haselnußmus oder Mandelmus (Zusatz zu Vollgetreideschleim, Vollgetreidebrei, Quarkzubereitungen oder Salatsaucen).

Milch, Käse, Fleisch, Fisch

Molke, Buttermilch, fermentierte Sauermilchen, Frischmilch, Milchmischgetränke, Quarkzubereitungen mit Früchten, Quarkzubereitungen pikant, körniger Frischkäse, Frischkäse, milde Käsesorten evtl. mct-basis-plus Diätschmelzecken, Soja-Tofu-Zubereitungen, Soja-Milch, vegetarische Aufstrichpasten (s. Angebot in Reformhäusern), mageres gekochtes Fleisch, Geflügelfleisch, Kochfisch.

Fette und Öle

Ausschließlich rasch zu verdauende Streich- und Zubereitungsfette mit niedrigem Schmelzpunkt: Kalt gepreßte, nicht raffinierte Pflanzenfette, ungehärtete Pflanzenfette mit hohem Anteil kalt gepreßter, nicht raffinierter Pflanzenöle, ungehärtete Margarine mit hohem Anteil kalt gepreßter, nicht raffinierter Pflanzenöle, frische Sahne, frische Butter, evtl. Kokosfett zur Zubereitung anzubratender Speisen. Evtl. Einsatz spezieller Diätfette und Diätöle mit mittelkettigen Triglyzeriden (mct-Basis-plus-Fette, s. Angebot neuform-Reformhäusern).

Getränke

Kamillentee, Fencheltee, Pfefferminztee, andere Kräutertees, schwarzer Tee, kohlensäurearme oder stille Mineralwässer, evtl. röststofffreier Spezialkaffee.

Zubereitung

Selbstverständlich spielt die Zubereitung der Speisen einer leichten vollwertigen Grunddiät eine große Rolle. So ist es auf jeden Fall zu vermeiden, Fett stärker zu erhitzen, erhitztes Fett in Speisen einziehen zu lassen, eine Friteuse zu benutzen oder Speisen paniert zuzubereiten. Auch muß jedes Küchengerät peinlichst genau von alten Fettresten gereinigt sein. Insgesamt ist äußerste Sorgfalt im Umgang mit Fett geboten.

Ballaststoffe

Im Gegensatz zu früher üblichen Schondiäten muß eine leichte vollwertige Grunddiät Ballaststoffe in individuell angemessener Menge enthalten. Aus Vollkornschrotbreien, Vollkornflocken-,

Ableitungen

Vollreis- und Hirsegerichten, Vollkornzwieback, Vollkornknäckebrot und feinkrumigen Vollkornbroten sind sie aus Vollgetreide (mit besonders guten Quelleigenschaften und Schleimabgabefähigkeit) dosiert zuzuführen.

Zuckeraufnahme

Sinnlos und abträglich ist (wie in früheren Schondiäten üblich) größere Mengen Trauben- oder Fruchtzucker zuzuführen. Man hatte die Vorstellung, es sei von Vorteil, Nährstoffe zuzuführen, die ohne Verdauungsaufwand zu resorbieren sind. Dabei wurde übersehen, wie nachteilig sich Raffinadezucker auf den Gesamtstoffwechsel und auf den Ablauf der Digestion im Magen-Darm-Trakt auswirkt.

Zusammenstellung der Mahlzeiten

Jedes überflüssige »Mit- oder Durcheinander« beeinträchtigt die Verträglichkeit, wenn bei gastroenterologischen Erkrankungen die Verdauungsfunktion eingeschränkt oder vermehrt störanfällig ist. Manche unverträglichen Nahrungsmittel und Speisen mögen vertragen werden, wird dies beachtet.

Empfehlungen

Erfahrungsgemäß nicht bekömmliche Lebensmittel und Speisen ausschalten:

- **Säurereiche Fruchtsäfte** und **Früchte**, nicht bekömmliches Obst, ganze Nüsse.
- **Grobe Rohkost**, zu große Portionen Frischkost, gemischte Rohkostplatten.
- **Grobe Gemüse** (Weißkohl, Rotkohl, Grünkohl, Wirsing, evtl. Blumenkohl).
- Paprika, Lauch, evtl. Gurken, Rettich, Zwiebel.
- Pommes frites, Bratkartoffeln, Kartoffelkroquetten, Kartoffelpfannkuchen, Kartoffelchips, Kartoffelsalat.
- Hülsenfrüchte (Erbsen, Bohnen, Linsen), Sojabohnen.
- Frische Brote, süße und fette Backwaren, Blätterteiggebäck, grobschrotiges frisches Vollkornbrot, Frischkorngerichte (nicht erhitzte Vollgetreideschrotgerichte).
- Scharfe Käsesorten, zerlaufene scharfe Weichkäse, evtl. hartgekochte Eier.

- Gans, Ente, Eisbein, fettes Fleisch, paniertes Fleisch, scharf gebratenes Fleisch, scharf geräucherte und gepökelte Fleischwaren.
- Räucheraal, Sprotten, Bückling, Makrelen, Ölsardinen, Hering, Fischkonserven, Fischmarinaden.
- **Brat- und Backfette** mit gehärteten Fettrohstoffen, Butterschmalz, Gänsefett, Rindertalg, Schweineschmalz, Ziehfette, Margarine mit gehärteten Fettrohstoffen, Mayonnaise.
- Süßigkeiten und Süßwaren aller Art (Schokolade, Konfekt, Zuckerwaren, Bonbons).
- Evtl. Bohnenkaffee, Cola-Getränke, Limonaden, kohlensäurereiche Getränke, evtl. Fruchtnektare, Fruchtsaftgetränke (mit Zuckerzusatz).
- Fette Speisen, panierte Speisen, frittierte Speisen, zu süße Speisen, zu stark gewürzte Speisen.
- Bei Erkrankungen des Magens, der Leber und der Bauchspeicheldrüse alkoholhaltige Getränke ausschalten.
- Kochgeräte von Fettresten freihalten, **fettsparende Zubereitung** in Grillgeräten, Grillpfannen, Römertopf, Alu-Folie.
- **Mild würzen**, vorzüglich mit Küchenkräutern, frischer Zitrone, evtl. Rohzwiebel (dosiert), Obstessig, Hefeflocken, Hefeextrakt, Tomatenspread, Leinölsenf und Trockengewürzen (dosiert).
- Flüssigkeitsaufnahme besser zwischen als zu den Mahlzeiten.
- Evtl. kleine aber **häufigere Mahlzeiten.**
- Phytotherapie mit **Frischpflanzensäften** Wermut, Gänsefingerkraut, Artischocke, Kartoffel.

Spezielle Hinweise zum Einsatz leichter vollwertiger Grunddiät

Erkrankungen der Verdauungsorgane (gastroenterologische Erkrankungen), bei denen eine leichte vollwertige Grunddiät angezeigt ist, sind:

Chronische Magenschleimhautentzündung (Gastritis)
Magengeschwür (Ulcus ventriculi)
Zwölffingerdarmgeschwür (Ulcus duodeni)
Leberentzündung (Hepatitis)

Kompensierte Leberzirrhose
Chronische Erkrankungen der Gallen-
wege (Cholezystopathien)
Bauchspeicheldrüsenentzündung (Pan-
kreatitis)
Chronische Darmerkrankungen
Spezifische regionale Entzündung des
Dünn- und Dickdarmes (Morbus Crohn)
Geschwürige Entzündung des Dickdar-
mes (Colitis ulcerosa)

Gastritits, Ulcus ventriculi, Ulcus duodeni

Etwas reichlicher kann Fett gegeben werden (frische Butter, linolsäurereiche Pflanzenöle, fetthaltiger Frischkäse, Nuß- oder Mandelmilch). Fett
bremst die Sekretion des sauren Magensaftes.
Kein Bier und kein Weißwein, da diese Getränke
die Magensäuresekretion anregen. Evtl. normalen
Bohnenkaffee gegen röststofffreien Spezialkaffee
austauschen, auf jeden Fall Kaffeekonsum einschränken. Säuerliche Fruchtsäfte mit Hafer- oder
Leinsamenschleim mischen. Vorsicht mit schar-
fen Gewürzen (Paprika, Knoblauch, Meerrettich,
scharfer Senf). Evtl. zeitweilig Milch ausschalten
(da sie die Säuresekretion steigern kann). Nur
leichtes bekömmliches Vollkornbrot, Knäckebrot.

Mastfettleber, diabetische Fettleber

Beseitigung der Fetteinlagerungen in den Leber-
zellen durch im Kaloriengehalt reduzierte leichte
vollwertige Grunddiät. Alkoholische Getränke
ausschalten. Extreme Einschränkung des Fettverzehres nicht nötig, Begrenzung des Gehaltes an
Kohlenhydraten wichtig.

Leberzirrhose

Extreme Einschränkung des Fettverzehres nicht
nötig, wenn bekömmliche Fette verwendet werden (z. B. frische Butter, Pflanzenöle, Reformhaus-
Margarine, evtl. mct-Basis-plus-Fette).

Pankreatitis

Absolutes Alkoholverbot. Besonders leichte vollwertige Grunddiät (s. S. 50 f.).

Morbus Crohn (Enteritis regionalis)

Bei schlechter Fettverdauung evtl. mct-Spezialfette (mct-Basis-plus-Fette, siehe Angebot in neuform-Reformhäusern).

Colitis ulcerosa

Sehr individuell Speisen und Getränke auswäh-
len, unter Umständen zeitweilig sehr leichte vollwertige Grunddiät oder Versuch mit F. X. Mayr-
Kur.

Empfehlungen zu einer besonders leichten vollwertigen Grunddiät in akuten Stadien von Erkrankungen der Verdauungsorgane

In akuten Stadien von Erkrankungen der Verdauungsorgane kann (z. B. akute Magenentzündung,
akute Leberentzündung, akute Darmentzün-
dung) eine besonders leichte Form vollwertiger
Grunddiät gegeben werden. Trotz sehr leicht verträglicher Speisen, die die erkrankten Organe entlasten sollen, beinhaltet sie noch relativ ausreichend wichtige Nähr- und Wirkstoffe, so daß sie
nicht mit früher üblichen Schon- und Entla-
stungsdiäten verglichen werden kann. Diese besonders leichte Form vollwertiger Grunddiät ist
jedoch nur kurzfristig anzuwenden und man
sollte so schnell wie möglich den Übergang zu
leichter vollwertiger Grunddiät finden.

- Vollgetreideschleime aus Weizenschrot, 6-
  oder 7-Kornschrot, Weizendiätflocken, Voll-
  reisflocken oder Vollkornhaferflocken, evtl. in
  Zubereitung mit Heidelbeer-Vollfruchtkon-
  zentrat oder ungezuckerten Heidelbeeren
  (auch Tiefkühlware), mit ungesüßtem
  Mango-Vollfruchtkonzentrat, mit ungezuk-
  kerten Erdbeeren oder Himbeeren (auch Tiefkühlware), mit Frischkräutern, Hefeflocken
  oder Hefeextrakt.
- Vollgetreideflockengerichte (Typ Bircher-
  Müsli) mit zerkleinerten Früchten und Milch.
- Vollkornzwieback, Vollkornknäckebrot, ungesüßte Leinsaat- oder Haferkekse.
- Frisch gepreßter Karottensaft, evtl. Zusatz eines Teelöffels frischer, flüssiger Sahne.
  Fruchtsäfte mit Vollkorn- oder Leinsaat-
  schleim verdünnt.
- Heidelbeeren, Himbeeren, Erdbeeren, fein

geriebene Äpfel, zerdrückte Bananen oder fein geriebene Möhren (kleine Portionen).

○ Kartoffelcremesuppe oder Gemüsecremesuppen (mild gewürzt), Kartoffel- oder Karottenpüree (mild gewürzt).

○ Nuß- oder Mandelmilch (aus Haselnuß- oder Mandelmus unter Wasserzusatz hergestellt), evtl. mit Mango-Vollfruchtkonzentrat (reich an Provitamin A).

○ Sanoghurt-Sauermilch (mit milder Säuerung).

○ Kleine Portionen körniger Frischkäse, Doppelrahmfrischkäse oder Quarkzubereitungen (zu Knäckebrot oder Kartoffeln).

○ Ungezuckerte Kräutertees (Kamille, Fenchel, Pfefferminze), milder Schwarztee.

○ Ergänzende Phytotherapie: Frischpflanzensäfte aus Artischocke (anregend auf den Fluß der Galle), Löwenzahn (anregend auf den Fluß der Galle), Schafgarbe (Anregung der Magensaft- und Gallesekretion, krampflösend), Wermut (verdauungsanregender Bitterstoff), Gänsefingerkraut (krampflösend), Kartoffeln (magensäurebindend), Schwarzrettich (galletreibend), Kamille (beruhigend auf Entzündungen), Leinsamen.

Ableitungen

Ableitung bei Obstipation

Bedingungen vollwertiger Grunddiät = Grunddiät-Formel zugrunde legen (s. S. 17) und zusätzlich Empfehlungen zur Ableitung beachten.

Ernährungstherapeutische Fakten

Naturgegebene Ballaststoffe sind in erster Linie Getreide, Getreideschrot, Vollgetreideflocken, Vollkornbrot, Gemüse, Hülsenfrüchte, Obst und Nüsse. Brot aus vollem Korn ist ballaststoffreich, Brot aus Feinmehl ballaststoffarm, denn Ballaststoffe der Getreidekörner sind nicht im Mehlkern, sondern in Randschichten und Keimen vertreten. Nahrungsmittel wie Zucker, Stärkemehle, Fleisch, Wurst, Fisch, Käse oder Eier sind nahezu ballaststofffrei.

Eine Vielzahl pflanzlicher Faserstoffe und quellfähiger Substrate verschiedenster Struktur und differenter physikalischer Eigenschaften ist unter dem Begriff »Ballaststoff« zusammengefaßt und wirkt unterschiedlich auf Funktionen des Stoffwechsels und der Verdauungsorgane. Hemizellulosen, Pentosane und Pektine sind ihrem Aufbau nach hochmolekulare polymere Kohlenhydrate (Polysaccharide).

Träger besonders hoher Gehalte darmfreundlicher Ballaststoffe sind Weizenkleie und Leinsaat. Quellvermögen und Schleimabgabe kombinieren sich bei Leinsaat in hervorragender Weise, so daß sie ein vorzügliches, natürliches Quell- und Gleitmittel darstellt. Weizenkleie hat bei geringerer Schleimabgabefähigkeit gute therapeutische Wirkungen bei Obstipation, wobei die Partikelgröße der Kleieteilchen für den Effekt ausschlaggebend ist.

Ernährungstherapie bei ernährungsabhängiger chronischer Obstipation ist mittels einer vollwertigen Grunddiät durchzuführen, die regelmäßig Vollgetreidenahrung und vegetabile Frischkost aus Rohobst und Rohgemüse enthält. Hiermit werden naturgegebene Ballaststoffe zugeführt. Gezielte dosierte Zufuhr von Ballaststoffen kann, wenn erforderlich, mit Leinsaat und Weizenkleie vorgenommen werden.

Ist eine chronische Obstipation nach Laxantienabusus (Abführmittelmißbrauch) oder aus anderen Gründen mit entzündlichen Irritationen des Darmes und Spasmen verbunden, sollte zunächst mit einer darmsanierenden F. X. Mayr-Kur behandelt werden, um den Reizzustand des Darmes zu beseitigen. Erst wenn durch solche Vorausbehandlung Gasbauch, Druckempfindlichkeit des Leibes und schmierige Stuhlbeschaffenheit beseitigt sind, ist die Behandlung mit vorsichtig ballaststoffangereicherter und möglichst zuckerfreier, leichter, vollwertiger Grunddiät fortzusetzen.

Faserige Struktur besitzt nur ein Teil der Ballaststoffe, so daß Angaben über Rohfasergehalte von Nahrungsmitteln nicht deren gesamten Ballaststoffgehalt erfassen. Der Rohfasergehalt beträgt nach Thomas (24) etwa ein Drittel der gesamten Ballaststoffmenge. In Nahrungsmittel- oder Nährwerttabellen angegebene Rohfasergehalte müßten mit dem Faktor 3 multipliziert werden, um sie auf Ballaststoffgehalte umzusetzen.

In den letzten hundert Jahren ist in Deutschland nach Angaben von Thomas (24) der Rohfaserverzehr wesentlich zurückgegangen: 1881 betrug die in der Nahrung enthaltene Rohfasermenge noch ca. 12 g pro Tag und reduzierte sich 1971 auf ca. 5 g pro Tag. Für die Ernährung der amerikanischen Bevölkerung im Jahre 1970 errechneten Burkitt u. Mitarbeiter (5) mit ca. 6 g pro Tag eine im Vergleich zu früher ähnlich verringerte Rohfasermenge.

Tab. 16: Tägliche Rohfaseraufnahme Erwachsener (nach Thomas u. Rienermann) → siehe im Nachschlageteil S. 110

Bei der Behandlung der Obstipation ist vor zuviel Ballaststoffen zu warnen. Die Ballaststoffanreicherung muß individuell erfolgen. Zu vermeiden ist, durch zu hohe Ballaststoffzufuhr Reizungen oder Spasmen des Darmes zu erzeugen, evtl. einen daraufhin »kranken Darm« zu schaffen, der dann sanierungsbedürftig ist.

Ballaststoffe erzeugen eine Änderung der pH-Werte im Magen-Darm-Kanal, bilden niedermolekulare organische Säuren, ändern den osmotischen Druck und binden bakterielle Zersetzungsprodukte. H. Kasper urteilt über Weizenkleie: »Weizenkleie haben einen ausgezeichneten therapeutischen Effekt bei der Obstipation.«

Empfehlungen bei Ballaststoff-mangelobstipation

○ Anreicherung mit Ballaststoffen.
○ Vorrangig **Getreideflockenspeisen** mit Obst (Typ Bircher-Müsli, Kollath-Frühstück), Vollgetreideschrotbrei, Vollkornhaferflockenbrei, Vollkornbrot, Knäckebrot.
○ Wichtig: **Rohkost, Rohsalate, Rohgemüse**, Gärgemüse (evtl. Frischkost-Sauerkraut).
○ Günstig: Buttermilch, Dickmilch, Sauermilchen, Molke, Molke-Kwass.
○ Evtl. morgens nüchtern eingeweichte **Backpflaumen** oder **Feigen**, evtl. ein Glas **Pflaumensaft**, evtl. ein bis zwei Teelöffel Milchzucker.
○ Evtl. zusätzlich **Weizenkleie**, **Haferkleie** oder **Leinsaat** (jeweils mit reichlich Flüssigkeit).
○ Generell **viel Flüssigkeit** (bis zu 2,5 Liter/Tag, speziell Kräutertees).
○ Ergänzende Phytotherapie: Flohsamen, Leinsaat, evtl. Mann-Feigen-Sirup.

Empfehlungen bei spastisch-entzündlicher Obstipation

● Spastische Obstipation mit entzündlichen Reizzuständen, Gasbauch und druckempfindlichem Leib, bleistiftdünnem und teilweise schmierigem Stuhl sollte mit einer F. X. Mayr-Kur zunächst fast ballaststofffrei vorausbehandelt werden (1–3 Wochen).
● Nach Sanierung des Darmes ist nach einigen Tagen sehr leichter Grunddiät (s. S. 50) eine leichte vollwertige Grunddiät aufzubauen.
● Mahlzeiten bei Neigung zu spastisch-entzündlichen Reizzuständen des Darmes sollten einfach zusammengesetzt sein und sich auf Speisen beschränken, die erfahrungsgemäß vertragen werden. Günstig täglich eine Tasse Leinsaatenschleim aus pulverisierter Leinsaat (s. Angebot Reformhaus).
● Ergänzende Phytotherapie: Frischpflanzensäfte aus Gänsefingerkraut, Schafgarbe oder Kamille, evtl. kleine Dosen Flohsamen, Kamillentee, Fencheltee.

Krankheitsbild

In zivilisiert lebenden Bevölkerungen ist chronische Obstipation (Darmverstopfung) weit verbreitet und ein von der Ernährung abhängiger Zustand. Über die Häufigkeit der Obstipation in der Erwachsenenbevölkerung sind keine genaueren Angaben möglich. Frauen sind häufiger betroffen als Männer. Norm der Darmfunktion sollte eine tägliche und spontan erfolgende Entleerung sein.

Ableitung bei schlechter Fettverdauung (Maldigestion) und schlechter Fettaufnahme (Malabsorption)

> Bedingungen vollwertiger Grunddiät = Grunddiät-Formel zugrunde legen (s. S. 17) und zusätzlich Empfehlungen zur Ableitung beachten.

Ernährungstherapeutische Fakten

Mittelkettige Fettsäuren sind die Caprylsäure (mit 8 Kohlenstoffatomen in der Kette) und die Caprinsäure (mit 10 Kohlenstoffatomen in der Kette). Sie sind neben Glyzerin Bausteine in mittelkettigen Triglyzeriden.

Im Gegensatz zu Triglyzeriden mit gesättigten langkettigen Fettsäuren beanspruchen Triglyzeride mit mittelkettigen Fettsäuren zur Aufschließung im Darm weder Gallensäure noch fettspaltende Enzyme aus Bauchspeicheldrüse oder Dünndarmschleimhaut. Zudem können sie als intakte Triglyzeridmoleküle in die Schleimhautzellen des Dünndarms aufgenommen werden. Weitere Vorteile, die mittelkettige Triglyzeride besitzen, sind:

Vor Aufnahme in Schleimhautzellen des Dünndarms brauchen mittelkettige Triglyzeride nicht in eine mizellare Lösung gebracht werden.

In Schleimhautzellen des Dünndarms braucht keine Resynthese von Glyzerin und Fettsäuren zu Triglyzeriden erfolgen.

Triglyzeride mit mittelkettigen Fettsäuren werden von Schleimhautzellen des Dünndarms direkt in Blutkapillaren aufgenommen, die über die Pfortader in die Leber führen. Lymphgefäße beanspruchen sie nicht.

Triglyzeride mit mittelkettigen Fettsäuren werden größtenteils bereits in der Leber energetisch verwertet.

Im Blut des großen Kreislaufs erzeugt der Verzehr mittelkettiger Triglyzeride keine Anreicherung von Chylomikronen oder VDL-Lipoproteinen.

Im Handel sind Fette und Öle aus mittelkettigen Triglyzeriden neuerlich als mct-Basis-plus-Fette (Diätmargarine und Diätspeiseöl) erhältlich (s. Angebot Reformhaus). In diesen neu entwickelten mct-Fetten sind gezielt essentielle Fettsäuren (alpha-Linolsäure C 18 : 2ω6 aus Saflöröl und alpha-Linolensäure C 18 : 3ω3 aus Leinöl) zugesetzt. Diese essentiellen Fettsäuren erreichen im Fettanteil ca. 16% der Gesamtfettsäuren. Zusätzlich sind Vitamin A, Vitamin D_3, Vitamin E, Vitamin B_{12} und Folsäure beigegeben.

Im menschlichen Organismus entstehen aus essentiellen Fettsäuren noch höher ungesättigte Fettsäuren wie Di-homo-gamma-Linolensäure (C 20 : 3ω6), Arachidonsäure (C 20 : 4ω6) und Eicosapentaensäure (C 20 : 5ω3). Diese Umwandlungen entstehen unter dem Einfluß des Enzymes delta-6-Desaturase (aus alpha-Linolsäure, Di-homo-gamma Linolensäure und Arachidonsäure, aus alpha-Linolensäure Eicosapentaensäure).

ω6 Fettsäuren

alpha-Linolsäure (C 18 : 2ω6)

↓

gamma-Linolensäure (C 18 : 3ω6),
Di-homo-gamma-Linolensäure (C 20 : 3ω6)
→ Eicosanoide

↓

Arachidonsäure (C 20 : 4ω6) → Eicosanoide

ω3 Fettsäuren

alpha-Linolensäure (C 18 : 3ω3)

↓

Eicosapentaensäure (C 20 : 5ω3) → Eicosanoide

Di-homo-gamma-Linolensäure, Arachidonsäure und Eicosapentaensäure sind Vorstufen von Eicosanoiden, d. h. von hochaktiven, sehr kurzlebigen, hormonähnlichen Wirkstoffen mit vielfältigen Wirkungen auf wichtige Funktionen des Organismus. Die Halbwertzeit dieser Substrate ist sehr kurz. Sie werden Eicosanoide genannt, da sie 20 (= eicos) Kohlenstoffatome im Molekül besitzen und aus hochungesättigten Fettsäuren mit 20 Kohlenstoffatomen in der Kette hervorgehen.

Unter dem Begriff Eicosanoide werden Substrate wie Prostaglandine, Prostazykline, Leukotriene und Thromboxane eingeordnet. Diese treten in verschiedenen Serien auf (Serie 1, Serie 2), haben jeweils verschiedene Wirkungen und stehen in komplexer Beziehung zueinander, indem sie sich antagonistisch oder potenzierend beeinflussen. Einflüsse der Eicosanoide erstrecken sich zum Beispiel auf Verengung oder Erweiterung von Blutgefäßen, auf den Blutdruck, Verengung oder Erweiterung der Bronchien, das Verhalten von Thrombozyten im Blut und die Gerinnungsaktivität.

Von besonderer Bedeutung im Zusammenhang mit chronisch entzündlichen Darmerkrankungen ist, daß bestimmte Eicosanoide Auswirkungen auf Strukturen und Gewebereaktionen der Darmschleimhaut besitzen und entzündliche Prozesse der Darmschleimhaut durch Dämpfung oder Aktivierung regulieren, und dies je nach Bedarf aufgrund vorhandener Gegebenheiten. H. Kasper weist ausdrücklich darauf hin, daß hieraus Therapieansätze zur Behandlung chronisch entzündlicher Darmerkrankungen abzuleiten sind (13).

Bereitstellung verschiedener Eicosanoide im Organismus ist durch das Angebot essentieller Fettsäuren und aus diesen hervorgehenden noch höher ungesättigten Fettsäuren (Di-homo-gamma-Linolensäure, Arachidonsäure, Eicosapentaensäure) mit jeweils 20 Kohlenstoffatomen m. E. zu steuern. Es ist z. B. möglich, bei chronisch entzündlichen Darmerkrankungen relativ viel alpha-Linolensäure (C 18 : 3ω3) anzubieten, um im Organismus Eicosapentaensäure und aus dieser sich bildende Eicosanoide, die vorzüglich entzündliche Prozesse dämpfen, hervorgehen zu lassen. Rohstoff von mct-Basis-plus-Fetten ist deshalb Leinöl, das alpha-Linolensäure enthält, aus der Eicosapentaensäure im Organismus hervorgeht. Eicosapentaensäure und sich daraus bildende Eicosanoide sind ansonsten nur über die Nahrung durch Verzehr von Kaltwasserfischen (Kabeljau, Hering) zu beziehen.

Di-homo-gamma-Linolensäure, aus der im Organismus gleichfalls auf chronisch entzündliche Darmerkrankungen günstig wirkende Eicosanoide entstehen, wird verfügbar, wenn alpha-Linolsäure unter dem Einfluß des Enzymes delta-6-Desaturase zu Di-homo-gamma-Linolensäure umgewandelt wird.

In mct-Basis-plus-Fetten ist Safloröl der Rohstoff, der alpha-Linolsäure und daraus hervorgehende Di-homo-gamma-Linolensäure liefert.

Empfehlungen

- ☐ Leichte vollwertige Grunddiät (s. leichte vollwertige Grunddiät bei Erkrankungen der Verdauungsorgane).
- ☐ Austausch üblicher Nahrungsfette gegen spezielle Diätmargarine und Diätöle mit mittelkettigen Triglyzeriden (mct-Basis-plus-Fette).
- ☐ Tagesmenge von mct-Basis-plus-Fetten zunächst auf 20 g begrenzen, dann innerhalb einer Woche auf 60 – 80 g steigern.
- ☐ Tagesmenge mct-Basis-plus-Fette über mehrere Mahlzeiten verteilen.
- ☐ Beim Garen und Kochen mit mct-Basis-plus-Diätmargarine und mct-Basis-plus-Diätspeiseöl nicht über 120–130 °C erhitzen.
- ☐ Warmhalten oder Wiederaufwärmen von mit mct-Basis-plus-Fetten zubereiteten Speisen vermeiden.
- ☐ Lebensmittel einschränken, die verborgenes Fett mit langkettigen Triglyzeriden enthalten (z. B. fettes Fleisch, fetthaltige Fleischwaren, fetthaltige Gebäcke, Kuchen und Torten).

Krankheitsbild

Es gibt eine Reihe von Erkrankungen, die mit einer Störung der Verdauung und der Resorption von Fett einhergehen. Sie bedürfen einer besonderen Ausrichtung des Fettverzehres. Erkrankungen, die von schlechter Fettverdauung (Maldigestion) und schlechter Fettaufnahme (Malabsorption) begleitet sein können, sind vor allem:

Zöliakie und Erwachsenen-Sprue mit Malabsorption von Fett durch Verlust von Dünndarmzotten und Schleimhautzellen.

Morbus Crohn (Enteritis regionalis) mit Malabsorption von Fett infolge chronischer Entzündung des Darmes und Maldigestion von Fett durch verringerte Gallensäurerückresorption und reduziertem Gallensäurepool.

Gallensteine bei Verschluß der Gallenwege mit Maldigestion von Fett durch fehlende Gallensäuren und Malabsorption von Fett durch Beeinträchtigung der Bildung von Mizellen vor der Resorption von Fett in die Schleimhautzellen des Dünndarms.

Cholagene Diarrhö mit Maldigestion von Fett durch fehlende Rückresorption von Gallensäuren und Mangel an Gallensalzen in der Galle (z. B. nach Resektion des unteren Dünndarms).

Insuffizienz der Bauchspeicheldrüse mit Maldigestion und Malabsorption von Fett durch Mangel fettspaltender Enzyme (Lipasen)

Zustand nach operativer Entfernung der Bauchspeicheldrüse mit Maldigestion und Malabsorption von Fett durch fehlenden Verdauungssaft der Bauchspeicheldrüse.

Zystische Fibrose der Bauchspeicheldrüse bei Mukoviszidose durch Maldigestion und Malabsorption von Fett durch Mangel an Lipase aus der Bauchspeicheldrüse.

Blind-Loop-Syndrom mit starker Vermehrung der Darmflora in Darmschlingen mit aufgestautem Darminhalt. Bildung dekonjugierter Gallensäuren sowie freier Fettsäuren, die die Bildung von Mizellen zur Fettresorption hemmen.

Immundefektsyndrom (AIDS in fortgeschrittenem Stadium) mit Malabsorption von Fett durch Schädigung der Dünn- und Dickdarmschleimhäute (nach Kasper in 50–90% der Fälle).

Weitere Erkrankungen, bei denen eine besondere Ausrichtung des Fettverzehres mit mct-Fetten angebracht sein kann, sind:

Eiweißverlierende Darmerkrankungen (enterales Eiweißverlustsyndrom) bei Beeinträchtigung aus dem Dünndarm abfließender Lymphe (mct-Fette werden nicht über Lymphkapillaren sondern direkt in das Blut aus dem Darm abgeleitet).

Fettstoffwechselstörungen Typ II, IV und Typ V, bei denen im Blut nach Fettverzehr erhöhte Gehalte an Chylomikronen und VLDL-Lipoproteinen entstehen (was durch mct-Fett zu verhindern ist, da mittelkettige Triglyzeride ohne Bildung von Chylomikronen und LVDL-Lipoproteinen in das Blut übernommen werden können).

Maldigestion und Malabsorption sind häufig mit einer mangelhaften Resorption von Vitamin B_{12}, Folsäure, Eisen, Kalzium oder auch Zink verbunden. Sie machen dann eine zusätzliche Versorgung mit diesen Nährstoffen nötig.

Schlechte Fettverdauung und schlechte Fettaufnahme haben für den Organismus beträchtliche Folgen und können sich bis zur Kachexie hin auswirken.

Ableitung bei Osteoporose

Bedingungen vollwertiger Grunddiät = Grunddiät-Formel zugrunde legen (s. S. 17) und zusätzlich Empfehlungen zur Ableitung beachten.

Ernährungstherapeutische Fakten

- Oxalsäurereiche Lebensmittel (z. B. Rhabarber) können die Ausnutzung von mit der Nahrung aufgenommenem Kalzium beeinträchtigen.
- Unter Umständen kann übermäßiger Eiweißverzehr insbesondere durch gesteigerte Kalziumausscheidung Kalziumverluste bewirken.
- Erhöhte Zufuhr von Phosphaten in Verbindung mit verringerter Kalziumaufnahme kann eine ausreichende Kalziumversorgung beeinträchtigen.
- Diskutiert wird, ob eine hohe Kochsalzzufuhr die Kalziumbilanz des Organismus nachteilig beeinflußt.
- Bei täglichem Genuß von zwei bis drei Tassen Kaffee konnte bei Frauen in der Menopause eine verminderte Knochendichte nachgewiesen werden.
- Es ist evtl. möglich, daß chronischer Alkoholmißbrauch eine Schädigung der Knochenstruktur verursacht.

Empfehlungen

- Ausreichend **Kalzium** aufnehmen (evtl. medikamentös ergänzen).
- DGE-Empfehlung zur Kalziumversorgung: Zwischen dem 15. und 19. Lebensjahr 1200 mg/Tag, zwischen dem 19. Und 25. Lebensjahr 1000 mg/Tag, ab dem 25. Lebensjahr zwischen 800 und 900 mg/Tag.
- Besonders beachten: ausreichende Versorgung mit Kalzium bei Frauen in der Menopause (speziell bei der Behandlung mit Östrogenen).
- Zur **Versorgung mit Kalzium** geeignet: Milch (ca. 120 mg%), Hartkäse (790 – 830 mg%), Weichkäse (ca. 500 mg%), Doppelrahmfrischkäse (ca. 65 mg%), Magerkäse (ca. 200 mg%), Magerquark (ca. 120 mg%), Diät-Kurmolkc (ca. 120 mg%), Molke-Kwass (ca. 108 mg%), Haselnüsse (ca. 225 mg%), Mandeln (ca. 250 mg%), Sesamsamen (ca. 783 mg%), Feigen (ca. 190 mg%), Sonnenblumenkerne (ca. 100 mg%), Vollsoja-Mehl (ca. 195 mg%), Brokkoli (ca. 65 mg%), Fenchelknollen (ca. 100 mg%), Grünkohl (ca. 110 mg%), Sellerie (ca. 50 mg%), Spinat (ca. 85 mg%).

Tab. 18: Kleine Nährwert-Tabelle → siehe im Nachschlageteil S. 112

- Möglichst keine Lebensmittel mit **phosphathaltigen Lebensmittelzusatzstoffen** z. B. Schmelzkäse, Cola-Getränke.
- Günstig zur Förderung der Kalziumresorption täglich **milchsäurehaltige Lebensmittel, Vitamin-C-reiche Fruchtsäfte** oder **Früchte**, evtl. täglich 3 x 1 Teelöffel **Milchzucker.**

Krankheitsbild

Osteoporose (Knochenschwund) ist weit verbreitet. Folgen brüchig gewordener Knochen sind meist Oberschenkelhalsbrüche, Unterarmfrakturen und Brüche der Wirbelkörper. Von Osteoporose betroffen sind vor allem Frauen im Alter zwischen 50 und 60 Jahren (vermutlich die Hälfte aller Frauen in den Wechseljahren).

Kommen Knochenbrüche durch Osteoporose zustande, ist Knochenschwund meist längst im Gange gewesen. Wichtig ist, die Diagnose Knochenschwund frühzeitig zu stellen und frühzeitig eine sinnvolle Ernährungstherapie einzuleiten.

Nach H. Kasper sind für die Osteoporose eine geringere Knochenmasse, eine Verschlechterung der Mikrostruktur und eine Verringerung der mechanischen Stabilität der Knochen charakteristisch (13).

Ursachen der Osteoporose: Genetische Faktoren, Bewegungsmangel, gesteigerte Sekretion des Parathormones mit absinkendem Kalziumspiegel und Störungen im Hormonhaushalt. Letzteres erklärt, daß Knochenschwund vor allem bei Frauen im Alter von 40 – 50 Jahren einsetzt, wenn die Eierstöcke im Klimakterium ihre Funktion einschränken. Knochenbildende Zellen (Osteobla-

Ableitungen

sten) arbeiten unter dem Einfluß der Geschlechtshormone.

Einige Autoren sind der Meinung, daß eine Substitution der Geschlechtshormone Knochenschwund verhindern kann. Diesbezüglich wird Frauen eine Behandlung mit natürlichen Östrogenpräparaten empfohlen.

Weitere Ursachen der Osteoporose können Kortisonbehandlungen oder gestörte Kalziumresorption durch bei Darmerkrankungen vorhandene schlechte Verdauung der Nahrung (Maldigestion) und/oder beeinträchtigte Resorption der Nahrung (Malresorption) sein.

Ableitung bei rheumatischen Erkrankungen

Bedingungen vollwertiger Grunddiät = Grunddiät-Formel zugrunde legen (s. S. 17) und zusätzlich Empfehlungen zur Ableitung beachten.

Ernährungstherapeutische Fakten

Sinnvolle Ansatzpunkte für ernährungstherapeutische Maßnahmen gegenüber rheumatischen Krankheiten sind folgende Feststellungen:

- Entzündliche Vorgänge, die bei rheumatischen Krankheiten mit hypergischer Reaktionsweise ablaufen, können durch Fasten oder vegetabile Vollrohkost beeinflußt werden. Diese ernährungstherapeutische Erkenntnis haben in der Klinik Eppinger und Hoff umgesetzt und angewendet.
- Erhöhte Durchlässigkeit der Kapillargefäße (Kapillarpermeabilität) ist durch natriumarme vegetabile Frischkost zu mindern.
- Ernährung kann Struktur und Funktion des interstitiellen Gefäßbindegewebes, das eine Transitzone des Stoffaustausches zwischen Blut, Zwischenzellflüssigkeit und Organzellen darstellt, beeinflussen, in diesem Bereich unter Umständen lokale Übersäuerung (Azidosen), Nährstoffstau, Sauerstoffmangel (Hypoxie) oder Stoffwechselrückstände beseitigen und immunaktive Funktionen und Regulationen aktivieren, die von diesem Gewebe ausgehen.
- Ernährung ist imstande, über höchstmögliche ernährungsphysiologische Qualität (vor allem über regelmäßige Zufuhr immunaktiver Nahrungssubstrate) das immunologische Geschehen zu berühren. Aus essentiellen Fettsäuren können hochaktive körpereigene Wirkstoffe (bestimmte Eicosanoide) mit entzündungsberuhigender Wirkung hervorgehen.
- Ernährung, die auf Beeinflussung des Darmes (Darmschleimhautbeschaffenheit, Darmbakterienflora, Darmmilieu, Darmfunktion) ausgerichtet ist und gestörte Verhältnisse durch »Darmsanierung« beseitigt, könnte das darmassoziierte lymphatische Abwehrsystem in seiner Leistung verbessern.
- Zu beachten ist, daß aus essentiellen Fettsäuren hochaktive körpereigene Wirkstoffe (Eicosanoide) mit entzündungsfördernder und/ oder entzündungsberuhigender Wirkung hervorgehen. Diskutiert wird, daß Arachidonsäure, die aus alpha-Linolsäure entstehen kann, teilweise entzündungsfördernde Eicosanoide entstehen läßt, während aus alpha-Linolensäure hervorgehende Eicosapentaensäure vermutlich entzündungsdämpfende Eicosanoide als Metaboliten bildet.
- Gastroenterologen halten es für möglich, daß Erkrankungen des Darmes Immunmechanismen auslösen, die nicht nur zu entzündlichen Darmveränderungen, sondern auch zu entzündlichen Reaktionen der Gelenke führen. Bei Patienten mit rheumatischen Krankheiten sollten deshalb ggf. Darmsanierungsmaßnahmen nicht versäumt werden.
- Ernährung kann über gezielte Ausrichtung des Fettverzehrs Mikrozirkulation und Sauerstoffversorgung des Bindegewebes beeinflussen (Verbesserung rheologischer Parameter).
- Ernährung kann über verstärkte Zufuhr basenvalenter Nahrungsinhaltsstoffe regional lokalisierte Azidosen (die vermutlich ungünstig auf die Struktur von Binde- und Knorpelgewebe einwirken) mindern oder beseitigen.
- Heilfasten und anschließende eiweißbeschränkte Nahrung könnte über Abbau von Speichereiweiß in Kapillarbasalmembranen und Interstitium den Stoffwechselablauf verbessern.

In der laktovegetabilen Variante der vollwertigen Grunddiät ist eine Ernährungsform angeboten, die bei rheumatischen Krankheiten mit sinnvoller Begründung langfristig einsetzbar ist. Sie ist vor allem mit Ernährungsempfehlungen in Übereinstimmung zu bringen, die **Bircher-Benner, Eppinger, Oelze, Lützner** und **Wendt** bei rheumatischen Krankheiten aufgestellt haben.

Sicher können ernährungstherapeutische Maßnahmen allein bei rheumatischen Krankheiten gegebene Probleme nicht lösen. Dennoch muß die Gesamtbehandlung Ernährungstherapie einschließen, und es ist ein Fehler, wenn die Behandlung nur auf immunsuppressorische Medikamente, Schmerzmittel und physikalische Therapie beschränkt bleibt.

Kasper: »Sowohl die Erfahrung von Patienten als auch Ärzten stützt die Auffassung, daß die Ernährung Entstehen und Verlauf rheumatischer Krankheiten mit beeinflußt.« Befragungen von Rheumakranken ergaben, daß es zu Verschlimmerung rheumatischer Leiden 41 x durch Fleisch und Wurstwaren, 52 x durch Zucker- und Weißmehlprodukte, 68 x durch Genußmittel (Kaffee, Tee, Alkohol) und 29 x durch tierische Fett gekommen ist. Besserungen wurden 40 x nach betont pflanzlicher Kost angegeben, 57 x nach hohem Rohkostanteil in der Nahrung (13).

Bei degenerativen rheumatischen Gelenkerkrankungen, die mit Übergewicht verbunden sind, ist zunächst die Regulation des Körpergewichtes wichtig.

Vor allem hat H. Lützner Rheumakranke in vielen Fällen erfolgreich mit Heilfasten, vegetabiler Frischkost und anschließender ovolaktovegetabiler Ernährung behandelt. Von Lützner wird ein 4-Stufen-Plan empfohlen: 14 – 40 Tage Heilfasten, anschließend sechs Monate ausschließlich Vollrohkost und abschließend ovo-laktovegetabile vollwertige Grunddiät (20).

Empfehlungen

- ☐ Zu empfehlen ist **ovo-laktovegetabile vollwertige Grunddiät** (wenn Patient hiermit einverstanden).
- ☐ Zumindest ist der Verzehr von Fleisch und Fleischwaren deutlich zu verringern.
- ☐ Besonders reichlich sind Obst und Gemüse sowie basenbildende Gemüse- und Kartoffelgerichte zu geben.
- ☐ Als Nahrungsfett Olivenöl extra vergine, Leinöl und frische Butter bevorzugen (weniger geeignet linolsäurereiche Pflanzenöle, die im Stoffwechsel Arachidonsäure und unter Umständen aus Arachidonsäure entzündungsfördernde Prostaglandine hervorgehen lassen).
- ☐ Bei der Zubereitung der Speisen mit **Kochsalz** (auch mit Meersalz) sparsam umgehen.
- ☐ Reichliche Aufnahme von **Teegetränken**: Kräutertees, spezielle Rheumatees, Birkenblättertee, Brennesseltee, Löwenzahntee.
- ☐ Ergänzende Phytotherapie: **Frischpflanzensäfte** aus Löwenzahn, Brennessel, Birke, Birkenblättertee (evtl. Rheumatees).

Krankheitsbild

Es ist davon auszugehen, daß rheumatische Erkrankungen eine das interstitielle Gewebe (Bindegewebe = Grundgewebe) betreffende Systemerkrankung darstellen und entsprechend allgemeiner Verbreitung mesenchymaler Gewebe im Organismus Krankheiten des Gesamtorganismus sind. Sicher ist auch, daß der Rheumapathologie, ein immunologisches Geschehen zugrunde liegt. Auf rheumaauslösende Faktoren antwortet der Organismus mit bestimmten pathophysiologischen und pathohistologischen Reaktionen, wobei die Reaktionsweisen durch Disposition, Konstitution und vielfältige äußere Einflüsse (soziale Situation, Klima, Wetter) mitbestimmt werden.

Einteilung und Definition rheumatischer Krankheiten

- *Akut-entzündlicher Rheumatismus* mit Entzündung der Gelenke, erhöhter Durchlässigkeit (Permeabilität) der Kapillargefäße, Muskelfaser-Verquellung, absterbenden Gewebeherden (Nekroseherde), rheumatischen Frühinfiltrationen und Bildung rheumatischer Knötchen (Granulomen).
- *Chronisch entzündliche Polyarthritis* mit entzündlichen Vorgängen an den Gelenken und chronisch destruierenden Prozessen, die den Gelenkknorpel betreffen und auf gelenknahe Bereiche des Knochens übergreifen.
- *Weichteilrheumatismus* mit Muskelverspannungen, die von verminderter Durchblutung in lokalisiert betroffenen Gewebebereichen begleitet sind (in der Rheumatologie wird Weichteilrheumatismus heute als Auflösungsdegeneration ohne entzündliche Komponente angesehen).
- *Arthrosen* mit degenerativer Zerstörung von Gelenkknorpeln und gelenknahen Knochenbereichen (zeitweilig durch entzündliche Vorgänge aktiviert).

Ableitung bei Krebserkrankungen

Bedingungen vollwertiger Grunddiät = Grunddiät-Formel zugrunde legen (s. S. 17) und zusätzlich Empfehlungen zur Ableitung beachten.

Ernährungstherapeutische Fakten

Über den Zusammenhang zwischen Krebserkrankungen und Ernährung urteilt H. Kasper: »Es besteht derzeit kein Zweifel mehr daran, daß der Ernährung bei dem sehr komplexen meist während vieler Jahre über verschiedene Vorstufen ablaufenden Prozeß der Tumorentstehung eine zentrale Bedeutung zukommt.«

Geeignet zur Prävention und Therapie von Krebserkrankungen ist vollwertige auf den ganzen Organismus unspezifisch ausgerichtete Grunddiät. Denn noch immer ist es nicht möglich, eine spezielle Krebsdiät zu definieren.

Es ist keine Nahrung zusammenzustellen, die den Tumor direkt angreift oder Tumorzellen vernichtet, auch existieren keine einzelnen Lebensmittel, die dies von sich aus könnten. Der Begriff »Krebsdiät« sollte nicht benutzt werden, da er die Vorstellung nährt, es ließe sich eine spezielle Diät gegen Krebs exakt formulieren. Ernährungstherapie gegenüber Krebserkrankungen muß von anderen Vorstellungen ausgehen. Nicht der Tumor selbst ist Ziel ernährungstherapeutischer Maßnahmen, sondern der Gesamtorganismus in seinen übergeordneten, unspezifischen Allgemeinfunktionen. Ernährungsphysiologisch wertvollste Nahrung soll den Organismus des Tumorkranken dazu bringen, die Auseinandersetzung mit bösartigem Wachstum erfolgreicher zu bestehen. Man könnte auch sagen: Durch gezielte Ernährung ist im Organismus ein biochemisches Milieu herzustellen, daß das Terrain für vorhandene Tumorzellen durch Ordnung im Stoffwechselgeschehen verschlechtert und körpereigene Abwehrkräfte erfolgreicher wirken läßt.

Wichtige Erfahrungen machte Zabel bei der Behandlung von Tumorpatienten. Sein Therapiekonzept war: Operation und Bestrahlungsthera-

pie von intensiver Allgemeinbehandlung einschließlich Ernährungstherapie zu begleiten. Ziel seiner Ernährungstherapie war, auf Funktion und Milieu des Darmes einzuwirken, Entgiftungsfunktionen der Leber zu entlasten sowie auf Kapillargefäße und interstitielles Bindegewebe (Grundgewebe) Einfluß zu nehmen. Spezielle Bedeutung maß er der Aufgabe zu, über die biologische Qualität der Nahrung humorale und zelluläre Abwehrleistungen zu steigern sowie den Gesamtstoffwechsel zu regulieren.

Systematisch hatte Zabel die Ernährung seiner Krebspatienten variiert und Erfahrungen gesammelt. Zugleich versuchte er durch laufende Kontrollen der Stoffwechselbefunde zu einer Verlaufsdiagnostik zu kommen, um Ergebnisse der Ernährungstherapie zu objektivieren. Dabei ergab sich, daß laktovegetabile vollwertige Ernährung mit Anpassung an jeweils gegebene Verhältnisse am erfolgreichsten schien. Wichtigste Erkenntnisse Zabels lauten (28):

- Übermäßige Nahrungszufuhr schadet (ähnlich wie bei Diabetikern).
- Ausreichend groß müssen Anteile vegetabiler Frischkost und Vollkornnahrung sein.
- Raffinadezucker sind weitgehend oder völlig aus der Nahrung auszuschließen.
- Übermäßige Eiweißzufuhr schadet und belastet.
- Die tägliche Eiweißaufnahme sollte 0,8 g Protein pro Kilogramm Körpergewicht nicht überschreiten und vorwiegend aus Milch, Sauermilchen, Quark, Käse und Vegetabilien zustande kommen.
- Fleisch und Fleischwaren sind entweder auszuschalten oder auf eingeschränkte Mengen zu reduzieren.
- Übermäßiger Fettgehalt der Nahrung ist sehr abträglich.
- Kaltgepreßte, naturbelassene Pflanzenöle, Pflanzenfette mit naturbelassenen Fettrohstoffen und frische Butter sind als Nahrungsfette zu bevorzugen.

Allgemein wichtig ist eine Versorgung mit den Vitaminen C, E, beta-Carotin und in pflanzlicher Nahrung enthaltenen Wirkstoffen wir Carotinoiden und Flavonoiden. Letztere werden sekundäre Pflanzenstoffe genannt, sind antioxidativ wirksam und schützen vor zellzerstörenden Radikalen. Kasper empfiehlt, Blutplasmaspiegel zu erreichen, die pro Tag bis zu 150 mg Vitamin C, 30 mg

Vitamin E und 2–4 mg beta-Carotin betragen. Hierzu empfehlen sich Naturprodukte wie Vollfrucht-Sanddorn (Vitamin C), frisch gepreßter Karottensaft (beta-Carotin), Vollfrucht-Mango (beta-Carotin) und Weizenkeimöl (Vitamin E). Nützlich erscheint auch Bierhefe (B-Vitamine). Alternativ können Vitaminpräparate eingesetzt werden.

Bei Patienten, die strahlen- oder chemotherapeutisch behandelt werden, ist es besonders wichtig, die vorgenannten Schutzstoffe zuzuführen, darüber hinaus von Bedeutung, die Ernährung auch individuellen Wünschen anzupassen.

Unterschiedliche Verläufe bei Patienten mit ausgerichteter Ernährung bzw. üblicher Kost wollte Zabel nicht durch Zufall erklärt wissen. Aufgrund seiner Erfahrungen ist in ernährungstherapeutischer Behandlung von Tumorpatienten eine Basistherapie zu sehen, ohne die andere Behandlungsmethoden nicht zu voller Wirkung kommen. Zabel ließ jedoch keinen Zweifel daran, daß Ernährungstherapie weder Operation, Strahlentherapie noch andere heute mögliche Behandlungsmethoden ersetzen kann. Erst der Einsatz aller Behandlungsmöglichkeiten ergibt eine Ganzheitsbehandlung der Krebserkrankungen, wie sie sich Zabel vorstellte.

Ernährung und Krebserkrankung

Bei der geschilderten Sachlage ist von Bedeutung, daß ein Komitee des *National Research Council* der USA einen Bericht zum Thema »Diet, Nutrition and Cancer« vorgelegt und den Stand derzeitiger wissenschaftlicher Erkenntnisse über Zusammenhänge zwischen Ernährung und Krebserkrankungen aus epidemiologischen Studien sowie Tier- und Laboruntersuchungen vermittelt hat. Aus drei Forschungsbereichen ermittelte Daten sind als besonders verwertbar betrachtet worden, wenn ihre Ergebnisse in gleiche Richtung weisen.

Grundsätzlich große Schwierigkeiten bestehen, kausale Zusammenhänge zwischen einzelnen Ernährungsbestandteilen und Krebsgeschehen nachzuweisen, denn Nahrung ist ein vielfältig zusammengesetzter Komplex. Dennoch ist das Komitee der Meinung, daß vorhandene Daten wichtige Anhaltspunkte liefern und vorläufige Empfehlungen rechtfertigen.

Wichtigste Aussagen des Komitee-Berichtes, der in einer Dokumentation des Bundesministers für Forschung und Technologie (6) wiedergegeben ist, sind folgende:

- Unterschiedliche Häufigkeitsraten bestimmter Krebserkrankungen, die in verschiedenen Populationen vorkommen, korrelieren oft mit unterschiedlicher Ernährung.

- Untersuchungen an Tieren zeigen, daß vergleichbare Fütterungsweisen bestimmte Krebserkrankungen begünstigen.

- Es bereitet relativ wenig Schwierigkeit, einen Zusammenhang zwischen der Ernährungsweise in reichen Industrienationen und dem Auftreten bestimmter Krebserkrankungen (Brust-, Kolon- und Gebärmutterkrebs) aufzuzeigen. Viel schwieriger ist zu klären, welche der Ernährungsfaktoren hierfür verantwortliche sind.

- Die meisten Krebserkrankungen des Menschen haben exogene Ursachen. Schätzungen zufolge scheint die Ernährung bei 30 – 40% der Krebserkrankungen von Männern und 60% der Krebserkrankungen von Frauen eine besondere Rolle zu spielen.

- Ein signifikanter Prozentsatz an Krebstoten könnte durch Modifikation der Ernährung vermieden werden (vor allem im Zusammenhang mit Krebserkrankungen des Magens, des Darmes und der Brustdrüse).

- Experimentelle Untersuchungen zeigen, daß bei Tieren, die nur wenig Futter erhielten, die Tumorinzidenz geringer und die Lebenserwartung höher ist als bei Tieren, die Futter nach Belieben zu sich nahmen.

- Epidemiologische Studien und Tierversuche zeigen, daß Nahrungsfett die Entstehung von Mamma-, Kolon-, Rektum- und Gebärmutterhalskrebs beeinflußt. Ein Anstieg des Fettkonsums von 5% auf 20% der Nahrungsmenge (bzw. von 10% auf 40% der Gesamtkalorien) erhöht die Tumorhäufigkeit in verschiedenen Geweben. Dies läßt einen Zusammenhang zwischen Fettkonsum und dem Auftreten bestimmter Krebserkrankungen als »sehr wahrscheinlich« erscheinen.

- Fettreiche Nahrung verändert die Sekretion von Hormonen der Hypophyse, die mittelbar oder unmittelbar das Wachstum der weiblichen Brustdrüse steuern. Für verschiedene Populationen ist eine strenge Korrelation zwischen Brustkrebs-Sterblichkeit und höherem Pro-Kopf-Konsum an Fett nachzuweisen.

- In Korrelations- und Fallkontrollstudien ist ein erhöhtes Risiko von Krebserkrankungen des Dickdarmes bei höherem Fettkonsum festgestellt worden. Vermehrte Sekretion von Gallensäuren und deren enterale Transformation zu kanzerogenen Abkömmlingen (Derivaten) scheint hierfür verantwortlich zu sein.

- Im Ergebnis der meisten tierexperimentellen Untersuchungen wird die Kanzerogenese (Entstehung von Krebs) durch Kostformen unterdrückt, die ausreichend, jedoch relativ wenig Eiweiß enthielten. Die Kanzerogenese erscheint erhöht, wenn die Eiweißzufuhr den zwei- bis dreifachen Wert benötigter Proteinmengen erreicht.
- Aufgrund epidemiologischer Daten und Laboruntersuchungen ist anzunehmen, daß hoher Proteinkonsum mit erhöhtem Risiko bestimmter Krebserkrankungen verbunden sein kann.
- Fütterungsversuche an Tieren zeigen, daß bestimmte, ballaststoffreiche Verbindungen bestimmter Kanzerogene, die Dickdarmkrebs auslösen können, in der Wirksamkeit mindern.
- Bevorzugter Verzehr dunkelgrüner und tiefgelber Gemüse (reich an Karotin und Ballaststoffen) kann das Risiko zu bestimmten Krebserkrankungen mindern.
- Ergebnisse aus Tierversuchen lassen die Annahme berechtigt erscheinen, daß karotin- und Vitamin-A-reiche Lebensmittel antikanzerogen wirksam sind.
- Resultate einiger Fallkontroll- und Korrelationsstudien lassen vermuten, daß der Konsum Vitamin-C-reicher Lebensmittel mit geringerem Risiko bestimmter Krebserkrankungen (speziell Magen- und Speiseröhrenkrebs) in Zusammenhang steht.
- Laboruntersuchungen zeigen, daß Ascorbinsäure (Vitamin C) die Bildung potentiell krebserregender Nitrosamine hemmen kann.
- Übermäßiger Alkoholkonsum ist mit erhöhtem Risiko von Krebserkrankungen des oberen Magen-Darm-Traktes in Verbindung zu bringen.

Ernährungsempfehlungen

Ernährungsempfehlungen des Komitees laufen darauf hinaus, den Fettkonsum auf 30 bis 25% der Kalorienaufnahme herabzusetzen, täglich Obst, Gemüse (insbesondere Vitamin-C-reiche Früchte und karotinreiche Gemüsesorten) und Vollkornprodukte zu verzehren, die Nahrung mit Trägern naturgegebener Ballaststoffe (insbesondere Vollkornprodukte) anzureichern und den Konsum geräucherter und gepökelter Fleischwaren einzuschränken. Ausdrücklich ist nicht empfohlen, bestimmte Nährstoffe oder bestimmte Lebensmittel zu konsumieren, sondern eine Nahrung aufzunehmen, die im ganzen richtig zusammengesetzt und zubereitet ist. Es entspricht ganzheitlicher Betrachtungsweise, wenn ausgesagt ist, die Empfehlungen müßten »als Ganzes« befolgt werden, da sie nur so von größtmöglichem Nutzen sein können.

Analysiert man Fakten und Empfehlungen des Komitee-Berichtes »Diet, Nutrition and Cancer«, zeigt sich, daß Grundsätze und Ausrichtung vollwertiger laktovegetabiler Grunddiät in vielen Punkten mit dem übereinstimmen, was die Ernährungsempfehlungen des Komitee-Berichtes hervorheben.

Bereits 1980 hatte der Autor mit der Bayerischen Krebsgesellschaft e.V. eine Empfehlung zu Ernährungsvorsorge und Ernährungstherapie bei Krebserkrankungen veröffentlicht und sich zum Thema vorsorgender Ernährung gegenüber Krebserkrankungen auch in einer Broschüre des Bundesforschungsministeriums unter dem Titel »Ernährung und Krebs« geäußert.

Empfehlungen

- Leichte vollwertige Grunddiät (sehr individuell ausgerichtet).
- Evtl. laktovegetabil ausgerichtete leichte vollwertige Grunddiät.
- Verträglichkeit von Frischkost an Toleranz anpassen. Häufig ratsam leichte Frischkost, z. B. frisch gepreßte Fruchtsäfte (bei Empfindlichkeit mit Haferschleim oder Mandelmilch verbinden, evtl. in Quarkspeisen einarbeiten), frisch gepreßte Gemüsesäfte, verträgliches frisches Obst (evtl. zerkleinert oder püriert), zarte Blattsalate, fein geriebene Karotten (mit naturbelassenem nicht raffiniertem Pflanzenöl angerichtet).
- Keine gröbere Nahrung aus Vollgetreide, z. B. Frischkornbrei, Nahrung aus Vollgetreide einschränken auf Gerichte aus Vollgetreideflocken (Typ Bircher-Müsli), passend auch Vollgetreidebreie, z. B. aus Vollkornhaferflocken, Hirse oder Vollreis. Knäckebrot und bekömmliche Vollkornbrote (mit lockerer Krumenbeschaffenheit).

○ Weitgehend **Raffinadezucker** und **Süßigkeiten** ausschalten, Bienenhonig und andere alternative Süßungsmittel nur in sehr eingeschränkter Menge.

○ Sehr wichtig: **Fettverzehr** begrenzen.

○ Kaltgepreßte, naturbelassene Pflanzenöle, Pflanzenfette mit naturbelassenen Fettrohstoffen und frische Butter als Nahrungsfette bevorzugen.

○ Fleisch und Fleischwaren nur in sehr geringer Menge (besser ovo-laktovegetabil ausgerichtete Grunddiät).

○ Ausschalten: **schwarz geräucherte Fleischwaren**, auf Holzkohlengrill zubereitetes Fleisch, **nitrathaltige Wurstwaren** (aus deren Nitratzusätzen Nitrosamine entstehen können), **Spirituosen** und andere alkoholische Getränke (ausgenommen evtl. kleine Mengen Champagner, Sekt, Wein oder Bier).

○ Evtl. bei Schwerkranken Prinzip sehr häufiger kleiner Mahlzeiten.

○ Allgemein wichtig Versorgung mit den Vitaminen C, E, beta-Carotin und in pflanzlicher Nahrung enthaltenen Wirkstoffen wie Carotinoiden und Flavonoiden. Letztere werden sekundäre Pflanzenstoffe genannt, sind antioxidativ wirksam und schützen vor zellzerstörenden Radikalen. Kasper empfiehlt, Blutplasmaspiegel zu erreichen, die pro Tag bis zu 150 mg Vitamin C, 30 mg Vitamin E und 2–4 mg beta-Carotin betragen. Hierzu empfehlen sich Naturprodukte wie Vollfrucht-Sanddorn (Vitamin C), Karottensaft (beta-Carotin), Vollfrucht-Mango (beta-Carotin) und Weizenkeimöl (Vitamin E). Nützlich auch Bierhefe (B-Vitamine) oder Vitamin- und Mineralstoffpräparate (evtl. Selen).

Krankheitsbild

Wie bekannt, gibt es einen Komplex von Ursachen, die bei genetischer Disposition Krebserkrankungen auslösen können (Ernährung, Umweltverschmutzung, Lebensmittelzusätze, Alkohol, Infektionen, Tabak). Geschätzt wird, daß innerhalb dieses Komplexes Ernährung mit 35% und Zigarettenrauchen mit 30% für die Entstehung von Tumorerkrankungen verantwortlich sind.

Ableitung
bei Nierensteinen

> Bedingungen vollwertiger Grunddiät =
> Grunddiät-Formel zugrunde legen (s.
> S. 17) und zusätzlich Empfehlungen zur
> Ableitung beachten.

Ernährungstherapeutische Fakten

Flüssigkeitsaufnahme: Durch reichliche Flüssigkeitsaufnahme sind bei allen Nierensteinen die Harnwege gut durchzuspülen und steinbildende Substrate zu verdünnen. Bei ruhiger Betätigung und normaler Umgebungstemperatur sind tägliche Trinkmengen von zwei bis drei Litern zu empfehlen. Das spezifische Gewicht des Harns ist unter 1015 zu halten. Bei Wasserverlusten (Erbrechen, Durchfall, Schwitzen) oder erhöhtem Flüssigkeitsbedarf (z. B. Fieber) ist die Flüssigkeitsaufnahme zu erhöhen. Patienten mit Nierensteinen, die in subtropische oder tropische Regionen reisen wollen, sind hierauf aufmerksam zu machen. Wichtig ist auch, vor der Nachtruhe Flüssigkeit aufzunehmen, damit der Durchspüleffekt nicht unterbrochen wird.

Harnsäuresteine: Sie sind über Ernährungstherapie am erfolgreichsten zu behandeln. Ausschlaggebend ist dabei, die Aufnahme harnsäurebildender Purine zu verringern und die endogene Produktion von Harnsäure zu drosseln. Eine Ernährung mit purinarmer laktovegetabiler Grunddiät verringert die Harnsäureausscheidung im Harn erheblich und senkt sie pro Tag auf 140–400 mg.

Kalziumphosphatsteine: Sie lassen gezielte Ernährungstherapie am wenigsten zu. Um im Harn Kalzium- und Phosphatkonzentrationen entscheidend zu verringern, müßten wichtige Lebensmittel (u. a. Milch, Quark, Käse), die zu einer gesunden Ernährung erforderlich sind, weitgehend ausgeschaltet werden. Möglicherweise hat die Höhe des Zuckerverzehres Einfluß auf die Kalziumausscheidung über die Niere und kann erhöhte Kalziumgehalte im Harn erzeugen. Untersuchungen an gesunden Versuchspersonen ergaben beim Vergleich der Kalziumausscheidung unter hohem und niedrigem Zuckerverzehr in einzelnen Harnportionen unter zuckerreicher Ernährung sehr hohe Kalziumkonzentrationen

Kalziumoxalsteine: Die Aufnahme von Oxalsäure mit der Nahrung hat geringen Einfluß auf den Oxalsäuregehalt des Harns. Nur etwa 10% im Harn ausgeschiedene Oxalsäure entstammt der Nahrung. Gesunde Erwachsene scheiden pro Tag ca. 40 mg Oxalsäure aus, die zum größten Teil im Stoffwechsel entstanden ist.

Empfehlungen

Harnsäuresteine

- ☉ Purinarme Grunddiät-Ableitung (s. Ableitung bei Purinstoffwechselstörungen und Gicht).
- ☉ Reichlich Flüssigkeit mindestens 1,5 – 2 Liter/Tag, tägliche Harnmenge möglichst 2,5 Liter/Tag.
- ☉ Flüssigkeit aus Früchtetees, Kräutertees, Blättertees, Nierentees, alkalisierenden bikarbonathaltigen Mineralwässern (z. B. Fachinger, Wildunger Helenenquelle).
- ☉ Keine säuernden Mineralwässer.
- ☉ Erlaubt Altbier.
- ☉ Kein Pils, kein Kölsch.
- ☉ Einstellung pH-Wert Harn 5,0–6,5.
- ☉ Phytotherapie mit Frischpflanzensäften (Brennessel, Löwenzahn, Birke).

Kalziumoxalatsteine

- ☉ Reichlich Flüssigkeit aus Früchte-, Blätter-, Kräuter- und Nierentees.
- ☉ Keine harnsäuernden Mineralwässer (z. B. Appollinaris).
- ☉ Besser alkalisierende Mineralwässer (z. B. Fachinger, Wildunger Helenenquelle).
- ☉ Kein Pils, kein Kölsch.
- ☉ Erlaubt Altbier.
- ☉ Bohnenkaffee, schwarzer Tee und Pfefferminztee einschränken.
- ☉ Einschränken Käse, Spinat, Spargel, Rhabarber, Schokolade, Kakao, Zucker.

Kalziumphosphatsteine

- ☉ Reichlich Flüssigkeit aus Früchte-, Blätter-, Kräuter- und Nierentees.
- ☉ Keine alkalisierenden Mineralwässer.
- ☉ Besser harnsäuernde Mineralwässer.

Ableitungen

- ○ Kein Altbier.
- ○ Erlaubt Pils und Kölsch.
- ○ Nur mäßig Bohnenkaffee und schwarzer Tee.
- ○ Wenig Käse.
- ○ Zuckerverzehr einschränken.

Krankheitsbild

Nierensteine haben in Bevölkerungen mit Wohlstandsernährung an Häufigkeit zugenommen. Sie entwickeln sich in Not- und Mangelzeiten seltener als bei ausreichender oder übermäßiger Ernährung. In unserer Bevölkerung setzte nach 1948 eine Welle von Nierensteinerkrankungen ein. Dabei spielte auch eine Rolle, daß die Ernährung während des Krieges wasserhaltiger und weniger konzentriert war, so daß auszuscheidende Harnbestandteile besser in Lösung zu halten waren.

Zur Bildung von Nierensteinen sind »Kristallisationszentren«, die im konzentrierten Harn leichter entstehen, erforderlich.

Erhöhte Konzentrationen steinbildender Substrate und Änderungen der pH-Werte des Harns beeinflussen die Entstehung von Steinen maßgeblich. Ursachen von Steinbildungen sind zusammengefaßt: gesteigerte Ausscheidung steinbildender Substrate, gesteigerte endogene Synthese von Harnsäure, Änderungen der pH-Werte des Harns, bakterielle Infektionen in den Harnwegen und Abflußbehinderungen des Harns.

Nierensteine können Koliken veranlassen, wenn kleine Steine in den Harnleiter gelangen, dies kann verbunden sein mit Harnstau, bakteriellen Infektionen und Nierenbeckenentzündung (Pyelonephritis).

Ableitung im Alter

> Bedingungen vollwertiger Grunddiät =
> Grunddiät-Formel zugrunde legen (s.
> S. 17) und zusätzlich Empfehlungen zur
> Ableitung beachten.

Ernährungstherapeutische Fakten

- Mit Rücksicht auf den abnehmenden Energiebedarf ist die *Energiezufuhr* zu beschränken und sicherzustellen, daß die Relation des Angebotes an Energie und des Angebotes essentieller Nährstoffe optimiert ist.
  Soweit wie möglich ist ein normales Körpergewicht anzustreben oder wiederherzustellen, jedoch nicht mit Hilfe radikaler Abmagerungskuren. Vor relativ geringem Körpergewicht sollte man keine Angst haben, da es altersgemäßen physiologischen Involutionsvorgängen entspricht. Auf jeden Fall ist zunehmendes Körpergewicht wegen hiermit verbundener Belastung des Kreislaufs und des Stoffwechsels zu vermeiden. Üppig ernährte ältere Menschen besitzen keine besseren Aussichten, bei guter Gesundheit ein höheres Lebensalter zu erreichen.
  Besondere Rücksicht ist auf den Fettverzehr zu nehmen. Dabei ist wesentlich, die tägliche Fettmenge auf mehrere Mahlzeiten zu verteilen, pflanzliche Fette mit höheren Anteilen an hochungesättigten Fettsäuren und Vitamin E zu bevorzugen und den Fettverzehr insgesamt zu begrenzen.
- Bei der Speisenzubereitung sind bevorzugt kaltgepreßte, nicht raffinierte Pflanzenöle (zur Zubereitung von Rohsalaten, gedünstetem Gemüse und Quarkzubereitungen) einzusetzen. Ziel solcher Ausrichtung des Fettverzehrs ist, nach Aufnahme von Fett bzw. fetthaltigen Mahlzeiten dem Organismus zu erleichtern, das Blut von eingeströmtem Fett zu klären und den Ablauf des Fettstoffwechsels unter günstigste Bedingungen zu stellen. Innerhalb der im Blut befindlichen Fett-Eiweißkomplexe (Lipoproteine) sollen alpha-Lipoproteine hoher

Dichte, kleinerer Molekülgröße und mit Gehalt an HDL-Cholesterin reichlich vorhanden sein. Zudem ist durch Regulation des Fettverzehres erhöhte Zusammenballungsbereitschaft von Blutplättchen (Thrombozyten) und roten Blutzellen (Erythrozyten) zu vermeiden.

- Der Ablauf des *Kohlenhydratstoffwechsels* ist bezüglich insulinabhängiger Stoffwechselvorgänge zu erleichtern, indem Raffinadezucker weitgehend ausgeschaltet und vorzüglich Gemüse, Kartoffeln und Vollkornnahrung, Vollgetreide-Flockengerichte, leichte Vollkorngebäcke, feinkrumige Vollkornbrote, Knäckebrot zum Einsatz kommen.
  Kohlenhydratträger sollen in altersbezogener Ernährung Zulieferer essentieller Nährstoffe (speziell kritischer Vitamine) sein und die Aufgabe individuell angemessener Versorgung mit Ballaststoffen von gutem Quell- und Schleimabgabevermögen erfüllen.
- Unter Berücksichtigung funktioneller Minderleistung, in die gerade der *Eiweißstoffwechsel* bezüglich der Ausscheidung von Endprodukten des Eiweißabbaues mit zunehmenden Alter gerät, sollte der Eiweißverzehr ökonomisch ausgerichtet sein. Zurückhaltung in der Eiweißaufnahme kommt speziell jenen älteren Patienten zugute, die mit Minderleistungen der Leber- und Nierenfunktionen zu tun haben. Es bedarf der Klärung, ob nicht Ernährung im Alter ihre Aufgabe, den Alterungsvorgang möglichst günstig zu beeinflussen, besser erfüllen kann, wenn die Eiweißzufuhr nicht ausgesprochen knapp, aber in begrenzter Menge ausgerichtet ist. Unter kombinierter Zufuhr von Proteinen aus Kartoffeln, Gemüse, Vollgetreide und Milch, deren Aminosäuremuster sich vorzüglich ergänzen, ist ausreichende Eiweißversorgung auch bei begrenzter Eiweißzufuhr zu erreichen.
- *Vegetabile Frischkost*: Diese ist in angemessener Form anzubieten. Neben Vollgetreidenahrung sichert sie die Versorgung mit naturgegebenen essentiellen Nähr- und Ballaststoffen. Schließlich wirkt vegetabile Frischkost (wenn ohne Kochsalz angerichtet) diuresefördernd. An vorhandene Kaufähigkeit und Verdauungsleistung ist vegetabile Frischkost, was Auswahl und Zubereitung betrifft, anzupassen.
- Mit Rücksicht auf den Status des Gefäßsystemes und der Herzleistung ist eine Verringerung der Zufuhr von *Natriumchlorid* (Kochsalz) an-

zustreben. Vorzüglich sollte mit frischer Zitrone, Obstessig, Rohzwiebel, Rohknoblauch, Rohmeerrettich, frischen Kräutern und Gewürzen beim Anrichten der Speisen gearbeitet werden. Auf jeden Fall ist die Nahrung gut zu würzen, um die Verdauungsdrüsen zu stimulieren und bei nachlassender Funktion ausreichend Verdauungssekrete bereitzustellen.

- Wichtig ist, daß genug *Wasser* bzw. *Flüssigkeit* aufgenommen wird. Wassermangel ohne Durstsymptom wird von manchen Autoren als für alte Menschen typisch angegeben. Zu vermeiden ist, daß es durch Wassermangel zur Abnahme der Blutmenge (Hypovolämie), absinkendem Blutdruck und verringerter glomerulärer Filtration der Nieren kommt.

- Ergänzende Zufuhr von *Vitaminen, Mineral-* und *Ballaststoffen* aus Präparaten ist nicht erforderlich, wenn die Nahrung von sich aus durch Einsatz möglichst naturbelassener vollwertiger Lebensmittel vollwertig ist. Angezeigt sind Präparate nur, wenn diese Voraussetzung nicht erfüllt ist oder besondere Indikationen zu sekundärer Aufwertung der Nahrung mit Vitaminen, Mineral- und Ballaststoffen gegeben sind.

Empfehlungen

☐ Leichte vollwertige Grunddiät.
☐ Zustand von Gebiß und Kaufähigkeit berücksichtigen.
☐ **Frischkost** auf **individuelle Verträglichkeit** ausrichten, evtl. nur Gemüsesäfte, Fruchtsäfte, zerkleinertes verträgliches Obst (z. B. geriebene Äpfel), zerkleinertes Rohgemüse (z. B. fein geriebene Möhren), nicht zu große Portionen an Rohsalaten und Rohgemüse.
☐ Evtl. Karottensaft mit Haferschleim binden.
☐ Fruchtsäfte und Rohobst in Quarkzubereitungen verarbeiten (**Quarkfruchtspeisen**).
☐ **Vollkornnahrung** auf **individuelle Verträglichkeit** ausrichten, evtl. nur Vollgetreideschleime, Vollgetreidebreie, Vollkornhaferflockenmüslis, Vollgetreide-Flockengerichte, Vollreis-Gerichte, Hirse-Gerichte, Gerichte aus Vollkornteigwaren, Vollkornzwieback, feinkrumige Vollkornbrote, Knäckebrote.
☐ Gemüsegerichte auf **zarte Gemüsesorten** beschränken (z. B. Karotten, Möhren, junger Kohlrabi, Spinat, Spargel, Gurken, Chicorée, Auberginen, rote Rüben, Sellerie). Bei beein-

trächtigter Kaufähigkeit **Gemüsesuppen,** Kartoffelsuppe, Kartoffelbrei (aus frisch gegarten Kartoffeln).
☐ **Reichlich Flüssigkeitsaufnahme** (Kräutertees, Früchtetees, Gemüsesäfte, Trinkmolke, Molke-Kwass, kohlensäurearme oder kohlensäurefreie Mineralwässer, Quellwässer).
☐ Verträglichkeit von Bohnenkaffee testen, evtl. koffeinfreier Spezialkaffee.
☐ Änderung gewohnter Ernährungsweise nur vorsichtig einleiten und allmählich in Abstimmung mit dem Patienten in Richtung einer vollwertigen Grunddiät lenken.
☐ Ergänzende Phytotherapie: Frischpflanzensäfte aus Knoblauch, Weißdorn, Arzneikürbiskerne (bei Prostatavergrößerung).

Krankheitsbild

Im alternden Organismus kommt es zu funktionellen Minderleistungen und allmählicher Rückbildung (Involution) der Organe. Einige davon haben besondere Bedeutung:

Involution

- Verlangsamte Reaktionsabläufe und herabgesetzte Oxidationen bedingen niedrigeren Grundumsatz bzw. Grundenergiebedarf.
- Abnehmende Aktivität der Verdauungssekrete erschweren unter besonderen Belastungen die enzymatischhydrolytische Aufschließung der Nährstoffe.
- Eingeschränkt wird die Kapazität der beta-Zellen der Bauspeicheldrüse, nach Kohlenhydrataufnahme und raschem Zuckereinstrom in das Blut ausreichend Insulin auszuschütten, um den Blutzuckerspiegel zu regulieren.
- Nachlassende Präzision des Fettstoffwechsels nach Fettverzehr verlängert die Klärungszeiten zur Ausleitung des in das Blut eingeströmten Fettes.
- Verringerte Leistungsreserven der Nieren, zur Ausscheidung von Endprodukten des Eiweiß- und Purinstoffwechsels.
- Verringert wird die Durchblutung und Sauerstoffversorgung von Organgeweben (Herzmuskel, Gehirn, Nieren) durch strukturelle Veränderungen der Blutgefäße.

- Die Leistungskapazität von Herz und Kreislauf bei Belastungen läßt nach.
- Abnehmende Leistung betreffen das Immunsystem.

Vor allem diese Veränderungen in Funktionen und Strukturen des alternden Organismus sind zu berücksichtigen, wenn die Ernährung auf Älter-werden und Alter einzustellen ist. Mit der Befolgung von Prinzipien, die altersbezogene Ernährung bestimmen, sollte man frühzeitig beginnen. Auf jeden Fall ist richtige Ernährung präventiv wichtiger als Ernährungstherapie aus bereits geriatrischer Indikation.

Ableitungen

Ableitung in der Schwangerschaft und Stillzeit

> Bedingungen vollwertiger Grunddiät = Grunddiät-Formel zugrunde legen (s. S. 17) und zusätzlich Empfehlungen zur Ableitung beachten.

Ernährungstherapeutische Fakten

Zahlreiche wichtige Nahrungsinhaltsstoffe müssen ausreichend in der Nahrung der Mutter sein. Mehrbedarf besteht vorzüglich an Eiweiß, Vitaminen und Mineralstoffen. Besonders herauszustellen ist erhöhter Bedarf an Vitamin B_1, Vitamin B_2, Folsäure, Vitamin C, Kalzium und Eisen.

Auf der Grundlage einer Ernährung mit Vollkornprodukten, Kartoffeln, Gemüse, Obst, Milch und Milchprodukten ist eine ausreichende Versorgung am besten sicherzustellen. Konsequent sind hierzu vollwertige Lebensmittel auszuwählen und für einen hohen Anteil an Frischkost in der Nahrung zu achten.

Ein besonderes Problem ist die Versorgung mit Eisen. Im Verlaufe der Schwangerschaft verringern sich die Eisenreserven. Auf diese Gegebenheiten ist besonders zu achten. Lebensmittel, die die Eisenaufnahme in das Blut fördern und Eisen besser verfügbar machen, sind Vitamin-C-reiches Obst, milchsäurehaltige Sauermilchen und Molke. Molkeeiweiß (Laktalbumin) enthält die Eiweißfraktion Laktoferrin, die den Eisentransport vom Darm in das Blut erleichtert.

In der Schwangerschaft ist häufiger die Blutzuckerregulation gestört. Speziell bei Frauen, die zu Diabetes veranlagt sind, können kohlenhydrathaltige Mahlzeiten erhöhte Blutzuckerwerte bewirken und vorübergehend eine diabetische Stoffwechselstörung veranlassen. Anzeichen hierfür sind ein positiver Zuckerbelastungstest. Fällt dieser Test positiv aus, sind in der Ernährung konsequent Zucker und Süßigkeiten zu streichen und ist der Zuckerstoffwechsel regelmäßig zu kontrollieren. Mit Rücksicht auf besondere Gegebenheiten im Zuckerstoffwechsel sollte die Nahrung der Mutter grundsätzlich vorwiegend kohlenhydrathaltige Lebensmittel enthalten, aus denen Zuckerstoffe bei der Verdauung nur langsam herausgelöst und langsam in das Blut aufgenommen werden (Vollkornprodukte, Gemüse, Kartoffeln).

Was den Fettverzehr anbelangt, so sollten Nahrungsfette bevorzugt werden, die reichlich lebenswichtige Linol- und Linolensäure enthalten. Diese sind Vorstufen von Wirkstoffen (Eicosanoiden), die die Fließeigenschaften des Blutes beeinflussen. Sie machen das Blut »leichtflüssiger« und schützen vor Thrombosen und Embolien. Zudem beeinflussen bestimmte Eicosanoide die Kontraktionsfähigkeit der Gebärmutter.

Ballaststoffmangel fördert in der Schwangerschaft Darmverstopfung, wobei immer abträglich ist, wenn der Darm nicht richtig funktioniert. Die Aufnahme von Ballaststoffen in bekömmlicher Menge aus Vollgetreide und Gemüse (ggf. unterstützt durch Leinsaat, Weizenkleie, Haferkleie, Feigen, Flohsamen) wirken der Schwangerschaftsobstipation entgegen. Von Abführmitteln (auch pflanzlich) ist abzuraten.

In der Schwangerschaft kommt es zu einer Gewichtszunahme von 9 – 18 kg. Der eigentliche Gewichtsanstieg beginnt erst in der zweiten Schwangerschaftshälfte. Angelegte Fettdepots sind als Energiereserven für die Stillzeit von Bedeutung.

Eine Zunahme des Gesamtkörperwassers ist individuellen Schwankungen unterworfen und beträgt im Mittel sechs Liter. Etwa um 50% erhöht sich das Plasmavolumen, was eine Verbesserung der Fließeigenschaften des mütterlichen Blutes bewirkt. Begünstigt werden hierdurch aber auch Schwangerschaftsödeme, die sich bei allen Schwangerschaften in leichter Form und bei etwa der Hälfte aller Schwangerschaften in generalisierter Form nachweisen lassen. Alleinige Ausbildung solcher Ödeme ist kein Krankheitswert beizumessen.

Von physiologischen sich langsam entwickelnden Schwangerschaftsödemen zu unterscheiden sind akut entstehende Ödeme, die mit einem plötzlichen Gewichtsanstieg und einer Eiweißausscheidung im Urin verbunden sind. Meist entstehen sie in Verbindung mit einer von Bluthochdruck begleiteten Gestose (als umfassende Stoffwechselstörung gefährlich für Mutter und Kind).

Schwangerschaftsbeschwerden: In der Frühschwangerschaft sind es morgens Übelkeit, Erbrechen in Verbindung mit Schwindelgefühlen, ab der Schwangerschaftsmitte Wadenkrämpfe, in der Spätschwangerschaft Sodbrennen und Obstipation.

Schwangerschaftskomplikationen: Am gefährlichsten ist die Gestose, die mit Ödemen und Bluthochdruck einhergeht. Bedingt ist sie vermutlich durch verminderte Synthese des Eicosanoides Prostacyclin, wodurch ein Überwiegen anderer Eicosanoide, Verengung der Blutgefäße, Steigerung der Zusammenballungsbereitschaft der Blutplättchen (Thrombozytenaggregation) und Bluthochdruck entsteht. Schließlich ist Anämie durch Eisenmangel eine Schwangerschaftskomplikation.

In der Stillzeit gelten für die Mutter mehr oder weniger gleiche Ernährungsrichtlinien wie in der Schwangerschaft. Kalorien- und Eiweißgehalte müssen erhöht bleiben, um die Milchbildung zu sichern. Empfohlen wird laut DGE während des Stillens zusätzlich 700 (evtl. bis zu 1000) Kalorien pro Tag aufzunehmen. Mit ca. 20 g ist ein täglicher Zusatzbedarf an Eiweiß zu kalkulieren. Ausreichend ist durchschnittlich eine Versorgung mit 80 – 90 g Eiweiß/Tag.

Häufig ist nach der Geburt durch Erschlaffung der Bauchwand die Darmentleerung beeinträchtigt. Es ist dann ratsam, die Darmfunktion auf natürliche Weise mit Hilfe von Leinsaat, Kleie, Feigen, Pflaumensaft, eingeweichte Trockenpflaumen oder Frischkost-Sauerkraut anzuregen.

Größerer Durst, der während der Stillzeit empfunden wird, läßt sich am besten mit Kräutertees, Fruchtsäften, Gemüsesäften oder kohlensäurearmen Mineralwässer stillen. Sehr zweckmäßig sind Trinkmolke oder Molke-Kwass, da diese Getränke darmanregende Milchsäure und biologisch hochwertiges Molkeeiweiß enthalten.

Stärkere Blähungen sind im Wochenbett eine unangenehme Belastung. Um sie zu verhüten, ist darauf zu achten, daß Vollkornnahrung und pflanzliche Frischkost in bekömmlicher Darreichungsform aufgenommen werden.

Empfehlungen

- Angezeigt ist in Schwangerschaft und Stillzeit eine leichte, vollwertige Grunddiät (s. Ableitung vollwertiger Grunddiät bei Erkrankungen der Verdauungsorgane S. 47).

- Ab dem 4. Schwangerschaftsmonat ist der tägliche Kalorienbedarf um 300 bis 400 Kalorien zu erhöhen, in der Stillzeit um ca. 700 Kalorien.
- Ab dem 4. Schwangerschaftsmonat ist ein erhöhter **Eiweißbedarf** mit einer Eiweißmenge von 70 – 90 g pro Tag zu decken, in der Stillzeit mit 80 – 90 g.
- Zur Anreicherung der Nahrung mit Eiweiß sind Milch, Sauermilchen, Molke, Frischquark und Frischkäse am besten geeignet.
- Empfehlenswert ist eine tägliche Zufuhr von 1,2 g Kalzium pro Tag (evtl. unterstützt durch Kalziumpräparate).
- Bevorzugt sind Pflanzenöle mit hohen Gehalten an alpha-Linol- und alpha-Linolensäure, aus denen Arachidonsäure, Di-homo-gamma-Linolsäure und Eicosapentaensäure als Vorstufen von Eicosanoiden hervorgehen, einzusetzen.
- Verzehr von Kaltwasserfischen (Kabeljau, Hering, Sardinen, Lachs) ist ratsam (als einzige Lebensmittel enthalten sie direkt Eicosapentaensäure).
- Gegen Ende der Schwangerschaft sind bei Neigung zu Darmverstopfung Weizenkleie, Haferkleie, Leinsaat, Flohsamen, evtl. morgens nüchtern 2 – 3 TL. Milchzucker, anzuraten.
- Bei Erbrechen und Übelkeit am Anfang der Schwangerschaft kann nützlich sein, nüchtern eine kleine Menge Ingwer zu essen. In der Spätschwangerschaft hilft bei Sodbrennen Kartoffelsaft.
- Genuß von Kaffee einschränken, alkoholische Getränke konsequent meiden.
- Evtl. in den letzten Schwangerschaftswochen Entlastungstage (Obsttage, Reistage, Molketage).
- Während der Stillzeit saures Obst und saure Fruchtsäfte meiden, da sie beim Kind Wundsein bewirken können.
- Direkt nach der Geburt helfen heiße Tees und heiße Suppen zur Aufwärmung, stille Mineralwässer und Molke-Kwass zum Durstlöschen.

Ernährungskuren

Ernährungskuren können vollwertige Grunddiät einleiten und periodisch unterbrechen. Verringerung der Nahrungsmenge bei entschiedener Veränderung der Zusammensetzung der Nahrung zeichnen sie aus. Gemeinsame Aufgabe von Ernährungskuren ist, dem Organismus Entlastung zu verschaffen und ihn unter Umständen umzustimmen.

Insgesamt ermöglichen Ernährungskuren, Verdauungsfunktionen und Verdauungsorgane sich regenerieren zu helfen, im Zellstoffwechsel stattfindende Abläufe zu entlasten und die Ausscheidungsvorgänge zu fördern. Diese Wirkungen werden noch verstärkt, wenn Ernährungskuren in eine umfassende diätetische Behandlung eingebaut, evtl. auch von Phytotherapie begleitet sind (so wie es vorbildlich in der Kneipp-Kur geschieht).

Bei vorhandenem Übergewicht haben Ernährungskuren die Möglichkeit, eine notwendige Regulation des Körpergewichtes einzuleiten, noch bevor eine im Kaloriengehalt reduzierte Ableitung vollwertiger Grunddiät zum Einsatz kommt. Zu prüfen ist, ob ein solches Vorgehen sinnvoll und ein Patient bereit ist, eine Ernährungskur diszipliniert durchzuführen. Sollte ärztliche Motivation hierzu nicht ausreichen, ist besser, auf solche Kuren zu verzichten. Heilfasten oder andere Kuren einem Patienten aufzwingen zu wollen, ist sinnlos.

Gegenüber zahlreichen Kuren, die in den Medien heute publiziert werden, ist Zurückhaltung zu üben. Nachfolgend beschriebene Ernährungskuren sind deshalb nur auf jene beschränkt, die sich in solider Naturheilkunde als Naturheilverfahren bewährt haben.

Heilfasten

H. Lützner urteilt über Heilfasten: »Heilfasten ist ein klassisches Naturheilverfahren.« Es ist in der Hand geschulter Fastenärzte eine ausgereifte therapeutische Methode. Bei chronischen, ernährungsabhängigen Krankheiten ist therapeutisches Fasten ein kausales in Wirkung und Indikationsbreite kaum zu überbietendes Heilverfahren. Fasten bedeutet: Ernährung aus Depots bei selektiv erhöhten Ausscheidungsprozessen (20).

Bei Nahrungsverzicht schaltet der Organismus auf »Ernährung von innen«, und die Energieversorgung wird aus körpereigenen Depots vorgenommen. Heifastenwirkungen können durch einfache Begriffe charakterisiert werden: Entlastung, Entquellung, Entfettung, Entschlackung, Entgiftung. Fasten ist mehr als Nichtessen.

Wegen relativ großer Verluste an Stickstoff und körpereigenem Eiweiß ist man vom totalem Fasten abgekommen. Zwei Tage nach Beginn des totalen Fastens sind die Glykogenreserven des Organismus aufgebraucht, so daß Traubenzucker (Glukose) nicht mehr zur Verbrennung und Energiegewinnung verfügbar ist. Nach Verbrauch der Glykogenreserve müssen aus Abbau von Eiweiß bestimmte Eiweißbausteine (glukoplastische Aminosäuren) freigesetzt werden, um hieraus Energie zu gewinnen. In der ersten Fastenphase ist dies unerläßlich, da das Gehirn auf Oxidation von Glukose angewiesen ist. Später können aus Fettdepots freigesetzte Fettsäuren auch im Gehirn zur Oxidation und Energiegewinnung herangezogen werden.

Nach etwa 14 Tagen Heilfasten ergibt sich nach der Umstellung des Stoffwechsels auf Energiegewinnung aus halbverbrannten Fettsäuren (Ketone), daß weiter geführtes Fasten nur noch tägliche Verluste von ca. 5 g Stickstoff bzw. ca. 30 g Eiweiß verursacht.

Aus im Fastenstoffwechsel anfallenden halbverbrannten Fettsäuren (Ketone) entsteht zwangsläufig eine Ketoazidose, d. h. eine Übersäuerung von Körpersäften und Blut. Ketoazidose kommt zustande, wenn Fettsäuren bei fehlender Glukoseoxidation nicht mehr vollständig verbrannt werden können. Die Fettsäurenoxidation läuft dann nur bis zur Stufe halbverbrannter Fettsäuren (=Ketone).

Aufgrund dieser für den Fastenstoffwechsel typischen Situation ist man dazu übergegangen, nur noch in Begleitung einer gewissen Zufuhr von Kohlenhydraten oder bei Substitution einer minimalen Eiweißmenge aus biologisch hochwertigem Eiweiß Fasten zu lassen.

Saftfasten

Heilfasten mit Obst- und Gemüsesäften ist ein kohlenhydratergänztes Fasten. Aus Früchten werden dabei Invertzucker (Gemisch aus Trauben- und Fruchtzucker) zugeführt, aus Gemüsesäften Stärkekohlenhydrate, aus denen im Darm Traubenzucker hervorgeht. Diese Methode des Heilfastens geht auf den Fastenarzt Buchinger zurück und wird heute von Lützner, Fahrner, Kuhn und Wilhelmi vertreten.

Zufuhr basenbildender mineralischer Verbindungen gleicht die Tendenz des Fastens zur Übersäuerung des Blutes und des Urins (Fastenazidose) aus. Der Vorzug des Buchinger-Fastens besteht darin, daß verwendete Fastengetränke Basen zuliefern und damit die Alkalireserve verstärken. Auch deren sauer schmeckende Zitrone wirkt alkalisierend, da Fruchtsäuren im Organismus zu basischen mineralischen Verbindungen abgebaut werden.

Zusätzlich reichliche Flüssigkeitszufuhr ist nach Lützner als »Lösungs- und Spülmittel« wichtig und hilft, den Organismus während des Fastens zu entgiften und zu reinigen.

Empfehlungen

Die Empfehlungen zum Heilfasten mit Säften lauten nach Lützner:

- *Morgens:* zwei Tassen Kräutertee oder milden Schwarztee mit Zitrone, auch Ginseng-Tee (evtl. $1/2$ Teelöffel Honig).
  Zwischendurch: reichlich Wasser oder Mineralwasser, gelegentlich Zitronenschnitze aussaugen lassen.
  Mittags: $1/4$ l Gemüsebrühe, Gemüsefrischsaft (zu $1/4$ l mit Wasser aufgefüllt) oder Fertigsäfte (mit Wasser verdünnt, nach Wahl kalt oder heiß).
  Nachmittags: zwei Tassen Früchtetee (Hagebutte oder Apfelschalen) oder milden Schwarztee mit Zitrone, evtl. $1/2$ Teelöffel Honig.
  Abends: $1/4$ l Obstsaft nach Geschmack mit Mineralwasser verdünnt (nach Wahl kalt oder heiß) oder Gemüsesaft oder heiße Gemüsebrühe.
- Vor und während des Saftfastens gründliche Darmreinigungen: 40 g Glaubersalz in $3/4$ l warmen Wasser lösen (30 g in $1/2$ Liter bei kleineren Patienten) und innerhalb von 15 Minuten trinken lassen. Bei Magen- und Darmempfindlichen Glaubersalz meiden, statt dessen Einläufe machen, keinesfalls Abführmittel erlauben.
- Regelmäßig Mittagsruhe, möglichst mit Wärmflasche auf dem Leib oder heißfeuchten Leibauflagen.

Molkefasten und klassische Molketrinkkur

Besonders gut eingeführt hat sich das eiweißergänzte Heilfasten mit Molke. Molke führt biologisch höchstwertiges Laktalbumineiweiß mit sich, von dem bereits kleine Mengen pro Tag ausreichen, um beim Fasten auftretende Eiweißverluste auszugleichen. Hierzu genügen bereits ca. 30 g Laktalbumineiweiß, das in einer zum Heilfasten geeigneten Spezialmolke (Heirler Diät-Kurmolke) in einem Liter zur Verfügung steht.

Klinisch kontrolliert von H. Ditschuneit geleitete Stoffwechseluntersuchungen der Medizinischen Universitätsklinik Ulm über Adipositas-Behandlung mit eiweißangereicherter Diät-Kurmolke führten zu folgenden Ergebnissen (25):

- Das Körpergewicht nahm in 28 Tagen durchschnittlich um fast 10 kg ab. In der ersten Woche betrug der durchschnittliche Gewichtsverlust 4,1 kg, ab der zweiten Woche 2,0 kg pro Woche.
- 71% des Gewichtsverlustes bzw. 6.824 g des durchschnittlich in vier Wochen verlorenen Körpergewichtes bezogen sich auf den Abbau von Fettgewebe. Bei nicht eiweißergänztem Fasten beträgt diese Quote nur ca. 50%.
- Nur 3% des Gewichtsverlustes bzw. 276 g des vierwöchigen Gesamtgewichtsverlustes betrafen körpereigenes Eiweiß. Bei nicht eiweißergänztem Fasten erreichen diese Verluste bis über 1000 g.
- Trotz Eiweißverlust in der ersten und zweiten Behandlungswoche blieben Gesamtserumeiweiß, Serumalbumin und Immunglobuline im Normbereich.
- Um durchschnittliche 32% sanken erhöht angetroffene Serumcholesterinwerte.

Um durchschnittliche 58% wurden erhöht angetroffene Triglyzeridgehalte des Blutes erniedrigt.

- Stark vermehrt wurde Natrium im Harn ausgeschieden. Zugleich war die Natriumaufnahme durch den niedrigen Natriumgehalt der Diät-Kurmolke nur gering (mit nur 450 mg Na^+ in ein Liter ist Diät-Kurmolke fast »streng natriumarm«). Senkungen des Blutdrucks, die sich ergaben, sind im wesentlichen hierauf zurückzuführen.
- Der Säure-Basen-Haushalt blieb im Gleichgewicht. Hierzu trägt bei, daß Molke basenvalent ist und Diät-Kurmolke ausschließt, daß durch die Aufnahme von D(-)Milchsäure eine den Säure-Basen-Haushalt störende Milchsäureanreicherung (Laktazidose) zustande kommt.
- Kontrollen der Leberwerte zeigten, daß alle Leberwerte im Normbereich blieben.
- Die Verträglichkeit von Diät-Kurmolke ist in Aufzeichnungen der Patienten mit »sehr gut« bis »gut« protokolliert.

Zusammenfassend urteilen die Ulmer Kliniker über Ergebnisse der Adipositas-Behandlung mit eiweißangereicherter Molke: »Die Ergebnisse der Adipositastherapie mit eiweißangereicherter *Heirler* Diät-Kurmolke sind eindrucksvoll. Bei einer Gewichtsreduktion von fast 10 kg in vier Wochen bestanden ca. 70% dieses Gewichtsverlustes aus Fettgewebe. Damit wurde ein wesentliches Ziel der Adipositastherapie, Eiweißreserven des Körpers zu erhalten und Fettgewebe abzubauen, erreicht. Die Behandlung mit eiweißangereicherter Molke hat sich in vorliegender Studie als eine sehr wirksame und für die Patienten angenehme Therapieform erwiesen.«

Empfehlungen

- ⊙ Täglich ein Liter Diät-Kurmolke in kleinen über den Tag verteilten Portionen.
- ⊙ Zusätzlich Frischpflanzensäfte (Originalflasche 160 ml).
- ⊙ 1. + 2. Tag 80 ml Brennessel-Frischpflanzensaft
  3. + 4. Tag 80 ml Löwenzahn-Frischpflanzensaft
  5. + 6. Tag 80 ml Artischocken-Frischpflanzensaft

ab 7. Tag 80 ml Brennessel-Frischpflanzensaft und weiter im Wechsel wie zuvor.
- ⊙ Frischpflanzensäfte eßlöffelweise, evtl. mit Mineralwasser verdünnt.
- ⊙ Flüssigkeitsaufnahme mit natriumarmen und kohlensäurearmen Quell- oder Mineralwässern, evtl. ungezuckerte Kräutertees, insgesamt bis zu 3 Liter Gesamtflüssigkeit/Tag.

Medizingeschichtlicher Exkurs

Im 17. Jahrhundert waren die Ärzte *Sydenham, v. Haller* und *Boerhave* Befürworter der Molketrinkkuren bei Gicht. *Sydenham* hatte in London eine erste, recht genaue Beschreibung der Gicht als Wohlstands- und Stoffwechselerkrankung gegeben und auf gute Erfolge einer Behandlung mit Molke verwiesen. Mitte des 18. Jahrhunderts erschienen von *Hentschel* und *Geymüller* wissenschaftliche Dissertationen über Molkekuren an den Universitäten Freiburg i. Br. und Basel.

1779 schrieb der Arzt *Tissot*: »Molke ist das allerlindeste und mächtigste Eröffnungsmittel, das den freien Lauf der Galle, den Abgang des Stuhles und die Ausscheidung des Harns erleichtert.« Dieser Ausspruch *Tissots* fällt mit dem Beginn einer Blüte zusammen, welche im 18. Und 19. Jahrhundert die aus klassischer Heilkunst überlieferten Kuren mit Molke und Heilkräutern erlebten. Nach Berichten *Schleimingers* existierten zu dieser Zeit in der Schweiz, Österreich und Deutschland mehr als 160 Molke-Kuranstalten und Molke-Kurorte (u. a. Gais im Schweizer Kanton Appenzell, Engelberg bei Luzern, Vevey am Genfer See, Interlaken am Thunersee, Ischl und Aussee in Österreich, Kreuth, Aibling, Harzburg, Homburg v.d.H., Braunlage, St. Blasien in Deutschland).

Über die Durchführung der klassischen Molketrinkkur im Schweizer Molken-Kurort Gais hinterließ der St. Gallener Arzt *Dr. Johann Friedrich Heim* in seiner Schrift »Die Heilkraft der Molken und der Molken-Kurort Gais« (1844) detaillierte Aufzeichnungen.

1981 wurde die klassische Molketrinkkur in einer Gruppe von 37 Kurpatienten des *Kneipp*-Kurhauses Heikenberg (Bad Lauterberg) reproduziert. Integriert in eine *Kneippsche* Kurbehandlung wurden vier Wochen ausschließlich Diät-Kurmolke und Frischpflanzensäfte verabreicht. Ergebnisse zeigten den Nutzen überlieferter Molketrinkkuren auf. Risikobefunde wie Übergewicht, erhöhte Blutdruckwerte, Hypercholesterinämie, Hypertriglyzeridämie, Hyperurikämie und chronische Obstipation konnten besonders erfolgreich behandelt werden (11).

Bemerkenswert ist, daß Molkekuren bereits in der hippokratischen Medizin in Milch- und Molkeheilstätten vorgenommen worden sind. Eine dieser Molkeheilstätten befand sich auf dem Monte de la Torre in der Nähe der medizinischen Schule von Salerno und ist von dort betreut worden. Galen hatte sie bei Übergewicht, Darmverstopfung, Leberleiden, Vergiftungen, Nierenerkrankungen, Arthritis und Hautausschlägen durchführen lassen. Weidepflege und Fütterung der Tiere sind von den Ärzten überwacht worden. Teilweise enthielt das Futter der Tiere, die die Milch zur Gewinnung der Molken lieferten, Heilkräuterzusätze.

Pflanzensaftkur

Die von dem Schweizer Apotheker W. Schoenenberger eingeführte Pflanzensaftkur entspricht einem bereits in der hippokratischen Medizin mit Kräutersäften und Gemüseabkochungen angewandten klassischen Naturheilverfahren.

Diese Kur verbindet die Anwendung naturreiner Heilpflanzensäfte mit basenreichen Gemüse- und Kartoffelsäften. Zudem ist ein- oder zweimal täglich eine basenreiche Gemüsebrühe zu geben.

Die Ausführung der Kur ist einfach und kann vom Patienten leicht nach Verordnung des Arztes durchgeführt werden.

Die in der Kur eingesetzten Heilpflanzensäfte ergänzen sich sinnvoll in ihrer Wirkung. Heilpflanzensaft Artischocke regt allgemein die Funktion der Verdauungsorgane an, steigert die Produktion des Gallensaftes und wirkt günstig auf den Cholesterin- und Fettstoffwechsel. Heilpflanzensaft Brennessel fördert die Ausscheidung von Stoffwechselschlacken, reinigt das interstitielle Bindegewebe und erleichtert dessen für den Gesamtorganismus wichtige Funktionen. Pflanzensaft Kartoffel ist kaliumreich und wirkt im Stoffwechsel basenbildend, naturtrüber Tomatensaft bringt Ballaststoffe in die Kurernährung ein.

Zur Kur werden Schoenenberger naturreine Heilpflanzensäfte eingesetzt, die naturgegebene

Wirkstoffkomplexe enthalten und ohne Zusätze (auch nicht unter Verdünnung mit Wasser) hergestellt sind. Sie werden aus frischen Arzneimittelpflanzen gewonnen und enthalten den Gesamtkomplex pflanzeneigener Wirkstoffe in einer natürlichen, gelösten und für den Organismus leicht aufnehmbaren Form. Weder Trocknung noch Extraktion haben ihre natürliche Beschaffenheit verändert, nur Kurzzeiterhitzung macht sie keimfrei und in verschlossenen Flaschen haltbar. Im Vergleich zu Arzneitees enthalten sie eine wesentlich höhere Wirkstoffkonzentration.

Indikationen: Übergewicht, Fettstoffwechselstörungen, Herz-Kreislauferkrankungen, Purinstoffwechselstörungen, Gicht, evtl. rheumatische Erkrankungen.

Empfehlungen

Für eine 10tägige Schoenenberger-Kur werden benötigt:

○ drei Flaschen naturreiner Heilpflanzensaft **Artischocke**
   drei Flaschen naturreiner Heilpflanzensaft **Brennessel**
   drei Flaschen naturreiner Pflanzensaft **Kartoffel**
   fünf Flaschen naturreiner Tomatensaft.

○ Zu trinken sind von diesen Säften morgens und abend jeweils vor dem Essen ein Trunk wie folgt gemischt:
   zwei Eßlöffel Frischpflanzensaft Artischocke
   zwei Eßlöffel Frischpflanzensaft Brennessel
   vier Eßlöffel Frischpflanzensaft Kartoffel
   sechs Eßlöffel naturreiner Tomatensaft.

○ Zur Kur täglich eine basenbildende warme Gemüsebrühe aus 150 g Wurzelgemüse (Karotte, Sellerie, Petersilienwurzel), frische Kräuter wie Thymian, Majoran, Petersilie, Liebstöckel, Selleriekraut, eine Prise Salz, eine kleine Kartoffel und eine Messerspitze Hefeextrakt.
   Zubereitung: Gemüse sowie Kartoffel gründlich unter fließendem Wasser abbürsten und in kleine Stücke schneiden. Wasser zum Kochen aufsetzen und Gemüse darin solange köcheln lassen, bis es gar, aber nicht zu weichgekocht ist. Zwei bis drei Minuten vor Ende der Garzeit die gewaschenen Kräuter dazugeben, die Brühe durch ein Sieb geben und mit Salz und Hefeextrakt würzen.

◎ Evtl. als Begleitnahrung 80 g Datteln, zwei kleine Bananen (evtl. eine geringe Menge getrocknete Banane) und ca. 20 – 30 g Walnüsse, evtl. zusätzlich ein Glas frische Milch. Alternativ ist eine Begleitnahrung aus Pell- oder Backkartoffeln mit pikant angerichteten Quarkdips möglich.

Obstkuren

Obstkuren haben gegenüber Saftkuren den Vorteil, Ballaststoffe mitzubringen. Diese Ballaststoffe sind vorwiegend Pektine, die ein gutes Quellvermögen haben und gut vertragen werden. Zudem üben sie einen günstigen Einfluß auf den Cholesterinstoffwechsel aus. Sie tragen dazu bei, erhöhte Cholesteringehalte im Blut zu verringern. Neben Ballaststoffen sind im Obst wasserlösliche Vitamine, sekundäre Pflanzenstoffe, basenbildende Mineralien und organische Fruchtsäuren (geschmacks-, aroma- und basenbildend) enthalten. Kalorienliefernder Nährstoff in Obst ist Invertzucker, ein Gemisch von Trauben- und Fruchtzucker.

Im Bestand an Mineralstoffen überwiegt Kalium und im Verhältnis hierzu enthält Obst nur wenig Natrium. In der Kalium-Natrium-Relation überwiegt Kalium bei weitem, so daß Obstkuren wasserausschwemmend wirken. Bei Herz-Kreislauf- und Nierenerkrankungen sind sie deshalb besonders indiziert. Weitere Mineralstoffe und Spurenelemente sind im Obst u. a. Kalzium, Magnesium, Eisen, Zink, Kupfer und Mangan. Unter den Vitaminen spielt Vitamin C die größte Rolle.

Tab. 23: Gehalte wichtigster Vitamine in Obst, das zu Obstkuren zu verwenden ist (mg in 100 g) → siehe im Nachschlageteil S. 123

Tab. 24: Gehalte an Kalium und Natrium in zu Obstkuren geeignetem Obst (mg/100 g) → siehe im Nachschlageteil S. 123

Die Kaloriengehalte in Obst sind gering. Durchschnittlich betragen sie pro 100 g 40 – 50 kcal. Wasser enthält Obst durchschnittlich ca. 90%. Trotz dieses hohen Wassergehaltes besitzt Obst eine hohe Dichte essentieller Nahrungsinhaltsstoffe.

Obst ist eine angenehme Nahrung, erfrischt und wird in der Regel gut vertragen. Bei Obstkuren ist es empfehlenswert, wenig dazu zu essen (evtl. salzloses Fladenbrot).

Indikationen: Akute fieberhafte Erkrankungen, Herz-Kreislauferkrankungen, Nierenerkrankungen, Hauterkrankungen, akute rheumatische Erkrankungen, Übergewicht und Entlastungstage.

Bekannt ist als Obstkur die Meraner Traubenkur, deren besondere Indikation Bluthochdruck und Herz-Kreislauferkrankungen sind. Eine weitere Variante der Obstkur ist die Rohapfeldiät nach Heisler-Moro mit 1–1,5 kg Äpfel/Tag, pro Mahlzeit 250–300 g mit Schale ohne Kernhaus auf Glasreibe frisch gerieben. Als Varianten der Obstkur sind auch Kuren mit pürierten Heidelbeeren oder geschlagenen Bananen möglich (Indikator Darmerkrankungen). In Frage zum Einsatz bei Obstkuren kommen u. a. auch Ananas, Honigmelonen, Himbeeren, Erdbeeren, Kiwis.

Empfehlungen

◎ Ausschließlich frisches Obst in Tagesportionen von $1/2$ bis 1 kg auf fünf Mahlzeiten verteilt.
◎ Obst unter fließendem Wasser waschen.
◎ Obst evtl. schälen, zerkleinern, reiben oder pürieren.
◎ Geriebene Äpfel mit etwas Zitronensaft beträufeln.
◎ Zerkleinertes Obst nicht stehenlassen.
◎ Evtl. zusätzlich Haselnußmilch (aus Haselnußmus mit Fruchtsaft zubereitet).
◎ Allergische Reaktionen gegenüber eingesetzten Obstarten vor Beginn prüfen.
◎ Als Flüssigkeit bei Obstkuren nur ungezuckerte Kräutertees, keine mit Zucker gesüßten Getränke.

Vollrohkost

Vollrohkost nach Bircher-Benner ist ein klassisches ernährungstherapeutisches Regime. Bircher-Benner, Bottenberg, Lahmann u. a. den Naturheilverfahren zugewandte Ärzte hatten darin »Schutz- und Heilkost« schlechthin gesehen. In der Hochschulmedizin hatten vorzüglich Eppinger (Wien) und Hoff (Frankfurt) Vollrohkost eingesetzt. Eppinger sah die Möglichkeit, mit Vollrohkost auf das interstitielle Gefäßbindegewebe und die kapillare Strombahn positiv Einfuß zu nehmen.

Wirkungen. Auf den Gesamtorganismus wirkt Vollrohkost entlastend, funktionsverbessernd, ausscheidungsfördernd, umstimmend und strukturbeeinflussend. Weltanschauliche oder pseudowissenschaftliche Betrachtungsweisen, die lange Zeit jenen Ärzten vorgeworfen wurden, die Vollrohkost als »Heilkost« befürworteten und anwendeten, verblassen allmählich hinter der von fortschrittlicher Ernährungsphysiologie mitgetragenen Erkenntnis des ernährungsphysiologischen Wertes naturbelassener Frischnahrung.

In Welschs »Leitfaden der Krankenernährung« ist anerkannt, daß vegetabile Rohkost die Darmträgheit anregt, die Sekretion der Verdauungsdrüsen aktiviert, Diurese zur Folge hat, Herz und Kreislauf entlastet, erhöhten Blutdruck günstig beeinflußt sowie umstimmend und entzündungswidrig wirkt (26). Besonders leicht ist nach Abschluß einer Behandlung mit Vollrohkost durch Erweiterung des Kostplans zu einer vollwertigen Grunddiät überzuleiten (insbesondere auch zu laktovegetabil ausgerichteter vollwertiger Grunddiät).

Anwendungsdauer. Im Gegensatz zu früherer Auffassung läßt sich Vollrohkost als intensiv-ernährungstherapeutisches Verfahren auch mittel- oder langfristiger anwenden. Es ist die Form Intensiv-Ernährungstherapie, die einen relativ variablen täglichen Kostplan möglich macht und mit der erfahrene Fachkräfte hervorragende kulinarische Ergebnisse erzielen können.

Proteinversorgung. Mit vegetabiler Vollrohkost ist eine zufriedenstellende Eiweißversorgung zu erzielen, wenn vegetabile Proteine sich ergänzende Aminosäurenspektren zuführen, und sich eine optimale biologische Eiweißwertigkeit der aufgenommenen Proteinkombination ergibt. Einwände gegenüber Vollrohkost bezüglich unzureichender Proteinversorgung sind zu einer Zeit erhoben worden, in der Ergebnisse der Bestimmung der Bilanzminima kombinierter vegetabiler Proteine in Stoffwechseluntersuchungen an Menschen noch nicht vorgelegen hatten. Sie sind heute bekannt und zeigen, daß bereits zwei vegetabile Proteinträger, wenn deren Proteine in bestimmter Relation aufgenommen werden, die biologische Eiweißwertigkeit von Vollei-Protein erreichen.

Daten. Energiegehalt eingeschränkt (zu erhöhen durch Zulage von Samen, Nüssen, Nußmusen, Pflanzenölen), niedriger Eiweißgehalt (zu erhöhen durch Zulage von Nüssen, Samen, Soja-Milch, Soja-Tofu), ausschließlich pflanzliche Proteine, ausschließlich pflanzliches Fett (bei Ausrichtung auf bestimmte Pflanzenöle mit erhöhtem Gehalt an hochungesättigten, essentiellen Fettsäuren), reichlich Vitamine, reichlich Mineralstoffe, wenig Natrium, reichlich Kalium, naturgegebene Ballaststoffe (aus Obst, Gemüse und Vollgetreide), günstige Relation energieliefernder Substrate zu naturgegebenen Wirkstoffsubstraten, Überschuß basischer Valenzen, höchstmögliche Frische und hohe ernährungsphysiologische Qualität.

Praktische Anwendung. Bei empfindlichen Patienten ist auf die Zuträglichkeit der Frischkostspeisen zu achten und grobe Rohkost auszuschalten. Auch sollten nicht zu große Rohkostportionen verabfolgt werden. Zudem ist ratsam, sich auf Frischkostspeisen zu beschränken, die nicht zu viel verschiedenes Obst und Gemüse anbieten.

Aufmerksamkeit ist dem Einkauf von Gemüse und Obst zuzuwenden, sich nach dem Angebot des Marktes zu richten und nach Möglichkeit Obst und Gemüse aus biologischen Landbau zu bevorzugen.

Bei der Zubereitung von Frischkost in der Küche ist eine wertschonende Behandlung vordringlich. Wünschenswerte Ergebnisse kommen nur zustande, wenn Frischkost engagiert und liebevoll zubereitet wird.

Ernährungskuren mit Bircher-Benner Vollrohkost sollten nur mit Patienten durchgeführt werden, die positiv zu einer solchen Behandlung stehen.

Empfehlungen

- Ausschließlich Rohobstsäfte, Rohgemüsesäfte, Rohobst, Rohgemüsesalate, Nüsse, Samen, Nußmus, Mandelmus, Nußmilch, Mandelmilch, Frischkornschrotgerichte + Rohobst, Vollgetreideflockengerichte + Rohobst, evtl. Soja-Milch oder Soja-Tofu.
- Mahlzeiten absolut frisch zubereiten.
- Rohsalate und Rohgemüse mit kaltgepreßten naturbelassenen Pflanzenölen anrichten.
- Zum Süßen von Getränken und Speisen Bienenhonig.
- Keine Zusätze von Kochsalz, Meersalz oder natriumhaltigen Würzmitteln.
- Zum Würzen ausschließlich frische Kräuter, Rohzwiebel, Rohknoblauch, Rohmeerrettich und Trockengewürze.

⊙ Zur gesicherten Eiweißversorgung bei längerer Anwendung tägliche Zulagen von 300 g Pellkartoffeln (= 6 g Eiweiß hoher biologischer Wertigkeit), evtl. zusätzlich 1/2 l Diät-Kurmolke (= 7,5 g Eiweiß hoher biologischer Wertigkeit).

Medizingeschichtlicher Exkurs

Max Bircher-Benner hatte Ende des 19. Jahrhunderts als in der Schweiz praktizierender Arzt Aufsehen erregt, als er vegetabile Rohkost als Schutz- und Heilnahrung erfolgreich bei Patienten anwendete (zunächst in der Praxis, später in der Bircher-Benner-Klinik Zürich). Seine Auffassungen über eine gesunderhaltende Ernährung mit großem Anteil an frischer Nahrung mußte er gegenüber Vorurteilen und Widerstand durchsetzen. Es gelang ihm trotzdem, bekannte Universitätskliniker wie H. Eppinger in Wien und E. Hoff in Frankfurt dazu zu bringen, im klinischen Bereich bei bestimmten Erkrankungen Bircher-Benner-Rohkost einzusetzen. Eppinger versuchte hierdurch auf Struktur und Funktion der Kapillargefäße und auf das mit der kapillaren Strombahn verbundene »Grundgewebe« einzuwirken.

M. Bircher-Benner hatte dem später von W. Kollath vertretenen Grundsatz, frischen und möglichst naturbelassenen Lebensmitteln höchste ernährungsphysiologische Qualität zuzusprechen, eingeführt, so daß sich vieles aus der Ernährungslehre M. Bircher-Benners in der Vollwerternährung W. Kollaths wiederfindet.

F. X. Mayr-Kur

Der Anwendungsbereich der Mayr-Kur ist breit. Es können mit der Kur erfolgreich behandelt werden: Erkrankungen des Magens, des Darmes, der Leber- und Gallenwege sowie der Bauchspeicheldrüse. Besonders gut sprechen chronische Darmverstopfungen auf die Mayr-Kur an, die von spastisch-entzündlichen Reizungen des Darmes und einem Gasbauch begleitet sind. Speziell in diesen Fällen ist chronische Obstipation mit dem Enteropathie-Syndrom nach E. Rauch verbunden. Indikationen für die Mayr-Kur sind u. a. auch Bluthochdruck, rheumatische Erkrankungen, Gelenk-arthrosen, Hauterkrankungen und Übergewicht bzw. Adipositas.

Generell ist die Mayr-Kur geeignet, Schulung des Kauvorganges, Schonung des Magen-Darm-Traktes, Reinigung und Säuberung des Darmes, Erholung der Funktion der Verdauungsdrüsen, Verbesserung der Zirkulation von Blut und Lymphe im Bauchraum, Rückbildung von Gasbauch und Zwerchfellhochstand, Regeneration der Darmschleimhäute, Verbesserung von Resorption und Filterkapazität der Dünndarmschleimhaut, gesteigerte Ausscheidung von Stoffwechselschlacken und Verbesserung der Hautbeschaffenheit zu erzielen.

Eine Verbesserung des Tonus der Haut ist nach Mayr-Kuren häufig festzustellen.

Daten. Praktisch ballaststofffreie Nahrung, eingeschränkter Energiegehalt, ca. 40 g Milcheiweiß/ Tag, praktisch fettfrei, Vitamine und Mineralstoffe auf frischer gesäuerter Milch.

Praktische Anwendung. Während der Mayr-Kur lernen die Patienten gründliches Kauen der Speisen (jeder Bissen sollte vor dem Schlucken im Mund verflüssigt werden), zudem langsamer zu essen und die Dauer der Mahlzeiten zu verlängern (wegzukommen von heute verbreiteten hastigen Mahlzeiten unter Streßbelastung).

Tägliche Verabfolgung eines Basenpräparates (z. B. Basica oder Neukönigsdorfer Mineraltabletten) oder eine salinische Berieselung des Darmes mit Bittersalz (Magnesiumsulfat) oder Karlsbadersalz können die Mayr-Kur begleiten. Nach E. Rauch sollte zweimal täglich eine basische Gemüsebrühe das Milch-Semmel-Fasten ergänzen.

Eine mit der Kur verbundene manuelle Bauchbehandlung sollte der Arzt selbst vornehmen. Es ist eine subtile Behandlung, die auf den Darm einwirkt und eine Verbesserung des Blut- und Lymphflusses im Bauchraum zustande bringt.

Die Dauer einer F. X. Mayr-Kur kann ein bis vier Wochen betragen. Nach dem Ende der Kur ist die Ernährung über einige Tage vorsichtig mit einer strengen Form leichter vollwertiger Grunddiät aufzubauen und schließlich zu einer leichten vollwertigen Grunddiät hinzuleiten.

Empfehlungen

⊙ Ausschließlich abgelagerte Weißmehlsemmel oder abgelagertes Weißbrot + ein Liter frische Buttermilch + ungezuckerte Kräutertees + Mineralwasser.

- ☉ Semmel bzw. Weißbrot drei bis fünf Tage lufttrocknen lassen.
- ☉ Patienten anhalten, beim Verzehr jeden Bissen gründlich zu kauen, zu verflüssigen und erst dann zu schlucken. Milch nur löffelweise zwischendurch (nicht trinken, sondern »essen«).
- ☉ Vor der Kur und während der ersten Kurtage Glaubersalz, Karlsbadersalz oder Einläufe.
- ☉ Täglich manuelle Bauchbehandlung.
- ☉ Behandlungsdauer drei bis vier Wochen.
- ☉ Evtl. zusätzlich Phytotherapie mit Frischpflanzensäften Kamille, Fenchel, Kartoffel oder Gänsefingerkraut.

Medizingeschichtlicher Exkurs

Die F. X. Mayr-Kur geht auf einen Arzt zurück, der in Karlsbad eine Kurpraxis unterhielt. Mit großem Erfolg hatte er dort Patienten aus aller Welt mit dem sogenannten Milch-Semmel-Fasten, verbunden mit einer speziellen Baubehandlung, behandelt. Meist wird sie auch von Kneippanwendungen begleitet.

Zur Ausführung dieser Kur sind besonders in Österreich Kurheime vorhanden, die zum Teil noch von Schülern F. X. Mayrs ärztlich geleitet werden.

Einer der bekanntesten in Österreich ist E. Rauch. Er ist Autor einer Publikation, die die Diagnostik des »Syndroms des kranken Darmes« beschreibt und den Kostplan einer Ernährung darstellt, die die Milch-Semmel-Kur begleiten kann. Ein von E. Rauch geleitetes Gesundheitszentrum befindet sich am Wörthersee (21).

Schroth-Kur

Die der Schroth-Kur zugrundeliegende Ernährung ist eine Trinktag-Trockentag-Wechselkost. Kombiniert wird diese Ernährungskur mit täglich anzuwendenden feuchtwarmen Schwitzpackungen. Diese fördern die über Haut und Nieren erfolgenden Ausscheidungsprozesse. Es ergeben sich durch die Kur, vor allem bei chronischen Erkran-

	Sonntag (großer Trinktag)	Montag (Trockentag)	Dienstag (kleiner Trinktag)	Mittwoch (Trockentag)	Donnerstag (großer Trinktag)	Freitag (Trockentag)	Samstag (kleiner Trinktag)
Morgens			Kräutertee mit Kurgebäck Schroth-Kurpackung				
Mittags	Gemüsesuppe, Reis mit Weinschaum	Pflaumen mit Kurgebäck	Reissuppe mit Gemüse	Aprikose mit Kurgebäck	Gemüsesuppe und Grießschleim	Pflaumen und Kurgebäck	Schrothsuppe, Früchtekompott, Kurgebäck
Nachmittags	Kurwein (bis 1 l); Mineralwasser, Säfte		Kurwein (bis 0,5 l); Mineralwasser, Säfte		Kurwein (bis 1 l); Mineralwasser, Säfte		Kurwein (bis 0,5 l); Mineralwasser, Säfte
Abends			Kurgebäck mit frischem Gemüse belegt				
		1 Glas Saft, 1–2 Kurdrinks		1 Glas Saft, 1–2 Kurdrinks		1 Glas Saft, 1–2 Kurdrinks	

kungen, nützliche Umstimmungen, die die Reaktionslage des Organismus verbessern können.

Gleich anderen in diesem Kapitel dargestellten Kuren, kommt auch durch die Schroth-Kur eine auf den ganzen Organismus zielende Wirkung zustande. Gewichtsreduktion muß in dieser Kur nicht das Hauptziel sein. Bedeutsam sind Indikationen wie Stoffwechselstörungen, rheumatische Krankheiten oder eine allgemeine Reinigung und Entschlackung des Körpers.

Empfehlungen

- ○ Wochenkurplan für eine Schroth-Kur:
- ○ An großen Trinktagen bis zu ein Liter Kurwein, an kleinen Trinktagen bis zu $1/2$ Liter Kurwein. Jeweils zusätzlich nach Verordnung Mineralwasser, Fruchtsäfte oder Gemüsesuppen.
- ○ An Trockentagen altbackene Schroth-Semmeln, trockenes Kurgebäck, Backpflaumen (abends ein Glas Saft).
  Evtl. Phytotherapie mit Frischpflanzensäften Brennessel und Löwenzahn.

Medizingeschichtlicher Exkurs

Die Schroth-Kur ist von Johannes Schroth (1800–1856), einem heilkundigen Laien eingeführt und praktiziert worden. Schroth war ein Schüler von Prießnitz und betrieb im schlesischen Lindewiese eine Heilanstalt.

Kempnersche Reiskur

Die Kempnersche Reiskur besteht ausschließlich aus Reismahlzeiten in Kombination mit Obst und Gemüse. Sie ist von dem amerikanischen Arzt Kempner in den 20er Jahren eingeführt worden. Indikationen sind Bluthochdruck, Kreislaufversagen (Kreislaufinsuffizienz) und Nierenerkrankungen in Begleitung von Bluthochdruck oder Wasseransammlungen in den Geweben (Ödeme).

Kasper beurteilt Kempnersche Reistage noch heute positiv: »Die Überlebensrate von Patienten mit Bluthochdruck konnte in Untersuchungen im Vergleich zu einer Kontrollgruppe mit üblicher Ernährung durch die Kempnersche Reiskur wesentlich erhöht werden.« (13)

Daten. Kaliumreich und streng natriumarm, Kohlenhydrate in Reis und Gemüse, Polysaccharide in Obst Invertzucker, wenig Fett (bei Einsatz von Sonnenblumenöl hochungesättigte Fettsäuren), eiweißarm, ca. 250 – 400 g Kohlenhydrate pro Tag, ca. 1000 Kalorien/Tag.

Um die Kur länger durchzuführen (zwei bis drei Wochen), müssen die Reisgerichte kulinarisch sorgfältig zubereitet sein und abwechslungsreich angeboten werden. Nur erstklassige Reisqualität ist einzusetzen.

Empfehlungen

- ○ Ausschließlich Mahlzeiten aus Vollreis (250–300 g Trockengewicht pro Tag. Zubereitet als Reis-Obst-Gerichte mit Frischobst oder Tiefkühlfrüchten (z. B. Apfelreis, Erdbeerreis, Himbeerreis) oder als Reis-Gemüse-Gerichte (z. B. Tomatenreis, Gurkenreis, Paprikareis).
- ○ Kein Zusatz von Kochsalz, Meersalz oder natriumhaltigen Würzmitteln.
- ○ Zubereitung ausschließlich mit Rohzwiebel, Rohknoblauch, Frischkräutern oder Trockengewürzen. Evtl. mit kaltgepreßtem, naturbelassenem Sonnenblumenöl andünsten.
- ○ Reis-Obst-Gerichte ohne Zusatz von Raffinadezucker, durch Zusatz von Rosinen oder Feigen süßen, drei bis fünf Reismahlzeiten/Tag.
- ○ Ausreichende Flüssigkeitsaufnahme aus Fruchtsäften, Gemüsesäften, Kräutertees, Schwarztee, Molke-Kwass oder Molke.

Kartoffelkur

Ähnlich wie Reis eignet sich die Kartoffel zu einer entlastenden Ernährungskur. Die Kartoffel ist verträglich, hat einen neutralen Geschmack und ist ernährungsphysiologisch hochwertig. Sie enthält je nach Sorte ca. 15% pflanzliche Stärke (Polysaccharid), zu 2% Eiweiß von hoher biologischer Eiweißwertigkeit, in Begleitung dieser Nährstoffe Vitamin C (ca. 20 mg in 100 g) Kalium 500 mg, Kalzium 15 mg, Magnesium 25 mg, Eisen 1 mg in 100 g. Der Natriumgehalt der Kartoffel ist unbedeutend, so daß ein hervorragend günstiges Kalium-Natrium-Verhältnis besteht.

Keinesfalls ist berechtigt, die Kartoffel als kalorienreich zu werten. Sie gehört zu Lebensmitteln, die sich bei geringem Kalorien- und hohem Wassergehalt durch hohe Dichte essentieller Nahrungsinhaltsstoffe auszeichnen.

Tab. 25: Nährwert-Analyse der Kartoffel
→ siehe im Nachschlageteil S. 124

Erst heute ist der Wert der Kartoffel umfassend erforscht und belegt. Vor einiger Zeit stellte das Max-Planck-Institut in Dortmund durch Arbeiten von Kofrányi und Jekat fest, daß das in der Kartoffel enthaltene Eiweiß eine hohe biologische Eiweißwertigkeit besitzt. Diese ist Vollei-Protein (Eiweiß aus Eidotter und Eiklar) praktisch gleichwertig. Der Grund dafür ist eine Eiweißbausteinmischung (Aminosäurenmischung), die dem im menschlichen Organismus enthaltenen Eiweiß praktisch gleicht. Daher kann Kartoffeleiweiß besonders leicht im menschlichen Organismus als körpereigenes Eiweiß zum Ansatz kommen. Es reichen kleine Mengen aus, um dies zu bewirken. Bereits Max Rubner (1877) hatte das Eiweiß in der Kartoffel als wertvoll bezeichnet. Definitiv ist es jedoch erst durch die genannten Untersuchungen Kofrányis und Jekats nachgewiesen. Diesen Untersuchungen gemäß sind nur 0,3 g Kartoffeleiweiß pro kg Körpergewicht nötig, um den Stickstoff- bzw. Eiweißhaushalt im Gleichgewicht zu halten. Genützt ist diese Erkenntnis in der Kartoffel-Ei-Diät bei Niereninsuffizienz (s. Seite 93).

Empfehlungen

- Täglich drei Mahlzeiten aus Kartoffeln (Kartoffelsuppen, in der Schale gedünstete Pellkartoffeln, in der Schale gebackene Kartoffeln, geschälte, gedünstete Kartoffeln, aus geschälten Pellkartoffeln zubereiteter Kartoffelbrei).
- Würzen mit frischen Kräutern, frisch geriebenem Meerrettich, Rohzwiebel, evtl. etwas Knoblauch, Kümmel (kein Salz).
- Zubereitung Backkartoffeln: Nicht geschälte Kartoffeln halbieren, auf der Schnittfläche mit etwas Öl und Kümmel versehen, auf einem Backblech in den Ofen geben.
- Ergänzung der Kartoffelmahlzeiten durch Beigabe von in etwas Öl gedünsteten Apfel- und Zwiebelscheiben, evtl. aus frischen Äpfeln zubereitetes Apfelmus, evtl. kleine Portionen pikant angerichteter Quark.

Säuglings- und Kleinkindernährung

Stillen

Die Ernährung des Säuglings bis zum Alter von 12 Monaten ist ein besonderer Bereich der Ernährungsmedizin.

Der Säugling wächst schnell und verdreifacht sein Geburtsgewicht bis zum Ende des ersten Lebensjahres. Entsprechend braucht er pro Kilogramm Körpergewicht mehr Kalorien und Eiweiß als ein Erwachsener.

Tab. 19: Kalorienbedarf Säuglinge → siehe im Nachschlageteil S. 123

Tab. 20: Eiweißbedarf Säuglinge → siehe im Nachschlageteil S. 123

Tab. 21: Säuglinge – Alter – Gewicht – Größe → siehe im Nachschlageteil S. 123

Durchschnittlich beträgt die Gewichtszunahme pro Woche im ersten Vierteljahr 180 g, im zweiten Vierteljahr 150 g, im dritten Vierteljahr 120 g, im vierten Vierteljahr 90 g.

In den ersten Lebenswochen sind Magen- und Nierenfunktion noch schwach entwickelt. Der Magensaft enthält noch ungenügend Salzsäure und eiweißverdauendes Pepsin, die Nieren haben noch Schwierigkeiten bei der Ausscheidung von Mineralstoffen und bei der Regulation des Säure-Basen-Haushalts. Noch schwach ist die Infektabwehr.

Besondere Bedürfnisse der Ernährung des Säuglings erfüllt das Stillen. Nichts kann den biologischen Nahrungswert der Muttermilch übertreffen. Eine Kommission der Deutschen Forschungsgemeinschaft urteilte: »Vorteile des Stillens sind durch nichts zu ersetzen. Zumindest sollte der Säugling drei bis sechs Monate Muttermilch erhalten.«

Muttermilch ist anders als Kuhmilch zusammengesetzt. Im Vergleich zu Kuhmilch enthält Muttermilch weniger Eiweiß und weniger Mineralstoffe. Ein großer Vorteil ist die hohe biologische Wertigkeit des Eiweißes in der Muttermilch. Ausschlaggebend hierfür ist das in der Muttermilch enthaltene Molkeeiweiß (Laktalbumin). Auf das Gesamteiweiß bezogen besteht Muttermilch zu 80% aus Molkeeiweiß und nur zu 20% aus dem weniger wertvollen Kaseineiweiß. In der Kuhmilch ist es genau umgekehrt. Zugute kommt dem gestillten Säugling auch, daß das Molkeeiweiß im Magen feinflockig gerinnt und nicht klumpig wie bei der Gerinnung von Kaseineiweiß.

Tab. 22: Zusammensetzung Muttermilch – Kuhmilch pro 100 ml → siehe im Nachschlageteil S. 123

Ein großer Vorteil der Muttermilch ist, daß sie einen Wirkstoff (Bifidusfaktor) enthält, der im Darm eine Bifidusbakterienflora gedeihen läßt und Bedingungen schafft, die Verdauungsstörungen (Dyspepsien) verhüten helfen. Solange Säuglinge mit Muttermilch gestillt werden, ist der Stuhl des Säuglings von goldgelber Farbe, riecht angenehm säuerlich und bleibt ziemlich gleich in der Beschaffenheit. Dies ändert sich, wenn der Säugling Kuhmilch bekommt. Nur teilweise ist die Identität weiterer Wirkstoffe der Muttermilch geklärt, die die Infektabwehr stärken. Kein Säuglingsmilchpräparat auf Kuhmilchbasis kann sie liefern. Im Fettgehalt zeichnet sich Muttermilch im Vergleich zu Kuhmilch durch höheren Gehalt an essentiellen Fettsäuren aus, die der wachsende Säugling besonders benötigt. Als Kohlenhydrat enthält Muttermilch ausschließlich den für den Säugling zuträglichen Milchzucker (Laktose).

Seltener werden gestillte Säuglinge übergewichtig. Vermutlich bekommen sie noch während einer Muttermilchmahlzeit Wirkstoffe zugeleitet, die Sättigungssignale vermitteln.

Untersuchungen im Montreal Children-Hospital (Kanada) zeigten, daß längere Zeit gestillte Säuglinge bei hinausgeschobener Fütterung mit Beikost später weitaus häufiger normalgewichtig bleiben als mit Säuglingsmilch-Präparaten ernährte. Mit der Länge der Stillperiode nimmt dieser Effekt zu.

Da zunächst ausschließlich Ernährung mit Muttermilch frühzeitig Kontakte des Säuglings mit Fremdeiweiß vermeidet, treten beim längerer Zeit gestillten Säugling im Kleinkindalter weniger allergische Reaktionen bzw. allergische Erkrankungen auf.

Ein gesunder Säugling trinkt beim Stillen täglich etwa folgende Mengen.

1. Woche: Zahl der Lebenstage x 70
2. bis 4. Woche: 500 – 600 ml
3. bis 8. Woche: bis 800 ml
Ab 8. Woche: 800 – 900 ml

Kontrollen des Gewichtes des Säuglings lassen ermitteln, ob die Trinkmengen ausreichen und der Säugling normal wächst und gedeiht.

An die Mutter gerichtete Empfehlungen

- Schon am ersten Tag nach der Geburt beide Brüste anlegen (Anreiz zur Milchbildung).
- In der ersten Woche mindestens 6 x anlegen.
- Nach ein bis zwei Wochen nur noch 5 x die Brust reichen.
- Immer beide Brüste leer trinken lassen.
- Nächtliche Stillpausen einhalten.

Ernährung mit Säuglingsmilch-Fertignahrungen

Säuglingsmilch-Fertignahrungen sind industriell hergestellte Produkte. Rohstoff ihrer Herstellung ist Kuhmilch, deren Zusammensetzung und Beschaffenheit weitgehend verändert ist.

In der Nährstoffzusammensetzung sind Säuglingsmilch-Fertignahrungen der Muttermilch angepaßt (adaptiert). Gegenüber Kuhmilch sind Gehalte an Eiweiß vermindert, Gehalte an Milchzuker erhöht, Kaseineiweiß gegen Molkeeiweiß ausgetauscht, Milchfett teilweise durch an essentiellen Fettsäuren reiche Pflanzenöle ersetzt und Vitamine zugefügt. In volladaptierter Säuglings-Fertignahrungen sind darin enthaltene Kohlenhydrate ausschließlich Milchzucker (Laktose), Eiweiß- und Mineralstoffgehalte sind so eingestellt, daß die noch schwachen Magen- und Nierenleistungen nicht überfordert werden.

Nach Vorschrift zu Säuglings-Fertignahrungen hergestellte Produkte haben, wenn sie zubereitet sind, eine dünnflüssige Konsistenz. Es darf nicht veranlaßt, Schleime, Stärkemehle oder Kindernährmittel zuzusetzen. Junge Säuglinge würden dann überfüttert.

Nur teiladaptierte Säuglings-Fertignahrungen enthalten Kohlenhydrate nicht nur als Milchzuker, sondern auch als Stärke. Dadurch ist ihre Konsistenz sämiger. Zur Ernährung junger Säuglinge sind sie weniger als volladaptierte Säuglingsmilchnahrungen geeignet.

An die Mutter gerichtete Empfehlungen

- Produkte wählen, die nicht zu süß und nicht zu salzig schmecken. Von sich aus verlangt der Säugling zunächst nicht nach »süß« oder »salzig«.
- Keinesfalls Schleime, Stärkemehl oder Nährmittel volladaptierter Säuglingsmilch-Fertignahrungen zusetzen (sonst nahezu sicher Masteffekt).
- Nur abgekochtes Trinkwasser oder natriumarme Mineralwässer zur Zubereitung verwenden.
- Zubereitete Portionen in sorgfältig gereinigten Fläschchen verschlossen im Kühlschrank aufbewahren.

Selbst zubereitete Kuhmilchnahrung

Die Ernährungskommission der Deutschen Gesellschaft für Kinderheilkunde und die Mehrzahl der Kinderärzte befürworten, junge Säuglinge mit Säuglingsmilch-Präparaten zu ernähren. Bequem und keimfrei zubereitet, haben sie die Ernährung nicht gestillter Säuglinge erleichtert und schließen infektiös bedingte Dyspepsien weitgehend aus. Hygienische Vorteile sind nicht zu übersehen.

Trotzdem ist eine Ernährung des Säuglings aus einer mit pasteurisierter Frischmilch und Vollkornschleim hergestellten Kuhmilchverdünnung nicht auszuschließen. Im Vergleich zu aus Säuglingsmilch-Präparaten hergestellter Nahrung ist sie zweifellos naturbelassener. Es gibt viele Mütter, die mit einer selbst zubereiteten Säuglingsnahrung gesunde Kinder großgezogen haben. Von Anfang an können Vollkornprodukte für die Schleimzubereitung verwendet, der Süßungsgrad gesteuert und Raffinadezucker ausgeschlossen werden.

Unverdünnte Kuhmilch darf der Säugling nicht bekommen, da deren Eiweiß und Mineralstoffgehalt zu hoch ist. Eine Verdünnung der Kuhmilch ist unerläßlich. Sie wird vorgenommen, indem pasteurisierte Frischmilch zur Hälfte mit einem Vollkornschleim vermischt wird (sogenannte Halbmilch).

Zubereitungsrezeptur für 100 ml

$1/2$ Teelöffel Vollkorn-Reisschleim in 50 ml Wasser einrühren,

$1/4$ bis $1/2$ Teelöffel Bienenhonig zugeben und

unter ständigem Rühren ein bis zwei Minuten leicht kochen und quellen lassen.

Dann 50 ml pasteurisierte Markenfrischmilch (mit normalem Fettgehalt), $1/2$ Teelöffel Sonnenblumenkaltpreßöl zusetzen und das Ganze mit dem Schneebesen durchschlagen.

Ein Zusatz von Sonnenblumenkaltpreßöl erfolgt, um die Kuhmilchverdünnung mit essentieller Linolsäure, die der wachsende Säugling in größerer Menge braucht, anzureichern. Das Sonnenblumenöl muß beste Qualität mit einer niedrigen Säurezahl besitzen (s. Angebot im Reformhaus).

An die Mutter gerichtete Empfehlungen

- Ausschließlich Kuhmilch mit normalem Fettgehalt verwenden, keinesfalls entrahmte Milch oder Magermilch, auch keine Milch vom Bauernhof.
- In jedem Fall die Milch kurz aufkochen.
- Vollkornschleim bis Ende des 4. Lebensmonats nur aus glutenfreiem Reis zubereitet einsetzen (nicht aus Weizen, Roggen, Hafer oder Gerste).
- Bienenhonig immer kurz mitaufkochen lassen (evtl. zum Süßen Milchzucker verwenden).
- In der Küche unter peinlicher Hygiene für einen Tag bestimmte Trinkportionen zubereiten, in sorgfältig gereinigte Flaschen abfüllen und verschlossen im Kühlschrank aufbewahren. Vor Verabreichung gut durchschütteln und auf Trinktemperatur bringen.

Die Tagestrinkmenge (Milch + Vollkornschleim) sollte pro kg Körpergewicht 150 – 200 ml betragen (beim älteren Säugling ab der 8. Woche nicht mehr als 800 – 900 ml). Eine Steigerung der Nahrungsmenge ist nur angezeigt, wenn Gewichtszunahme und Längenwachstum unzureichend sind.

Ernährung mit Beikost

Beikost ist in der Ernährung des Säuglings Ergänzung zur Milchnahrung. Ihre Aufgabe ist, den Säugling allmählich an feste, mit dem Löffel aufzunehmende Nahrung zu gewöhnen und bestimmte Nährstoffe ausreichend zuzuführen. Auch Ballaststoffe, die in Milchnahrungen fehlen, sind nur durch Beikost aufzunehmen.

Beikost sollte jedoch nicht zu frühzeitig verabfolgt werden. Es können hierdurch Funktionen der Verdauungsorgane und der Nieren belastet werden, zuviel Salz zugeführt und auch unnötig früh Allergene (allergieauslösendes Fremdeiweiß) mit dem Säugling in Kontakt kommen.

Die Ernährungskommission der Deutschen Gesellschaft für Kinderheilkunde empfiehlt, Beikostmahlzeiten erst Ende des 4. Lebensmonats zu verabfolgen. Nur beim Einsatz selbst hergestellter Kuhmilchnahrung ist Beikost ab Ende des 2. Lebensmonats teelöffelweise im Anschluß an Milchmahlzeiten zuzufüttern (als Karottensaft oder Karottenpüree). Stillen mit Muttermilch macht Beikost bis zum 5. Lebensmonat entbehrlich.

Im Kostplan des älteren Säuglings wird Beikost immer wichtiger und bestimmt immer stärker die Qualität der Nahrung.

Beikost für Säuglinge sind pürierte Breimahlzeiten, die löffelweise gefüttert werden. Im Kostplan des Säuglings, der zunächst und bis zum 5. Lebensmonat fünf Milchmahlzeiten enthält, werden diese Schritt für Schritt gegen Breimahlzeiten ausgetauscht (zunächst nur löffelweise im Anschluß an eine Milchmahlzeit, dann die Milchmahlzeit völlig ersetzend).

Zuvor gestillte oder mit Säuglingsmilch-Präparaten ernährte Säuglinge erhalten den **ersten Brei** zu Anfang des 5. Lebensmonats, hergestellt aus Kartoffeln, Gemüse und Fleisch (Fleisch als Bestandteil bis zu 20 – 30 g).

Eine **zweite Breimahlzeit** ist ab dem 6. Lebensmonat, hergestellt aus Vollmilch, Zerealien und Obstpüree, im Austausch gegen eine weitere Milchmahlzeit in den Kostplan einzufügen. Ab dem 7. und 8. Lebensmonat wird schließlich nochmals eine Milchmahlzeit ausgetauscht gegen einen **dritten Brei**, der milchfrei aus Getreideflocken (ca. 100 g) und Obstpüree (ca. 100 g) zubereitet ist.

Ab dem 8. und 9. Lebensmonat setzt sich der Kostplan des nunmehr älteren Säuglings nur noch aus einer Vollmilch-Mahlzeit und drei Breimahlzeiten pro Tag zusammen. Es entspricht dies Empfehlungen der Ernährungskommission der Deutschen Gesellschaft für Kinderheilkunde.

Nur in der Ernährung des Säuglings mit selbst zubereiteter Nahrung aus mit Vollkornschleim verdünnter Vollmilch ist empfehlenswert, Beikost bereits Anfang des 3. Lebensmonates in Form von Karottensaft, pürierten Karotten oder püriertem Obst im Anschluß an Milchmahlzeiten löffelweise zu verfüttern (beginnend mit ein bis zwei Teelöffeln).

Aufgaben der Säuglingsbeikost

- Ausreichende Versorgung mit kritischen Vitaminen (B_1, beta-Carotin, Vitamin A).
- Ausreichende Versorgung mit Eisen und anderen Mineralstoffen.
- Zufuhr von Ballaststoffen.
- Erweiterung des Nahrungsangebotes.
- Nahrungsaufnahme mit dem Löffel.

Laktovegetabile Beikost

Verbreitet ist die Auffassung, daß fleischlose laktovegetabile Beikost keine ausreichende Eisenversorgung erreichen läßt. Tatsächlich wird das in Fleisch enthaltene zweiwertige Häm-Eisen vergleichsweise zu anderen Eisenträgern gut resorbiert. Erst in den Schleimhautzellen des Darmes wird es ionisiert und kann deshalb nicht mit bestimmten anderen Nahrungsinhaltsstoffen innerhalb des Darmes Komplexverbindungen eingehen.

1987 ist an der Kinderklinik der Universität Kiel eine Untersuchung mit der Fragestellung angelaufen, ob laktovegetabile (fleischlos) zusammengesetzte Beikost Gedeihen und Eisenversorgung von Säuglingen sicherstellt. Eine Gruppe mit fleischloser Beikost ernährter Säuglinge ist bezüglich der Labordaten von Serumeiweiß, Ferritin, Transferrin, Hämoglobin sowie der Entwicklung von Körperlänge und Körpergewicht mit einer Gruppe, die fleischhaltige Beikost verfüttert bekam, verglichen worden. Im Ergebnis waren keine Unterschiede festzustellen. Es sollte dementsprechend offenbleiben, ob Beikost für Säuglinge als Bestandteil unbedingt Fleisch, so wie es vielfach noch empfohlen wird, enthalten muß.

Ausreichende Eisenversorgung

Einer besonderen Aufmerksamkeit bedarf der Eisenstoffwechsel von Säuglingen und Kleinkindern.

Vor der Geburt wird im Säugling ein Eisendepot angelegt. Es wird im Verlaufe der ersten sechs Lebensmonate verbraucht. Von diesem Zeitpunkt an kann sich Eisenmangel entwickeln, wenn exogen nicht ausreichend Eisen zugeführt wird. Bei frühgeborenen Säuglingen kann es bereits vom 3. Lebensmonat an zu latentem Eisenmangel kommen. In diesem Fall sinken Laborparameter, die für den Eisenhaushalt maßgeblich sind.

Eisen wird aus dem Darm des Säuglings schlecht resorbiert. Bei einer durchschnittlichen Resorption von nur 10% des in der Nahrung enthaltenen Eisens müßten Säuglinge mit der Nahrung täglich 10 mg Eisen zugeführt bekommen, um eine Aufnahme von 1 mg Eisen zur Deckung des Tagesbedarfs zu sichern.

Unterschiedlich ist die Eisenresorption aus eisenhaltigen Lebensmitteln. Nach Angaben von U. M. Sarinnen, beträgt sie aus Muttermilch ca. 70%, aus Kuhmilch ca. 30%, aus Säuglingsmilch-Präparaten ca. 10%, aus Gemüse und Getreide ca. 10% und aus Fleisch ca. 15–18%.

Verbessernd auf die Eisenresorption wirken in Säuglingsbeikost Vitamin C, Milchsäure und Molke. Allein Vitamin C kann die Eisenresorption um das Dreifache steigern.

Aus oben erwähnten Untersuchungen zum Eisenhaushalt ovo-laktovegetabil und mit fleischhaltiger Beikost ernährter Säuglinge ist zu entnehmen, daß die Ergebnisse fast keine Unterschiede zeigen (erzielt wurden diese Ergebnisse mit einer fleischlosen und mit Molkeeiweiß angereicherten Beikost aus dem Reformhaus). Ergebnisse der Untersuchungen sind von E. Sievers, K. Dörner, E. Hamm, C. Janisch und J. Schraub veröffentlicht.

Ernährung des Kleinkindes

Die Ernährung des älteren Säuglings geht am Ende des ersten Lebensjahres in die Ernährung des Kleinkindes (1 – 6 Jahre) über. Breimahlzeiten brauchen jetzt nicht mehr feinpüriert zu sein, sondern können auch festere Bestandteile (z. B. Reis, Nudeln) enthalten. Mehr und mehr wird die Ernährung ausgeweitet und der Kostplan des Kleinkindes abwechslungsreicher gestaltet. Das Kleinkind wird bald die Möglichkeit haben, am Tisch der Eltern mitzuessen.

Regelmäßig sollte die Nahrung in bekömmlicher Zubereitung frisches Obst, frischgepreßte Fruchtsäfte, reine pasteurisierte Fruchtsäfte ohne Zuckerzusatz, Gerichte aus frischem Gemüse und Müsli aus zarten mit geriebenem Ost und Milch angereicherten Vollkornflocken enthalten. Weiterhin wichtig bleiben Kartoffeln, Sauermilchen, Quark und Frischkäse ergänzen das Angebot von Milchprodukten. Fleisch, Geflügel und Fisch können als Eiweißträger hinzukommen (falls der Kinderarzt und die Mutter sich nicht für eine fleischlose, ovo-laktovegetabile Ernährung entscheiden). Wichtige Kohlenhydratträger sind Vollkornzwieback, ungesüßte Vollkorngebäcke, Knäckebrot, feinkrumige Vollkornbrote sowie Vollkornteigwaren.

Als süß schmeckende Lebensmittel eignen sich am besten Hagebuttenmus, Apfelkraut, Birnenkraut, fruchtige Brotaufstriche mit geringem Raffinadezuckeranteil sowie Fruchtschnitten, Nußschnitten oder Trockenobst.

Weitgehend heraushalten sollte man Raffinadezucker, gezuckerte Fruchtgetränke, Limonaden, Cola-Getränke, zuckerreiche Konfitüren, Süßigkeiten wie Schokolade, Konfekt und Bonbons sowie Feinmehlgebäcke. Kuchen und Gebäcke für das Kleinkind sollte man versuchen, aus Vollkornmehl und möglichst wenig Zucker herzustellen.

Es ist viel für die Ernährung des Kleinkindes getan, wenn diese Gesichtspunkte beachtet werden.

An die Mutter gerichtete Empfehlungen

- Nahrungsbedarf nicht überschreiten (von Tag zu Tag je nach Spiel- und Bewegungsaktivität wechselnd).
- Flüssigkeitsbedarf nicht unterschätzen, regelmäßig ungezuckerte Flüssigkeiten anbieten (ausgenommen direkt vor den Mahlzeiten).
- Geeignete Getränke: ungezuckerte Tees (evtl. schwach mit Honig gesüßt), Gemüsesäfte, Gemüsemoste, ungezuckerte oder nur schwach gesüßte Fruchtsäfte, evtl. Trinkmolke, Mineralwässer.
- Allgemein zu empfehlende Produkte: Babymüslis, Früchtemüsli, Vollkornzwieback, Vollkorngebäcke, vegetarische Brotaufstriche, Haselnuß- oder Mandelmus zur Zubereitung von Nußmilch oder Mandelmilch (s. Angebot im Reformhaus).

Spezielle Ernährungstherapie

Einleitung

Ernährungstherapie nach dem Grunddiätsystem basiert auf dem Einsatz vollwertiger Grunddiät und deren Ableitungen. Mit Bezug hierauf ist der Begriff »Grunddiätsystem« gewählt worden, und das System verdeutlicht, daß langfristige Ernährungstherapie bei einer Vielzahl wichtiger Indikationen dadurch vereinfacht werden kann, daß man weitgehend von einer in den Grundsätzen gleichbleibenden Basiskost ausgeht und somit spezielle Diätkostformen überflüssig werden.

Vollwertiger Grunddiät und deren Ableitungen sind jedoch Grenzen gesetzt, die dort beginnen, wo die Behandlung bestimmter Krankheiten in der Ernährung Maßnahmen fordert, die mit Orientierungspunkten zu vollwertiger Grunddiät nicht in Übereinstimmung zu bringen sind.

Auch Erkrankungen, bei denen die Ernährung laufend auf wechselnde Befunde eingestellt werden muß (z. B. Nierenerkrankungen) sind nicht für den Einsatz einer vollwertigen Grunddiät geeignet. Für solche Fälle, in denen vollwertige Grunddiät oder eine ihrer Ableitungen nicht eingesetzt werden kann, sind **Spezialdiäten** vorgesehen.

Die wichtigsten Erkrankungen, die den Einsatz von Spezialdiäten fordern, sind:

- Zöliakie und Erwachsenen-Sprue
- Zustand nach Magenresektion
- Dekompensierte Leberzirrhose (Leberinsuffizienz)
- Chronische Nierenerkrankungen (Niereninsuffizienz)
- Lebensmittelallergien
- Neurodermitis
- Schuppenflechte (Psoriasis)
- Candida-albicans-Besiedelung (Candidosis)

Im Vergleich zur Ernährungstherapie mit vollwertiger Grunddiät und deren Ableitungen, die in sehr vielen Fällen verbreiteter ernährungsabhängiger Krankheiten zur Anwendung kommen können, ist Ernährungstherapie mit Spezialdiäten auf bestimmte Indikationen eingeschränkt.

Spezialdiät bei Zöliakie und Erwachsenen-Sprue (glutenfrei)

Ernährungstherapeutische Fakten

Spezifische Therapie ist glutenfreie Ernährung, die bei exakter und konsequenter Ausführung die meisten Fälle bessern oder ausheilen läßt. Nach Angaben von Kasper besserten sich bei zehn von 32 mit glutenfreier Kost behandelten Zöliakiekranken die Befunde in den ersten zehn Tagen, bei 18 in ein bis zwei Wochen, bei zwei nach einigen Monaten, und bei einem Patienten nach einem Jahr. Nur ein Patient reagierte nicht auf glutenfreie Ernährung. Angaben anderer Autoren zufolge sprechen nur 70% der Kranken auf glutenfreie Ernährung ausreichend an, wobei offenbleibt, inwieweit es jeweils gelungen war, krankheitsauslösende Polypeptide absolut aus der Nahrung auszuschließen. Schon kleinste Spuren, die z. B. aus mehlhaltigen, vorgefertigten Nahrungsmitteln in die Diät geraten, können Behandlungserfolge zunichte machen.

Kaum vorauszusagen ist, ob Kranke mit Zöliakie wieder normale, glutenhaltige Nahrung tolerieren können. Es gibt Fälle, in denen dies möglich ist, und andere, die lebenslang glutenfreie Ernährung benötigen. Anderseits auch Fälle, die nach relativ kurzfristiger Phase ernährungstherapeutischer Behandlung beschwerdefrei wurden und bei anschließender normaler Ernährung blieben, bis sich oft nach Jahren oder Jahrzehnten Rezidive einstellten.

Ernährungstherapie ist mit äußerster Sorgfalt exakt und langfristig vorzunehmen. Eltern und Betreuer zöliakiekranker Kinder müssen viele Kenntnisse haben, um glutenhaltige Lebensmittel zu kennen und auszuschalten.

Bei Störungen der Fettverdauung und Fettresorption sind übliche Nahrungsfette gegen Diätmargarine und Diätspeiseöle mit mittelkettigen Triglyzeriden auszutauschen. Neuerlich stehen hierzu mct-Basis-plus-Fette zur Verfügung, die mit essentiellen Fettsäuren aus Safloröl (alpha-Linolsäure) und Leinöl (alpha-Linolensäure) angereichert sind.

In mct-Basis-plus-Diätmargarine oder -Diätspeiseöl enthaltene Fettsäuren aus Saflor- und Leinöl sind zwar langkettig, werden jedoch ebensogut wie mittelkettige Fettsäuren resorbiert. Es ist von Vorteil, solche Fettsäuren angereichert in mct-Diätmargarine oder mct-Diätspeiseöl zu haben, da aus diesen Fettsäuren im Organismus Metaboliten (Prostaglandine, Eicosanoide, Immunglobuline) entstehen und einige davon Struktur und Funktion der Dünndarmschleimhaut regenerieren helfen (mct-Fette s. Angebot im Reformhaus).

Hinweise

⊙ Alle **glutenhaltigen Lebensmittel** und Nahrungsmittel aus Weizen, Roggen, Gerste und Hafer (Mehle, Paniermehle, Grieß, Graupen, Grütze, Flocken, Brot, Teigwaren, Gebäck) ausschalten.

⊙ Alle Nahrungsmittel ausschalten, die bei ihrer Herstellung glutenhaltige Getreideprodukte zugesetzt erhielten oder mit solchen versehen sein könnten:
Fertigsuppen, Fertigsaucen, Suppenwürzen, Brühwürfel, Wurstwaren, Fleischwaren (z. B. Frikadellen, Fleischklopse), Fleischkonserven, Fischkonserven, Fertiggerichte, Fertigcremes, Fertigdesserts, Puddingpulver, Kakaogetränke, Kaffee-Ersatzgetränke, Konfekt (z. B. gefüllte Schokolade, Marzipan), Ketchup, evtl. Bier, Malzextrakt, Deklarationen beachten oder Erkundigungen einholen.

⊙ Nahrungsmittel, Speisen und Getränke ausschließen, wenn nicht genau bekannt ist, daß sie glutenfrei sind.

⊙ Beim Essen in Kantinen und Gaststätten alle Speisen ausschalten, die Zusätze von Mehlen enthalten könnten (z. B. Suppen, Saucen, panierte Fleisch- und Fischgerichte etc.).

⊙ In der ersten Krankheitsphase bei Milchzuckerunverträglichkeit **Milchzucker** ausschließen und **Milch** und **Milchprodukte** meiden.

⊙ Im Austausch zu verbotenen, glutenhaltigen Nahrungsmitteln erlaubt: **Mais** (Maisgrieß, Maisgraupen, Maisstärkemehl, Maisflocken), **Reis** (Reisflocken, Trockenreisschleim, Reisstärkemehl), **Hirse**, Hirseflocken, Buchweizengrütze, Johannisbrotkernmehl, **Sojamehl**, Sojaflocken, Soja-Kraft (*Hensel*), **Kartoffeln**, Kartoffelstärkemehl, Kaba-Kakaogetränk.

⊙ Erlaubte **glutenfreie diätetische Lebensmittel**: glutenfreies Brot, glutenfreie Gebäcke, glutenfreie Teigwaren, glutenfreie Getreideflocken Hersteller: *Drei-Pauly* Reform + Diät GmbH (Ebsdorfergrund); *Hammermühle* Diät-GmbH (s. Angebot im Reformhaus).

⊙ Bei Wasserverlusten ausreichende Flüssigkeitszufuhr aus nicht gezuckerten Getränken (am besten Kamillentee).

⊙ Rezept zur Herstellung eines glutenfreien Brotes:
540 g Stärke (z. B. Gustin oder Mondamin), 20 g Johannisbrotkernmehl (Nestargel), 10 g Kochsalz, 15 g Hefe, 5 g Backpulver, 500 ml Wasser. Teig in gefetteter Kastenform backen.

⊙ Evtl. Fertigmehlmischungen zur Herstellung glutenfreier Brote verwenden (Hersteller Maizena GmbH, Hammermühle Diät-GmbH, Drei-Pauly Reform + Diät GmbH).

⊙ **Raffinadezucker** und hiermit hergestellte Nahrungsmittel weitgehend ausschalten.

Krankheitsbild

Zöliakie (vorwiegend bei Säuglingen und Kleinkindern) und Erwachsenen-Sprue werden durch Kleberproteine von Weizen (Gliadin), Roggen (Gliadin), Gerste (Hordein) und teilweise auch Hafer (Avenin) ausgelöst. Die genannten Proteine sind Polypeptide, die vorwiegend aus Prolin und Glutamin bestehen.

Bei Zöliakiekranken kommt es zu einer Zerstörung von Enterozyten (Schleimhautzellen) und Schleimhautzotten des Dünndarmes, was schließlich zu einer flachen zottenlosen Schleimhaut und einem hochgradigen Malabsorptionssyndrom (Symptomenkomplex unzureichender Nährstoffresorption) führen kann.

Zwei Theorien liegen vor. Zum einen wird angenommen, daß bei Zöliakiekranken Enzyme (Peptidasen) fehlen, die Polypeptide abbauen, so daß pathogen wirkende Getreideeiweiße mit Schleimhautzellen des Darmes in Berührung kommen und diese schädigen. Zum anderen wird die Zöliakie als immunologische Erkrankung angesehen, bei der sich gegen Polypeptide der Getreideeiweiße Antikörper bilden und eine Antigen-Antikörper-Reaktion die Dünndarmschleimhaut schädigt.

Vererbte Disposition begünstigt die Erkrankung, die vorwiegend Menschen weißer Rasse befällt. Auf 10 000 Einwohner Mitteleuropas soll ein Erkrankungsfall treffen. Tritt die Erkrankung bei Säuglingen auf, ergeben sich besonders schwierige Umstände.

Die Diagnose ist durch perorale Dünndarmbiopsie und histologische Untersuchungen der Darmschleimhaut zu sichern. Auch der Nachweis von Antikörpern, die sich im Blut befinden, wenn die Dünndarmschleimhaut von toxisch wirkenden Polypeptiden berührt wird, kann zur Diagnose dienlich sein.

Auswirkungen der Erkrankungen bestehen in erheblich verringerter Nährstoffresorption (Malabsorption) und hierdurch verursachter Mangelernährung. Vorzüglich gestört ist die Resorption von Fett, fettlöslichen Vitaminen, Milchzucker (Laktose), Kalzium, Eisen, Vitamin B_{12} und Folsäure. Wenn im Bürstensaum geschädigter Darmschleimhautzellen des Dünndarmes milchzuckerspaltende Laktase fehlt, dann wird Milchzucker nicht mehr enzymatisch aufgeschlossen (zu Glukose + Galaktase), sondern verbleibt im Darm und verursacht Gärungsprozesse, Gasbildung und Durchfälle.

Die Kranken leiden unter der Ausscheidung voluminös breiiger bis dünnflüssiger und fetthaltiger Stühle, Blähbauch, Gewichtsabnahme (bis zur Auszehrung), Blutarmut (Folge von Mangel an Eisen, Vitamin B_{12} und Folsäure), evtl. tetanischen Krämpfen (Folge von Kalziummangel). Säuglinge und Kinder sind durch Elektrolyt- und Wasserverluste gefährdet.

Spezialdiät nach Magenresektion

Ernährungstherapeutische Fakten

Auf spezielle bei magenresizierten Patienten vorhandene Gegebenheiten muß sich die Ernährungstherapie einstellen und eine Reihe von speziellen Maßnahmen berücksichtigen. Meist ist zu erwarten, daß postoperative Beschwerden mit der Zeit besser werden und verschwinden.

Hinweise

- Leichte vollwertige Grunddiät.
- Häufig kleine Mahlzeiten (nach Operationen bis zu zehn Mahlzeiten pro Tag).
- Evtl. Mahlzeiten im Liegen einnehmen.
- Flüssigkeit nur zwischen, nie zu den Mahlzeiten.
- Keine zuckerhaltigen Speisen und Getränke, speziell keine gezuckerten und mit Milch zubereiteten Speisen.
- Evtl. Milch bei individueller Unverträglichkeit ausschließen.
- Evtl. Eisenpräparate.

Krankheitsbild

Etwa 20–30% der magenresezierten Patienten klagen nach Nahrungsaufnahme über Druck- und Völlegefühl, einige auch über Aufstoßen, Übelkeit und Erbrechen. Plötzliche Überfüllung des kleinen Restmagens löst diese Beschwerden aus, die als »Syndrom des kleinen Magens« bezeichnet werden. Ein anderer Beschwerdekomplex ist das Früh- oder Spät-Dumping-Syndrom.

Früh-Dumping-Syndrom: Dabei kommt es während oder nach der Nahrungsaufnahme zu Völlegefühl, Schwitzen, Schwindel und Herzklopfen. Etwa 8% der Magenresezierten sollen unter solchen Beschwerden leiden. Sie sind am häufigsten festzustellen, wenn der operative Eingriff nach *Billroth II* ausgeführt worden ist.

Bei nach *Billroth II* Operierten sind Vorhof und Magenausgang entfernt, das abgetrennte Duodenum (Zwölffingerdarm) blind verschlossen und der Magenstumpf mit dem Dünndarm verbunden. Die aufgenommene Nahrung fällt direkt in den Dünndarm und vermischt sich erst hier mit aus dem Zwölffingerdarmstumpf zufließenden Gallen- und Bauchspeicheldrüsensekret.

> **Verhältnisse nach Magenresektion** *Billroth* I und *Billroth* II → siehe im Nachschlageteil S. 132

Verstärkt werden Früh-Dumping-Beschwerden, wenn größere Mengen Nahrung rasch in den Dünndarm fallen (to dump = fallen) und diesen Darmabschnitt überdehnen. Verstärkt wird es auch, wenn zuckerreiche hyperosmolare Nahrung Wasser in den Darm zieht und durch abnehmendes Blutvolumen (Hypovolämie) und Blutdruckabfall Kreislaufsymptome verursachen.

Spät-Dumping-Syndrom: Spät-Dumping-Syndrom tritt ein bis zwei Stunden nach Mahlzeiten mit Schwindel, Schweißausbruch, Benommenheit und Konzentrationsschwäche auf. Wesentlichste Ursache dieses Beschwerdekomplexes ist, daß nach rascher Resorption von Zucker (nach zuckerreichen Mahlzeiten) der Blutglukosespiegel steil ansteigt, reaktiv durch entsprechend große Insulinausschüttung herabgesetzt wird und eine Hypoglykämie (Unterzuckerungszustand) entsteht.

Unterernährung: Auch Unterernährung kann nach operativer Entfernung des Magens auftreten, insbesondere nach *Billroth*-II-Resektion, wenn der Speisebrei den Zwölffingerdarm nicht mehr passiert und Dünndarmschleimhauthormone die Sekretion von Galle und Bauchspeicheldrüsensaft nicht mehr stimulieren. Der Speisebrei wird dann unzureichend mit Galle und Verdauungsenzymen der Bauchspeicheldrüse versehen und die Aufschließung der Nährstoffe ist behindert (Maldigestion).

Störungen der Resorption von Fett, Kalzium, Eisen, Vitamin B$_{12}$ und Folsäure treten bei etwa 40% nach *Billroth* II operierten Patienten auf. Häufig stellt sich Eisenmangelanämie ein, da der Zwölffingerdarm, in dem Eisen normalerweise resorbiert wird, vom Kontakt mit dem Speisebrei ausgeschaltet ist. Zudem kann eine Magenstumpfgastritis, die sich zu chronisch-atrophischer Gastritis entwickelt, die zur Resorption von Eisen erforderliche Salzsäuresekretion mindern.

Spezialdiät bei Nierenerkrankungen

Ernährungstherapeutische Fakten

Allgemein besteht bei Nierenerkrankungen (Nephropathien) Sinn und Ziel der Ernährungstherapie darin, eine dem jeweiligen Funktionszustand angepaßte Zufuhr von Elektrolyten, Wasser und Eiweiß herzustellen. Entsprechend muß die Nahrung in ihren Gehalten an Elektrolyten, Flüssigkeit und Eiweiß definiert sein.

Es werden nach Sarre drei Stadien bei Nierenerkrankungen unterschieden:

Stadium I: Über die Ernährungstherapie in diesem Stadium existieren unterschiedliche Auffassungen. So lehnen einige ab, eine Restriktion der Kochsalz- und Eiweißzufuhr schon in diesem Stadium vorzunehmen. Doch bleibt auch für die Auffassung Raum, dies schon jetzt einzuleiten, um programmiertes Fortschreiten der Erkrankung zu verzögern.

Stadium II: Fraglos muß in diesem Stadium eine konsequente Beschränkung der Zufuhr von Natrium und Eiweiß einsetzen. Die Diät ist natriumarm und mit einer Begrenzung der Eiweißzufuhr auf 35 – 40 g bzw. 0,5 bis 0,6 g Eiweiß/kg Körpergewicht (d. h. mäßig eiweißarm) zu führen.

Unter Umständen muß begrenzte Natrium- bzw. Kochsalzzufuhr zeitweilig unterbrochen werden. Dies ist der Fall, wenn die Nieren bei eingeschränkter Funktion die Ausscheidung harnpflichtiger Substanzen durch Vergrößerung der Harnmenge zu kompensieren versuchen und hierdurch Natriumverluste, Entwässerung, absinkendes Blutvolumen, Blutdruckabfall, Verringerung der Filtration der Nierenkörperchen und zunehmende Zurückhaltung (Retention) harnpflichtiger Substanzen entstehen. Dabei auftretende Symptome sind unter dem Begriff »Salzmangelsyndrom« bekannt und können durch kurzfristige Zulagen von täglich 2–5 g Kochsalz behoben werden. Treten daraufhin Ödem und Hypertonie wiederum auf (was nach einigen Tagen meist der Fall ist), muß die Natriumzufuhr wieder verringert werden. Zwischen der Notwendigkeit, Hypertonie- und Ödembereitschaft durch Verminderung der Natriumzufuhr zu beherrschen, und der Gefahr, bei zu starker Natriumrestriktion die Retention zu verstärken muß abgewogen werden, was nur bei sorgfältigster Kontrolle des Kranken möglich ist.

Im übrigen ist die Diät im Stadium II nur natriumarm und niemals streng natriumarm zu führen und zu beachten, daß der Patient bei Verringerung der Fähigkeit Harn zu konzentrieren (Hyposthenurie) und vermehrter Harnausscheidung (Polyurie) genug Flüssigkeit zu sich nimmt. Patienten, die dies von sich aus nicht tun, sind hierzu ausdrücklich aufzufordern. Aufenthalte in wärmeren oder heißen Regionen erfordern Flüssigkeitszulagen, um eine Verschlechterung des Befindens bei absinkender Ausscheidungsleistung und zunehmender Retention zu vermeiden. In jedem Fall sind Wasserverluste zu ersetzen, die durch Erbrechen, Durchfälle oder im Verlaufe fieberhafter Erkrankungen zustande kommen.

Bei Verlaufsformen chronischer Nierenerkrankungen (Nephropathien), die mit verstärkter Eiweißausscheidung verbunden sind und absinkenden Eiweißgehalt des Blutes (Hypoproteinämie) verursachen, müssen Eiweißverluste durch Eiweißzufuhr ausgeglichen werden. Eiweißzulagen jedoch nicht zu hoch bemessen.

Stadium III: → siehe S. 92

> **Tab. 26:** Ernährungstherapeutische Maßnahmen und ihre wesentlichen Ziele bei Nierenversagen (nach *Kluthe u. Quirin*) → siehe im Nachschlageteil S. 124

Hinweise

- ⊙ Je nach vorliegenden Befunden und Krankheitsverlauf die Zufuhr von Natrium (bzw. Kochsalz), Eiweiß und Flüssigkeit ausrichten.
- ⊙ Evtl. bei Anzeichen eines Salzmangelsyndroms einige Tage Kochsalzzulage 2 – 5 g/Tag.
- ⊙ Bei verminderter Harnausscheidung (Oligurie) Flüssigkeitszufuhr auf Bilanz einstellen (500 ml Flüssigkeit + 24-Stunden-Harnmenge).
- ⊙ Bei vorhandener vermehrter Harnausscheidung (Polyurie) ausreichend Flüssigkeit zuführen und ggf. zum Trinken auffordern.
- ⊙ Evtl. Beschränkung der Eiweißzufuhr.

Fakten zur Nierenfunktion

Die Funktionen der Nieren bestehen darin, im Organismus elektrisch geladene Mineralteilchen (Elektrolyte), Wasser, saure und basische Valenzen zu regulieren und Endprodukte des Eiweißstoffwechsels auszuscheiden. Diese Arbeit leisten etwa zwei Millionen Nephrone, die jeweils aus einem Nierenkörperchen (Glomerulus) mit dazugehörigen Harnkanälchen (Tubulussystem) bestehen.

Regulation des Elektrolyt- und Wasserhaushaltes: Aus etwa 1700 Liter Blut, die täglich die Nierengefäße passieren, werden 160 – 180 Liter Primär- und 1 – 1,5 Liter Endharn gebildet. Ca. 60mal am Tage fließt das gesamte im Organismus befindliche Blut durch die Nieren. Die Harnbereitung beginnt mit der Bildung eine Filtrates durch die Nierenkörperchen, in das alle filtrierbaren Blutbestandteile gelangen. Der Primärharn ist das Ergebnis der Filtration aller Nierenkörperchen (Glomeruli). Blutdruck, Durchblutung und in den ableitenden Harnwegen vorhandener Druck beeinflussen die Filtratmenge. Sie nimmt ab, wenn der Blutdruck fällt, die Durchblutung geringer wird oder der Druck in den Kapselräumen der Nierenkörperchen durch Harnrückstau steigt.

Nach Filtration des Primärharnes wird dieser durch die Harnkanälchen geleitet und durch rückresorbierende und sezernierende Aktivität der Tubulusepithelzellen (Harnkanälchenzellen) in der Zusammensetzung verändert. So werden bei Passage der Harnkanälchen ca. 99% des in den Primärharn filtrierten Wassers und 75 – 99% der im Primärharn vorhandenen Elektrolyte rückresorbiert. Zucker, der zunächst in den Primärharn filtriert wurde, wird vollständig ins Blut zurückgeholt. Andere Substanzen wie Wasserstoff-Elektrolyte (H^+), Kalium-Kationen (K^+), entgiftete Stoffwechselprodukte oder Arzneimittelrückstände werden in den Harn sezerniert, wenn dieser die Harnkanälchen passiert. Entschieden anders als das Glomerulusfiltrat oder der Primärharn ist der Endharn zusammengesetzt.

An der von den Nieren betriebenen Regulation des Elektrolyt- und Wasserhaushaltes sind das Hypophysenhormon Antidiuretin und das Nebennierenrindenhormon Aldosteron beteiligt. Antidiuretin verstärkt an den Endstrecken der Harnkanälchen die aktive Wasserrückresorption und vermindert hierdurch die Wasserausscheidung, wenn dem Zwischenhirn-Hypophysensystem absinkendes Blutvolumen gemeldet wird. Anderseits gibt die Nebennierenrinde Aldosteron ab, wenn Meßstellen der Elektrolytkonzentration im Blut (Osmorezeptoren) absinkenden Natrium-Elektrolytbestand des Blutes signalisieren. Daraufhin bewirkt Aldosteron, daß Harnkanälchenzellen verstärkt Natrium rückresorbieren. Da auf diese Weise die Elektrolytkonzentration des Blutes steigt, bewirkt Aldosteron über diesen Effekt wiederum eine durch Antidiuretin ausgelöste vermehrte Wasserrückresorption bzw. verringerte Wasserausscheidung. So reguliert Aldosteron nicht nur den Natriumbestand des Blutes, sondern indirekt auch den Wasserhaushalt.

Im Organismus kann Wasser ohne Elektrolyte, die sich darin als Kationen und Anionen dissoziiert befinden, nicht festgehalten und bewegt werden. Wasser und Elektrolythaushalt sind miteinander verbunden. Unter den Elektrolyten ist das Natrium-Kation (Na^+) bei Regulation des Wasserbestandes und der Wasserbewegung ausschlaggebend. Wasser folgt immer der Bewegung der Natriumelektrolyte und reichert sich dort an, wo Natriumelektrolyte konzentrierter vorhanden sind.

Regulation des Säure-Basen-Haushalts bzw. des Bestandes an sauren und basischen Valenzen: Hieran nehmen die Nieren teil, indem sie die Konzentration der Wasserstoff-(H^+) und der Bikarbonat-(HCO_3)Elektrolyte überwachen. Bei Anreicherung saurer Valenzen werden in den Zellen der Harnkanälchen (Tubulusepithelzellen) aus Kohlensäure (H_2CO_3) Wasserstoff-(H^+) und Bikarbonat-(HCO_3)Elektrolyte gebildet, Wasserstoff-Kationen ausgeschieden und Bikarbonatanionen zur Auffüllung der Alkalireserve rückresorbiert.

Ausscheidung von Stoffwechselendprodukten: Größte Bedeutung unter den Funktionen der Niere besitzt die Ausscheidung der Endprodukte des Eiweiß- und Purinstoffwechsels (Harnstoff, Kreatinin und Harnsäure). Nur über funktionstüchtige Nieren können diese Stoffwechselendprodukte den Organismus verlassen.

Der Endharn ist etwa fünfmal konzentrierter als Blut. Sein spezifisches Gewicht beträgt bei maximaler Konzentration 1.035, bei maximaler Verdünnung 1.002. Dieselbe Menge gelöster Substanzen können gesunde Nieren in 0,5 Liter oder 23 Liter Endharn/Tag zur Ausscheidung bringen. Nur Wasser ist zurückzuhalten, wenn konzentrierter Endharn gebildet wird.

Krankheitsbild

Wichtigste Befunde sind totales Versagen der Harnbereitung (Anurie), teilweiser Ausfall der Harnbereitung (Oligurie), vergrößerte Harnausscheidung (Polyurie), erhöhter Blutdruck (Hypertonie), Wasseransammlungen in Geweben (Ödeme), Versagen der Ausscheidung eines konzentrierten Harns (Hyposthenurie) und durch Zurückhaltung (Retention) harnpflichtiger Eiweißabbauprodukte verursachte Übersäuerung (Azotämie). Zudem spielen Ausscheidung von Eiweiß in den Harn (Proteinurie), erniedrigter Eiweißgehalt des Blutes (Hypoproteinämie), Blutarmut (Anämie), Hyperkaliämie (erhöhter Kaliumgehalt des Blutes) und erniedrigter Kaliumgehalt des Blutes (Hypokaliämie) eine Rolle.

Chronische Nierenerkrankungen (sekundäre chronische Glomerulonephritis), atherosklerotische Schrumpfniere, chronische Nierenbeckenentzündung (Pyelonephritis) werden nach Sarre in drei Stadien eingeteilt:

Stadien chronischer Nierenerkrankungen

I. Die Ausscheidungsleistung der Nieren ist noch normal und keine Retention harnpflichtiger Substanzen festzustellen. Hypertonie oder Ödeme zeigen sich vielleicht andeutungsweise.

II. Retention der Endprodukte des Eiweißstoffwechsel beginnt. Hypertonie und Ödeme sind vorhanden. Parameter der Retention ist die Harn-Stickstoffkonzentration im Serum, die in diesem Stadium bis zu 100 mg% ansteigt.

III. Nierenversagen mit fortschreitender Retention harnpflichtiger Substanzen.

Spezialdiät bei chronischem Nierenversagen – Niereninsuffizienz

Ernährungstherapeutische Fakten

Große Fortschritte hat die Ernährungstherapie bei chronischem Nierenversagen (Niereninsuffizienz) durch Einführung *extrem eiweißarmer Kostformen*, die auch langfristig bei Aufrechterhaltung des Stickstoff- bzw. Eiweißgleichgewichtes gegeben werden können, gemacht. Sie sind in Form der proteinselektiven Kartoffel-Ei-Diät, der nicht proteinselektiven »Schweden-Diät« (ergänzt durch Präparate mit essentiellen Aminosäuren) oder auch einer von alpha-Ketosäuren ergänzten eiweißarmen Basisdiät einzusetzen.

Konsequent eingehaltene extrem eiweißarme Kostformen können bei weniger progredient verlaufenden chronischen Nierenerkrankungen Dialysebehandlungen oder Nierentransplantationen hinauszögern.

Serumkreatininwerte zwischen 6 und 15 mg% stecken den Indikationsbereich extrem eiweißarmer Diäten ab. Sinkt das Glomerulus-Filtrat unter 3–5 ml/Minute, ist die Grenze erreicht, wo mit dieser Methode noch Erfolge zu erzielen sind.

Spezielle Gegebenheiten muß die Ernährungstherapie dialysierter Patienten berücksichtigen. Jede Blutwäsche (Hämodialyse) entzieht dem Organismus 10 – 20 g Aminosäuren, und 50 – 80% bereits längere Zeit dialysierter Nierenkranker weisen subklinisch Symptome eines Eiweißmangels auf. Bei dialysierten Patienten ist deshalb darüber zu wachen, daß die Eiweißzufuhr weder zu hoch noch zu niedrig liegt bzw. bei Anzeichen von Proteinmangel vorsichtig Eiweißzulagen erfolgen.

Arbeiten von *Giordano, Giovannetti* und *Maggiore* hatten erste Modelle streng eiweißarmer Diät zur Behandlung der Niereninsuffizienz geliefert. Auf dieser Grundlage entwickelten später *Kluthe* und *Quirin* (14,15,16,17,18) die deutschen Ernährungsgewohnheiten angepaßte, proteinselektive und streng eiweißarme Kartoffel-Ei-Diät.

Kartoffel-Ei-Diät: Einen wesentlichen Beitrag zur Entwicklung streng eiweißarmer Kartoffel-Ei-Diät leisteten Stickstoffbilanzversuche, die Kofrányi und Jekat (19) am Max-Planck-Institut für Ernährungsphysiologie (Dortmund) durchführten.

Dabei wurde erkannt, daß bestimmte Proteinkombinationen besonders hohe biologische Eiweißwertigkeiten aufweisen und kleinste Mengen solcher Kombinationen, im Organismus auch langfristig Stickstoff(N)- bzw. Eiweißgleichgewicht aufrechterhalten können. Nach Definition Kofrányis ist das Bilanzminimum eines Proteins oder einer Proteinkombination Maßstab biologischer Eiweißwertigkeit (je kleiner das Bilanzminimum, desto höher die biologische Eiweißwertigkeit).

Kofrányi und Jekat konnten nachweisen, daß eine Mischung von Kartoffel- und Vollei-Protein im Verhältnis 3 : 2 ein für den menschlichen Organismus speziell passendes Aminosäuremuster (essentielle + nicht essentielle Aminosäuren) besitzt und entsprechend hohe biologische Eiweißwertigkeit aufweist. Auf dieser Erkenntnis basiert die proteinselektive, streng eiweißarme Kartoffel-Ei-Diät, in der bei einem Gesamteiweißanteil von 15 – 25 g/Tag etwa 50% des Eiweißanteiles auf Kartoffel- und Volleiprotein entfallen. Da die Proteine dieser Diät gemäß ihrer biologischen Wertigkeit speziell ausgewählt und in bestimmter Mengenrelation stehen, ist die Kartoffel-Ei-Diät eine proteinselektive Kostform (→ siehe im Nachschlageteil **Tab. 34 a–d** S. 120).

»Schweden-Diät«: Neben streng eiweißarmen proteinselektiven Diäten sind streng eiweißarme, nicht proteinselektive Diäten entwickelt worden. Die »Schweden-Diät« nach Bergström ist hierfür ein Beispiel. Sie besteht aus einer nicht selektiven Basis-Proteinmenge von 18–20 g und wird durch Verabfolgung eines Tabletten- oder Granulat-Präparates ergänzt, das essentielle L-Aminosäuren und die für den Urämiker essentielle Aminosäure Histidin in von Rose angegebenen Proportionen enthält. Die Gesamteiweißmenge der Schweden-Diät (Basis-Proteinmenge + Aminosäuren-Supplement) beträgt ca. 25 g/Tag.

In praxi bietet die Schweden-Diät bei Auswahl der Eiweißträger für die Basis-Proteinmenge größeren Spielraum, so daß im Gegensatz zur proteinselektiven Kartoffel-Ei-Diät kleine Fleischportionen (bis zu 50 g/Tag) angeboten werden können, was unter Umständen die ernährungstherapeutischen Bedingungen erleichtert.

Über gute klinische Ergebnisse mit der Schweden-Diät wird berichtet. Nach Quirin und anderen Autoren hat jedoch die proteinselektive Kartoffel-Ei-Diät den Vorteil, bei hohem Anteil basischer Valenzen im Mittel nur 15 – 20 mval/Tag Säuren zuzuführen und hierdurch wirksamer der Azidose entgegenzuwirken. Zudem scheint die N-Bilanz, wenn die Diät durch mehr basische Valenzen alkalisierend wirkt, günstiger zu liegen.

Ein Vergleich zwischen Kartoffel-Ei-Diät und »Schweden-Diät« ergab, daß Harnstickstoff- und Säure-Basen-Status bei selektiv proteinarmer Kartoffel-Ei-Diät günstiger liegen, während unter »Schweden-Diät« höhere Serumtransferin-Werte und bessere Stickstoffbilanzen nachweisbar waren. Subjektiv bevorzugten die meisten Patienten bei Langzeitanwendung die Kartoffel-Ei-Diät.

Diät mit Zusatz von alpha-Ketosäuren: Auch eine nicht proteinselektive, eiweißarme Diät mit Zusatz von alpha-Ketosäuren wird zur Behandlung der Niereninsuffizienz eingesetzt. Sie ist 1973 von Waler und Mitarbeitern entwickelt worden, und beruht auf dem Prinzip, die Aminosäuren Phenylalanin, Valin, Leucin, Isoleucin, Tryptophan, Methionin und Histidin in Form ihrer stickstofffreien alpha-Ketosäureanaloge medikamentös zu ergänzen. Klinische Resultate mit dieser Methode sollen selbst bei Patienten mit weit fortgeschrittener Niereninsuffizienz noch günstig sein.

Bei kritischer Bewertung mag von allen Methoden, die der Ernährungstherapie bei chronischer Niereninsuffizienz heute zur Verfügung stehen, die Kartoffel-Ei-Diät größte Vorzüge haben, denn sie beeinflußt offenbar nicht nur den Stickstoff-, sondern auch den Gesamtstoffwechsel am günstigsten. Zudem läßt sie sich aus natürlichen Lebensmitteln zusammenstellen und bei einiger Erfahrung auch so zubereiten, daß die Patienten sie akzeptieren.

Hinweise

- Gesamteiweißmenge/Tag auf 0,35 bis 0,4 g Protein/kg Körpergewicht begrenzen. Bei Körpergewicht 40 bis 50 kg 15–20 g Eiweiß pro Tag, bei Körpergewicht 55 – 75 kg 20–25 g Eiweiß pro Tag, bei Körpergewicht 75 –90 kg 25 – 30 g Eiweiß pro Tag.
- Gesamteiweißmenge **6 g Kartoffelprotein** aus **300 g Kartoffeln** und **4 g Protein aus** ¹/₂ **Vollei**. Restliche Eiweißmenge aus eiweißarmem Brot, eiweißarmen Teigwaren, vegetarischer Aufstrichpaste (mit standardisiertem, niedrigem Eiweißgehalt, s. Sortiment Reformhäuser), Gemüse und Obst.
- Alle übrigen Eiweißträger (Milch, Quark, Käse, Fleisch, Fisch Geflügel etc.) **ausschalten**.
- Kartoffel-Ei-Gemisch innerhalb einer Mahlzeit (evtl. auf zwei Mahlzeiten verteilt) essen lassen. Nicht vollständig verzehrtes Kartoffel-Ei-Gemisch zurückwiegen und in eine weitere Tagesmahlzeit einbringen.
- Energiezufuhr auf ca. 35 kcal. bzw. 147 kJ/kg Körpergewicht/Tag einstellen (nicht unterschreiten, damit nicht körpereigenes Eiweiß zur Energiegewinnung herangezogen wird und Eiweißverluste entstehen).
- Energiezufuhr hauptsächlich aus Sahne, Butter, Pflanzenölen, Pflanzenfetten, Margarine, Honig, Konfitüren und Trockenobst (alles Nahrungsmittel ohne Protein).
- Fettzufuhr auf ca. 90 g/Tag einstellen, davon 30 g frische Sahne oder Butter, 30 g kaltgepreßte, naturbelassene Pflanzenöle (z. B. Sonnenblumenöl o. Olivenöl) und 30 g Margarine mit höchstmöglichem Anteil kaltgepreßter, naturbelassener Pflanzenöle.
- Natriumzufuhr auf 1200 mg Natrium/Tag beschränken.
- **Kein Kochsalz, Meersalz, natriumhaltige Diätsalze** oder Würzmittel.
- Zum Würzen nur frische Zitrone, Rohmeerrettich, Rohzwiebel, Rohknoblauch und Gewürze.
- Evtl. bei Salzmangelsyndrom einige Tage Zulage von 2–5 g Kochsalz pro Tag.
- Täglich Körpergewicht, Trinkmenge und ausgeschiedene Harnmenge kontrollieren. Evtl. Flüssigkeitszufuhr nach Bilanz, d. h. 500 ml Flüssigkeit + 24-Stunden-Harnmenge. Bei Flüssigkeitsverlusten (Erbrechen, Durchfall, Schwitzen) Flüssigkeitszulagen.
- Bei kompensatorischer Polyurie oder nach Flüssigkeitsverlusten Patienten zum Trinken ausdrücklich auffordern, sonst drohen Hypovolämie, weiter absinkende glomeruläre Filtration und zunehmende Retention.
- Evtl. bei kataboler Stoffwechsellage (Zerfall von Körperzellen) und daraus resultierender Hyperkaliämie Einschränkung der Kaliumzufuhr (Fruchtsäfte und Obst ausschalten, Gemüse bei der Zubereitung kleinschneiden, mehrmals wässern und mit ein- oder zweimaliger Erneuerung des Kochwassers längere Zeit kochen).
- Versorgung mit Vitaminen durch **Multivitaminpräparate.**

- Obst und Gemüse möglichst in Form von **Rohobst** und **Rohsalaten**.
- Sinkt das Körpergewicht bei ausreichender Energiezufuhr, vorsichtig Eiweiß zulegen oder auf »Schweden-Diät« mit Ergänzung essentieller Aminosäuren + Histidin umstellen.
- **Eiweißarmes Brot** und **eiweißarme Teigwaren** (nach speziellem Verfahren aus Weizenstärke, Kartoffelstärke, etwas Roggenmehl und Backhefe hergestellt) als diätetisches Lebensmittel erhältlich (eiweißarmes Brot 1,3–1,7% Protein, eiweißarme Teigwaren 0,5% Protein). Evtl. eiweißarme vegetabile Brotaufstrich-Delikatessen (in Reformhäusern erhältlich) einsetzen.

Krankheitsbild

Chronische Niereninsuffizienz (Nierenversagen) ist nach der **Einteilung Sarres Stadium III** chronischer Nierenerkrankungen. Erheblich abgesunkene Ausscheidungsleistung, die die Harn-Stickstoffkonzentration des Serums auf 150 mg% und mehr ansteigen läßt, sowie Übersäuerung des Blutes (Azidose), Eiweißabbau und urämische Vergiftung kennzeichnen die pathophysiologische Situation.

Nur durch Verringerung der exogenen Eiweißzufuhr ist zu erreichen, daß das Ausmaß des Eiweißstoffwechsels vermindert wird, denn von der Menge des zugeführten Nahrungseiweißes ist die Höhe der Harn-Stickstoff- und Kreatininkonzentration im Serum abhängig.

Nach Kasper lehrt die Erfahrung, daß bereits ab einer Harn-Stickstoffkonzentration von 100 mg% die Eiweißzufuhr reduziert werden sollte, um einen Anstieg auf Werte zu vermeiden, die schon mit präurämischen Symptomen und Beschwerden verbunden sind.

Spezialdiät bei fortgeschrittener Leberzirrhose

Ernährungstherapeutische Fakten

Eiweißzufuhr: Eine drastische Verringerung ist vorzunehmen – unter Umständen ist die Eiweißzufuhr beim Auftreten präkomatöser Zustände einige Tage vollständig einzustellen. Solange ein zerebraler Vergiftungszustand besteht (Kontrolle Blut-Ammoniak-Konzentration, neurologischer Untersuchungsbefund, Schriftprobe) dürfen keinesfalls mehr als 30 g Protein/Tag gegeben werden.

Normalisieren sich die Befunde, kann Protein vorsichtig zugelegt werden. Dabei ist immer auf neu auftretende Intoxikationserscheinungen zu achten. Schließlich ist nach einem Therapieerfolg und entsprechend gesteigerter Eiweißtoleranz eine vollwertige laktovegetabile Grunddiät mit 50 – 60 g Eiweiß/Tag einzurichten.

Fleisch- und Fischeiweiß: Um die Bildung bakterieller Eiweißabbauprodukte im Darm zu verringern, sind Fleisch- und Fischeiweiß auszuschalten, so daß die Diät laktovegetabil, d. h. unter ausschließlicher Verwendung von Proteinen aus Vegetabilien, Milch und Milchprodukten (insbesondere gesäuerter Milchprodukte) zu führen ist.

Kartoffel-Ei-Diät: Von einigen Autoren wird, wie bei chronischer Niereninsuffizienz, zeitweilig extrem eiweißarme Kartoffel-Ei-Diät empfohlen. Auch ein Ernährungsregime, das ausschließlich pro Tag einen Liter Diät-Kurmolke mit ca. 30 g biologisch hochwertigstem Albumin-Protein zuführt, ist zu erwägen.

Regelmäßige Darmentleerung ist vorrangig und wird am besten durch Leinsaatschleim, Spezial-Speiseleinsaat, Weizenkleie, Trinkmolke, Molke-Kur, Milchzucker, geriebene Äpfel, Heidelbeeren und fein geriebene Karotten gefördert. Abführmittel sind kontraindiziert.

Auf das intestinale Milieu und eine Intoxikation mit Eiweißabbauprodukten aus dem Darm können (neben einer Therapie mit Neomycin) Bifidus-Milch (3 x 50 ml), Präparate mit Bifidus-Bakterien (Eugalan) oder Lactulose Einfluß nehmen.

Zufuhr Natrium-Elektrolyte: Ist Aszites (Wasser im Bauchraum) vorhanden, der den Rückstau des Blutes in der Pfortader bewirkt, muß die Zufuhr von Natrium zeitweilig auf 400 mg/Tag bzw. die

Zufuhr von Natriumchlorid auf ca. 1 g/Tag verringert werden. Nach Rückbildung des Aszites ist mit Beschränkung der Natriumzufuhr auf 1.200 mg Natrium/Tag bzw. der Kochsalzzufuhr auf ca. 3 g/Tag auszukommen.

Fett: Eine direkte Fettempfindlichkeit der Leber besteht bei Leberzirrhose nicht. Doch ist zu berücksichtigen, daß die Fettverdauung häufig beeinträchtigt ist und Fett, das nicht zeitgerecht aufgeschlossen wird, auf dem Speisebrei-Darminhalt einen Fettfilm bildet, der es proteolytischen Enzymen erschwert, im Darm vorhandenes Eiweiß abzubauen. Neben gewisser Einschränkung der Fettzufuhr ist es deshalb wichtig, ausschließlich rasch resorbierbare und höchst verträgliche Fette zu verwenden.

Hinweise

- Zunächst Verringerung der Eiweißzufuhr auf 20–30 g/Tag.
- Ausschließlich **Eiweiß** aus **Vegetabilien, Milch** und **Milchprodukten**: ca. 6 g Protein aus 300 g Kartoffeln, ca. 4 g Protein aus 150 ml Diät-Kurmolke, ca. 8 g Protein aus 50 g Quark, ca. 10 g Protein aus 100 g Vollkornflocken, Knäckebrot, Vollkornzwieback.
- Bei Aszites kein Kochsalz, kein Meersalz, keine natriumhaltigen Würzmittel, und Bedingungen natriumarmer Grunddiät beachten.
- **Gesamtfettzufuhr** nicht über 60 g pro Tag. Ausschließlich frische Sahne, frische Butter, kaltgepreßte, naturbelassene Pflanzenöle, Margarine und Pflanzenfette mit hohem Anteil kaltgepreßter, naturbelassener Pflanzenöle und niedrigem Schmelzpunkt. Keine Fetterhitzung bei Speisezubereitung.
- **Kohlenhydrate** aus Vollkornflocken, Vollkornzwieback, Knäckebrot, Vollkorn-Matzen (ungesäuertes Fladenbrot), Haferflockenbrei, Reisgerichten, verträglichem Rohobst, zarten Blattsalaten, leichten Gemüsesorten und Kartoffeln.
- Nicht auf leichte vegetabile Rohkost verzichten. Am geeignetsten: frisch gepreßter Karottensaft + Sahne, frisch gepreßter Karottensaft + frisch gepreßter Apfelsaft, frisch gepreßter Orangensaft + Hafer- oder Leinsaatschleim, fein geriebene Äpfel, geschlagene Bananen, Heidelbeeren, Himbeeren, Erdbeeren (evtl.

püriert), fein geriebene Karotten, zarte Blattsalate.
- **Spezial-Speiseleinsaat** reguliert über milde Dehnungsreize und Schleimabgabe die Darmfunktion; am besten zu Sauermilchen geben und darin zehn Minuten quellen lassen.
- **Bifidus-Milch** und Präparate mit Bifidus-Bakterien (z. B. Eugalan, Eugalan forte) zur Beeinflussung von Darmbakterienflora und Darmmilieu nützlich.
- Bei Verabfolgung von Bifidus-Präparaten o. Bifidus-Milch Dosis einschleichend steigern.
- Lactulose (Disaccharid aus Fructose und Galactose) gelangt unverdaut in den Enddarm, wo es bakteriell zu Milchsäure abgebaut wird.
- Evtl. zeitweilig ausschließlich in kleinen über den Tag verteilten Portionen ein Liter **Diät-Kurmolke** (Heirler) = 30 g Albumin-Protein/Tag. Diese Eiweißmenge bleibt im gebotenen Limit und ist ausreichend, bei hoher biologischer Wertigkeit (biologische Wertigkeitsziffer 104) den Eiweißhaushalt im Gleichgewicht zu halten.
- Bezüglich Auswahl verträglicher Lebensmittel und Speisen s. **leichte vollwertige Grunddiät** bei gastroenterologischen Erkrankungen.

Krankheitsbild

Im Endstadium fortgeschrittener Leberzirrhose blockieren Bindegewebswucherungen zunehmend die Passage des Pfortaderblutes. Die Folgen sind portale Hypertension (erhöhter Blutdruck in der Pfortader) und eine Öffnung von Blutgefäßen, die die Pfortader unter Umgehung der Leber mit der oberen Hohlvene verbinden.

Mit Ausbildung dieses portokavalen Umgehungskreislaufes werden zunehmend Ammoniak, Phenole, Indol und toxische Amine, die intestinal aus bakterieller Eiweißzersetzung hervorgegangen sind, direkt in den Kreislauf geleitet. Schließlich lösen diese Substanzen präkomatöse Zustände, Funktionsstörungen des Gehirnes und ein Leberkoma aus.

Zeichen, die den Beginn solcher Zustände ankündigen, sind: gesteigerte Muskelerregbarkeit, Flattertremor, Gangunsicherheit, Desorientierung, Halluzinationen und Verschlechterung des Schriftbildes. Es ist nachgewiesen, daß sich nach reichlicher Eiweißzufuhr der Pfortaderdruck erhöht und der Ammoniakgehalt des arteriellen Blutes bei Leberzirrhose in Korrelation zur Proteinzufuhr steigt. So vermehrte sich bei Patienten mit fortgeschrittener Zirrhose nach oraler Zufuhr von 120 g Protein die Blut-Ammoniak-Konzentration im Laufe des Tages von 100 auf 240 mg%. Für freie Phenole ist das gleiche Verhalten festgestellt.

Spezialdiät bei Lebensmittelallergien und Lebensmittelunverträglichkeiten

Ernährungstherapeutische Fakten und Hinweise

Unverträglichkeiten von Nahrungsmitteln können *spezifisch* oder *unspezifisch* sein. Bei spezifischer Unverträglichkeit lösen bestimmte Nahrungsmittel Erkrankungen aus (z. B. glutenhaltige Nahrungsmittel). Ist die Nahrungsmittelintoleranz unspezifisch, drückt sich dies in uncharakteristischen Beschwerden aus, die nicht bestimmten gastroenterologischen Krankheiten zuzuordnen sind. Häufig werden Verträglichkeit bzw. Unverträglichkeit von Nahrungsmitteln und Speisen emotional oder voreingenommen beurteilt.

Zur Behandlung von **Lebensmittelallergien** sind keine pauschalen Ernährungsanweisungen zu gebrauchen. Es ist bei jedem Patienten auf individuelle Gegebenheiten einzugehen und es gibt keine »Allergie-Diät«.

Keinesfalls darf man davon ausgehen, daß eine naturbelassene Nahrung, wie sie sich in der vollwertigen Grunddiät darstellt, bei Lebensmittelallergien eine Problemlösung ist. Speziell naturbelassene und nicht erhitzte Lebensmittel können Allergene sein und allergische Reaktionen auslösen. Nicht selten sind Lebensmittelallergene z. B. Rohmilch, Ei, Soja, Vollgetreideprodukte, Samen, Nüsse, Kräuter, Gewürze, Obst und Gemüse, alles charakteristische Bestandteile vollwertiger Ernährung. Eine Abwandlung vollwertiger Grunddiät zu einer allergendefinierten Variante ist deshalb nicht möglich.

Genau genommen gibt es nicht einmal eine Spezialdiät zur Behandlung von Lebensmittelallergien. In der Regel muß für jeden Patienten eine Ernährungsanweisung individuell gesucht und festgelegt werden.

Zweifellos muß man jedoch bestrebt sein, in eine individuell komponierte allergendefinierte Kost soweit wie möglich vollwertige Lebensmittel einzuschließen, wenn diese zuvor in der Suchkost als Allergene ausgeschlossen worden sind. Ernährung bei Lebensmittelallergien ist so vollwertig, wie es die Gegebenheiten zulassen, zu gestalten.

Allergen-Karenzkost: Um zu einer allergendefinierten Ernährung zu kommen, ist zunächst eine

Allergen-Karenzkost durchzuführen. Hierzu wird eine Nahrung zusammengestellt, die möglichst frei von allergieauslösenden Lebensmitteln oder Nahrungsinhaltsstoffen ist. Diese Karenzkost sollte ein bis zwei Wochen dauern. Nach vorliegender Erfahrung ist sie auf folgende Lebensmittel zu beschränken:

- Weißer polierter Reis
- Ungesäuertes Fladenbrot (ohne Hefe oder Sauerteig)
- Kartoffeln (keine Fertigprodukte)
- Karotten (keine Konserven)
- Karottensaft
- Butter
- Fleisch
- Raffinadezucker
- Salz
- Mineralwässer
- Schwarzer Tee

Die Ernährung muß in dieser Phase der Diagnostik konsequent auf diese aufgelisteten Lebensmittel beschränkt bleiben. Evtl. kann Fleisch gegeben werden, da es selten Allergenträger ist. Gleiches trifft auf Butter zu, obwohl diese ein Milchprodukt ist. Obst, Gemüse und Kartoffeln sollten möglichst aus biologischem Landbau stammen. Keinesfalls dürfen Fertigprodukte, Kräutertees, Honig oder Gewürze (außer Salz oder Meersalz) in der Karenzkost enthalten sein. Werden durch die Karenzkost Beschwerden beseitigt, die zuvor bestanden hatten, macht dies allein die Diagnose Lebensmittelallergie wahrscheinlich.

Allergen-Suchkost: Im Anschluß an die Karenzkost ist eine Allergen-Suchkost einzuleiten. In dieser Phase der Diagnostik wird die Nahrung in einem 1- oder 2-Tage-Rhythmus durch bestimmte Lebensmittel ergänzt, wobei protokolliert werden muß, welche Reaktionen auf den Verzehr beobachtet wurden (hierbei ist zwischen Sofortreaktionen und verzögerten Reaktionen zu unterscheiden). Am besten ist nach folgendem Schema vorzugehen:

1. Tag (morgens): ein Glas kalte Vollmilch
2. Tag (morgens): ein Glas gekochte Vollmilch
3. Tag (morgens): ein Glas Sauermilch (z. B. Buttermilch o. Sanoghurt)
4. Tag (morgens): ein weichgekochtes Ei
5. Tag (morgens): ein hartgekochtes Ei

Im Anschluß an diese Phase der Suchkost werden weitere Lebensmittel eingeschaltet, die als Allergene verdächtig sind. Hierbei ist wichtig, jeweils nur ein Produkt zuzulegen und zu testen (z. B. Getreideprodukte, Brotsorten, Teigwaren, Obstsorten, Gemüsesorten, Nüsse, Samen, Pflanzenöle, Fisch, Soja-Milch, Soja-Tofu, Gewürze, Kräuter). Hat die Suchkost Lebensmittel gefunden, die allergische oder Unverträglichkeitsreaktionen auslösen, kann schließlich eine individuell komponierte, **allergendefinierte Kost** zusammengestellt und als Langzeit-Ernährungstherapie zur Ausführung kommen.

Eine Hilfe für Patienten mit Lebensmittelallergien sind in neuform-Reformhäusern erhältliche Broschüren zu den Themen »Lebensmittelallergien« und »Milch-/Eifreie Ernährung aus dem Reformhaus«. Inhaltlich sind sie mit dem Förderverein Allergieforschung e.V. (Mönchengladbach) abgestimmt. Sie liefern Informationen über Reformhaus-Lebensmittel, die aufgrund kontrollierter Angaben ihrer Hersteller garantiert milch- und eifrei sind.

Krankheitsbild

Über die Verbreitung von Lebensmittelallergien in unserer Bevölkerung liegen unterschiedliche Angaben vor. Sicher ist, daß Lebensmittelallergien zunehmend häufiger sind.

Von Lebensmittelallergien abzugrenzen sind Allergien, die durch eingeatmete Allergene (Gräser, Pollen, Milben, Schimmelpilze), Medikamentenallergene, Kontakt- und Berufsallergene verursacht werden.

Lebensmittelallergien sind nur auf Reaktionen beschränkt, die nach dem Verzehr bestimmter Lebensmittel oder Bestandteilen von Lebensmitteln zustande kommen. Deshalb muß man vorsichtig sein, die Verbreitung von Lebensmittelallergien im Bezug zur gesamten Zahl allergischer Erkrankungen nicht zu überschätzen.

Äußerst vielfältig ist die Symptomatik der Lebensmittelallergien. Sie kann sich fast an allen Organen und Organsystemen unter wechselhaften Erscheinungsbildern, unterschiedlichen Schweregraden und zeitlich variablen Abläufen abspielen. Eindeutige Wechselbeziehungen von Ursache und Wirkung sind nicht immer nachweisbar. Jeweilige Symptome demonstrieren nicht ätiologi-

Spezialdiät

sche Faktoren. Häufig ist eine Polysymptomatik vorhanden.

Besonderen Schwierigkeiten begegnet die Diagnostik der Lebensmittelallergien bzw. der im einzelnen Fall wirksamen Allergene. Hierzu sind sorgfältige Anamnesen zu erheben und Untersuchungen auszuführen, die zeitaufwendig und selbst für Allergologen teilweise schwer zu interpretieren sind (z. B. Prick-Teste, Intracutan-Teste, RAST = Radio-Allergo-Sorbent-Test). Es ist jedoch die Zuverlässigkeit dieser Teste begrenzt. Falsche positive und falsche negative Ergebnisse sind möglich. Nach Meinung von Cl. Thiel (Deutsche Klinik für Diagnostik) können allergologische Testverfahren nur Zusatzinformation und Hilfestellung geben. Entscheidend bleibt die klinische Symptomatik und die Provokation der allergischen Reaktionen durch die perorale Aufnahme gesuchter Allergene in Kombination mit Hauttesten.

Echte Lebensmittelallergien sind nur gegeben, wenn allergische Reaktionen bei genetisch hierzu veranlagten Personen nach wiederholtem Kontakt mit aus der Nahrung stammenden Allergenen, nach Ablauf einer mehr oder weniger lang dauernden spezifischen Sensibilisierung, der Bildung spezifischer Antikörper und einer schließlich auftretenden Antigen-Antikörper-Reaktion erfolgen. Diesem Ablauf liegt ein kompliziertes immunologisches Geschehen zugrunde.

Lebensmittelunverträglichkeiten sind von Lebensmittelallergien zu unterscheiden. Allenfalls sind sie als »Pseudoallergien« zu bezeichnen, denn die Symptomatik ist Lebensmittelallergien ähnlich. In der Öffentlichkeit werden sie meist mit Lebensmittelallergien gleichgesetzt und mit dem Begriff »Ökologische Krankheiten« verbunden. Lebensmittelunverträglichkeiten liegt kein immunologischer Sensibilisierungsprozeß zugrunde. Sie erfolgen direkt, wenn ein Kontakt mit bestimmten Lebensmitteln oder Bestandteilen von Lebensmitteln Beschwerden auslöst. Ursache solcher Reaktionen sind u. a. mangelhafte Funktion von Enzymen, Kontakt mit Lebensmittel-Zusatzstoffen oder Substanzen, die Lebensmittel verunreinigen. Auch vasoaktive oder psychoaktive Substrate kommen als Auslöser von Lebensmittelunverträglichkeiten in Frage (z. B. Histamin, Serotonin, Tyramin).

Ein besonderer Fall sind **atopische Erkrankungen** wie Neurodermitis (atopische Dermatitis, endogenes Ekzem). Diese zunehmend häufige Erkrankung ist von sich aus keine Allergie, jedoch häufig mit einer Lebensmittelallergie verbunden. Hierbei ist jedoch die Lebensmittelallergie kein ursächlicher Faktor und muß keinesfalls immer mit einer Neurodermitis verbunden sein.

Grundsätzlich können alle Bestandteile der Nahrung potentiell Allergene sein oder Unverträglichkeiten verursachen. Wichtigste Lebensmittelallergene sind zunächst Eiweißstoffe in der Milch (Albumin, Globulin, Kasein), in Ei und Soja. Es folgen Nüsse, Samen, Getreide, Fisch, bestimmte Früchte, Gewürze, Kräuter und Kräutertees. Selten ist Fleisch als Allergen aktiv.

Lebensmittelallergien zeigen ihre Symptomatik vorzüglich an der Haut und an den Schleimhäuten (häufig an Schleimhäuten des Magens und des Darms).

Klinische Krankheitsbilder bei Lebensmittelallergien:

- An der Haut: Urticaria (Nesselsucht), Quincke-Ödem und atopische Dermatitis.
- An den Augen: Augenbindehautentzündung (Konjunktivitis).
- An den Schleimhäuten der Atmungsorgane: Schnupfen (Rhinitis), Bronchitis bzw. Asthma bronchiale.
- Am Magen-Darm-Trakt: Reizmagen, Erbrechen, Durchfall, Enteritis, Kolitis, Prokitis.
- An den ableitenden Harnwegen: Harnblasenentzündung (Zystitis).
- Am Gehirn: Kopfschmerz (Migräne).
- An den Gelenken: Entzündung der Gelenke (Arthritis).

In schweren Fällen ergeben sich bei Lebensmittelallergien anaphylaktischer Schock und vasomotorischer Kollaps.

Spezialdiät bei Candida albicans-Pilzbesiedelung

Ernährungstherapeutische Fakten

Als Hefepilz ist Candida albicans bei vielen Menschen im Darm nachzuweisen, ohne daß dies Krankheitssymptome begleiten. Unter bestimmten Bedingungen kann sich jedoch der Candidaalbicans-Pilz stark vermehren, Pilznester zwischen den Zotten der Dünndarmschleimhaut bilden und auf den Schleimhäuten des Mundes, der weiblichen Vagina und der Analregion ansiedeln.

Ein defektes Immunsystem oder begleitende Erkrankungen (insbesondere AIDS, Krebs oder Diabetes) können die Ausbreitung des Pilzes im Organismus fördern. Ggf. spielen als Auslöser einseitige Mangelernährung, toxische Belastungen oder schlechte Mundhygiene eine Rolle.

Möglich ist, daß durch vermehrte Besiedelung der Schleimhäute mit Candida albicans toxische Wirkungen auf den Gesamtorganismus ausgehen. Umstritten ist, ob Candida-albicans-Mykose für die Entstehung von Allergien, Neurodermitis, Schuppenflechte, Verdauungsstörungen oder Nahrungsmittelunverträglichkeiten verantwortlich zu machen ist.

Diskutierte Ursachen für eine vermehrte Pilzbesiedelung der Schleimhäute sind langfristige Anwendung von Breitbandantibiotika und eine hierdurch veränderte Darmbakterienflora. Auch übermäßiger Verzehr von Raffinadezucker, Süßigkeiten und Weißmehl wird als Ursache vermutet.

Candida-albicans-Mykose ist medikamentös mit Antimykotika zu behandeln. Zusätzlich eine »Antipilzdiät« einzusetzen, sollte nicht versäumt werden, zumal eine hierzu erforderliche zuckerarme Ernährung niemals Schaden stiften sondern lediglich Vorteile bringen kann.

Hinweise

◎ Absolut ausschalten **Raffinadezucker** (Traubenzucker, Fruchtzucker, Malzzucker, Küchenzucker) und Speisen oder Produkte, die diese Zucker enthalten. Absolut ausschalten auch Honig.

◎ Brote und Gebäcke aus Weißmehl sowie Teigwaren aus Weißmehl meiden, ebenso süßes Obst, süße Fruchtsäfte, mit Zucker gesüßte Getränke (Limonaden, Cola-Getränke), gesüßte Kompotte und Trockenfrüchte. Ebenso meiden mit Zucker gesüßte Milchprodukte.

◎ Im Austausch zu verbotenem Zucker Süßstoffe einsetzen.

◎ Regelmäßig fermentierte **Milchprodukte** mit **Lactobazillus-azidophilus-, Bifidus-** oder **Sanoghurt-Kulturen** einsetzen (eine Wirkung in klinischen Studien ist nach H. Kasper nachgewiesen).

◎ Zur Stärkung des Immunsystems frischer Knoblauch, frisch geriebener Meerrettich, Vitamin-C-reiche Konzentrate aus Sanddornbeeren oder Acerolakirschen, beta-Carotinreiche Konzentrate aus Mango oder Karotten.

Spezialdiät bei Neurodermitis (atopisches Ekzem, atopische Dermitis)

Ernährungstherapeutische Fakten

Neurodermitis ist eine atopische Erkrankung und genetisch bedingt. Überempfindlichkeitsreaktionen spielen sich vorzüglich an der Haut, an Schleimhäuten der Atemwege und des Darmes ab. Trockene, überaus stark juckende Ekzeme der Haut und Bronchialasthma stehen im Vordergrund. E. A. Stemmann gibt folgende Faktoren bzw. Reize als Auslöser der Erkrankung an:

Thermische Reize (Wärme, Kälte)
Chemische Reize (chloriertes Badewasser, intensiv riechende Düfte)
Mechanische Reize (Wäsche und Kleidung)
Wollkleider, Federn, Leder, Felle
Psychische Spannungen (Streß)
Entzündungen (Bakterien, Viren)

Obwohl Neurodermitis keine allergische Erkrankung ist, wird sie relativ häufig von Überempfindlichkeitsreaktionen gegenüber bestimmten Lebensmitteln begleitet. Vorwiegend sind es Reaktionen auf Ei, Milch, Soja, Weizen, Nüsse, Schweinefleisch, Fisch. Auch Lebensmittelzusatzstoffe kommen als Auslöser in Frage.

Zur Entdeckung von unverträglichen Lebensmitteln, Lebensmittelzusatzstoffen oder Speisen verfährt man am besten wie unter Spezialdiät bei Lebensmittelallergien (s. Seite 97) beschrieben. Gegebenenfalls kann ein Mangel des Enzyms delta-6-Desaturase gegeben sein. Ist dies der Fall, kann Linolsäure im Stoffwechsel nicht zu gamma-Linolensäure umgesetzt werden, in der Folge auch nicht zu Di-homo-gamma-Linolensäure und daraus hervorgehendem Prostaglandin E. Dies bedingt eine Störung der Immunregulation.

Hinweise

- ○ Beachten, was unter Spezialdiät bei Lebensmittelallergien zur Aufstellung einer allergendefinierten Diät dargestellt ist (s. Seite 98).
- ○ Weitgehend Zucker, zuckerhaltige Nahrungsmittel, zuckerhaltige Speisen und Getränke sowie Lebensmittel mit Weißmehl ausschalten.
- ○ Als Nahrungsergänzungsmittel ggf. Präparate mit Nachtkerzen- oder Borretschöl zur Ergänzung der Versorgung mit gamma-Linolensäure.
- ○ Ergänzende Phytotherapie: Nachtkerzenöl mit gamma-Linolensäure.

Spezialdiät bei Schuppenflechte (Psoriasis)

Ernährungstherapeutische Fakten

Die Ursache dieser chronisch-entzündlichen Hauterkrankung mit rötlich-schuppigen Herden ist unbekannt. Befallen werden vorwiegend die Kopfhaut und die Streckseiten der Gelenke. Wie bei Neurodermitis liegt eine Disposition vor. Als auslösende Faktoren werden physischer und psychischer Streß, Nikotin- und Alkoholmißbrauch, Infektionen oder hormonelle Störungen diskutiert, möglicherweise auch Hefepilzbefall (Candidosis). Wie Neurodermitis ist auch Psoriasis eine Erkrankung, die nicht nur die Haut, sondern den ganzen Organismus betrifft. Typisch ist, daß sie periodisch mit Besserungen und Rückfällen der Hautsymptome verläuft.

Inwieweit Ernährungstherapie hilfreich sein kann, ist fraglich. Man sollte jedoch nicht auf deren Einsatz (vor allem in Kombination mit Lichttherapie) verzichten. Positive Erfahrungen mit Heilfasten, vegetabiler Ernährung, kochsalzarmer, kaliumreicher, ansäuernden, alkalisierenden oder an fischölreichen Kostformen liegen vor. Sichere Aussagen sind nicht möglich. Nach Auffassung H. Kaspers wirken dabei plötzliche Änderungen der Ernährung als unspezifischer und umstimmender Reiz (13).

Hinweise

- ○ Es kann Heilfasten oder vegetabile Vollrohkost versucht werden.
- ○ Langfristig erscheint **laktovegetabile vollwertige Grunddiät** mit hohem Frischkostanteil sinnvoll.
- ○ Als Nahrungsfette sollten **Oliven-** und **Leinöl** eingesetzt werden (Leinöl mit Gehalt an alpha-Linolensäure C 18 : 3ω3 aus der Eicosapentaensäure und Eicosanoide mit teilweise entzündungsdämpfender Wirkung hervorgehen).
- ○ Ausschaltung **Linolsäurereicher Pflanzenöle** (z. B. Sonnenblumenöl, Maisöl, Distelöl) könnte sinnvoll sein, da aus Linolsäure im Stoffwechsel hervorgehende Arachidonsäure möglicherweise eine Vorstufe entzündungsfördernder Eicosanoide ist (teilweise haben Psoriasiskranke bis zu 20fach erhöhte Gehalte an Arachidonsäure in der Haut).
- ○ Empfehlenswert ist der Verzehr von Kaltwasserfischen (Makrelen, Sardinen, Hering, Lachs, Kabeljau) mit jeweils hohen Gehalten an Eicosapentaensäure (= omega-3-Fettsäure).
- ○ Verzicht auf alkoholische Getränke und Ausschaltung von Zucker, Honig und hiermit hergestellten süßen Nahrungsmitteln oder Speisen ratsam.
- ○ Als Nahrungsergänzungsmittel ggf. Präparate mit Nachtkerzen-, Borretsch- oder Fischöl).
- ○ Im übrigen weitgehend die Bedingungen laktovegetabiler vollwertiger Grunddiät befolgen.

III. Zum Nachschlagen

Lexikon | A–Z

Tabellen

Tabellen

Tab. 2   Prozentuale Gehalte gesättigter Fettsäuren und hochungesättigter Fettsäuren (Polyensäuren) im Gesamtfettsäurengehalt von Pflanzenölen, Pflanzenfetten, Margarine und Butter

Nahrungsfett	Gesättigte Fettsäuren	Hochungesättigte Fettsäuren
Olivenöl	9–11%	4– 7%
Erdnußöl	17–18%	22–28%
Sonnenblumenöl	10%	55–65%
Maiskeimöl	10–13%	56–60%
Sojaöl	12–14%	50–55%
Distelöl (Safloröl)	10–12%	70–80%
Leinöl	5– 8%	55–60%
Pflanzenfett (mit 60% Sonnen-blumenkaltpreßöl im Gesamtfett)	ca. 20%	ca. 55%
Margarine (75% kaltgepreßte nicht raffinierte Pflanzenöle im Fettanteil z.B. Vitaquell 75 Vollöl-Margarine)	ca. 26%	ca. 53%
Delikateßmargarine	vorw. ges. FS	15–25% je n. Sorte
Diätmargarine	20–25%	ca. 60%
Kokosfett	80–85%	2– 8%
Sahne/Butter	56–70%	2–14%

Tab. 3   Fettgehalte in fetthaltigen Lebensmitteln

Vollmilch (3,5% Fett)	3,5–4 g	Ente	ca. 15 g
Sahne (10% Fett)	ca. 10 g	Suppenhuhn	ca. 20 g
Sahne (30% Fett)	ca. 30 g	Brathuhn	ca. 5 g
Quark (20% F.i.Tr.)	ca. 5 g	Wild	ca. 5 g
Quark (40% Fett i.Tr.)	ca. 10 g	Fische (Forelle, Hecht,	
Körniger Frischkäse		Felchen, Goldbarsch,	
(20% Fett i.Tr.)	ca. 5 g	Kabeljau, Schellfisch,	
Weichkäse (30% Fett i.Tr.)	ca. 15 g	Seezunge, Scholle,	
Weichkäse (45% Fett i.Tr.)	ca. 20 g	Heilbutt)	2– 5 g
Doppelrahmfrischkäse		Karpfen	ca. 5 g
(60% Fett i.Tr.)	ca. 30 g	Hering	ca. 15 g
Hartkäse (45% Fett i.Tr.)	ca. 30 g	Bückling, Sprotten,	
Schnittkäse (30% Fett i.Tr.)	ca. 15 g	Makrelen	15–20 g
Schnittkäse (45% Fett i.Tr.)	ca. 20 g	Aal geräuchert	ca. 30 g
Kalbfleisch	ca. 5 g	Thunfisch in Öl	ca. 20 g
Rindfleisch	10–20 g	Ölsardinen	ca. 15 g
Schweinefleisch	10–40 g	Nüsse	ca. 60 g
Hammelfleisch	20–35 g	Mandeln	ca. 55 g
Schinken	10–30 g	Erdnüsse	ca. 50 g
Speck durchwachsen	ca. 65 g	Kokosnüsse	ca. 35 g
Speck	ca. 90 g	Milchschokolade	ca. 35 g
Wurst fettarm	ca. 10 g	Marzipan, Nougat	ca. 25 g
Wurst mittelfett	ca. 25 g	Sahneeiscreme	10–15 g
Wurst fett	ca. 45 g	Kuchen, Torten	10–40 g
Gans	ca. 30 g		

Tab. 4   Eiweißgehalte in Lebens- und Nahrungsmitteln (je 100 g)

Vollmilch	3–4 g	Schnittkäse	
Magermilch	3–4 g	(30–45% Fett i.Tr.)	ca. 25 g
Molke	ca. 1 g	Soja-Tofu	ca. 10 g
Eiweißangereicherte		Soja-Bohnen	ca. 35 g
Diät-Kur-Molke	ca. 3 g	Vollsojamehl	ca. 35 g
Sauermilchen (Buttermilch,		Sojamehl fettarm	ca. 50 g
Dickmilch, Sanoghurt,		Soja-Trockenfleisch	ca. 50 g
Bioghurt, Joghurt, Kefir)	3–4 g	Hülsenfrüchte (Bohnen,	
Quark (mager)	ca. 15 g	Erbsen, Linsen)	20–25 g
Quark (20% Fett i.Tr.)	ca. 13 g	Fleisch	15–20 g
Quark (40% Fett i.Tr.)	ca. 11 g	Geflügel, Wild	15–20 g
Körniger Frischkäse		Fisch	15–20 g
(20% Fett i.Tr.)	ca. 15 g	Nüsse, Samen	15–20 g
Doppelrahmfrischkäse		1 Hühnerei (50 g)	ca. 8 g
(60% Fett i.Tr.)	ca. 15 g	Vollkornschrot,	
Magerkäse (10% Fett i.Tr.)	25–30 g	Vollkornflocken	ca. 10 g
Weichkäse (30% Fett i.Tr.)	ca. 25 g	Vollkornbrot	7–10 g
Weichkäse (45% Fett i.Tr.)	ca. 20 g	Naturreis (Vollreis)	ca. 7 g
Hartkäse (45% Fett i.Tr.)	25–30 g	Gemüse	ca. 2 g
		Kartoffeln	ca. 2 g

Tab. 5
Biologische Wertigkeit von Proteinen und Proteinkombinationen → vgl. **Tab. 18** Kleine Nähr-wert-Tabelle, S. 112

Tab. 6
Kochsalzgehalte in Lebens- und Nahrungsmitteln → vgl. **Tab. 18** Kleine Nährwert-Tabelle, S. 112

Tabellen

Tab. 7   Gehalt an Mineralien in natürlichen Mineralwässern und Heilwässern (1)

Name	l	Bicarbonat	Sulfat	Chlorid	Natrium	Magnesium	Kalzium
Mineralwässer							
Appolinaris	0,7	1580 mg	110 mg	140 mg	430 mg	100 mg	90 mg
Adelholzener	0,7	330 mg	23 mg	22 mg	10 mg	31 mg	69 mg
Augustinus	0,7	400 mg	1567 mg	372 mg	286 mg	88 mg	585 mg
Bad Rappenauer Sport	0,7	347 mg	1089 mg	73 mg	98 mg	82 mg	380 mg
Frankenperle	0,7	416 mg	355 mg	94 mg	51 mg	43 mg	220 mg
Staatlich Fachinger	0,7	1950 mg	65 mg	150 mg	602 mg	53 mg	122 mg
Frankenbrunnen							
** vital**	0,7	560 mg	180 mg	610 mg	480 mg	30 mg	100 mg
Gerolsteiner still	0,7	1779 mg	39 mg	42 mg	125 mg	105 mg	337 mg
Gerolsteiner St. Gero	0,7	1775 mg	34 mg	39 mg	121 mg	109 mg	109 mg
Kondrauer	0,7	280 mg	26 mg	21 mg	42 mg	9 mg	57 mg
Kaiser Friedrich							
** Heilquelle**	0,7	2044 mg	336 mg	754 mg	1390 mg	3 mg	5 mg
Rangauer life	0,7	394 mg	1618 mg	578 mg	377 mg	104 mg	617 mg
Residenzquelle	0,7	400 mg	1485 mg	120 mg	114 mg	88 mg	567 mg
Selters	0,7	1100 mg	20 mg	369 mg	370 mg	50 mg	160 mg
Überkinger	0,7	1450 mg	1110 mg	100 mg	990 mg	keine Angabe	20 mg
Heilwässer							
Fachinger	0,7	1950 mg	65 mg	150 mg	602 mg	53 mg	122 mg
St. Gero	0,75	1775 mg	34 mg	39 mg	121 mg	109 mg	331 mg
Kaiser-Friedrich							
** Heilquelle**	0,75	2044 mg	336 mg	754 mg	1390 mg	3,0 mg	5,0 mg
Rangauer life	0,75	396 mg	1640 mg	481 mg	325 mg	98 mg	620 mg
Rogaskaquelle	1	6605 mg	1574 mg	50 mg	1170 mg	859 mg	398 mg
St. Augustinus	0,75	400 mg	1567 mg	284 mg	286 mg	88 mg	585 mg
Hirschquelle	0,7	1314 mg	80 mg	32 mg	220 mg	36 mg	216 mg

Legende zu Tab. 8

Die Gesundheit ist ernsthaft in Gefahr	Die Gesundheit ist in Gefahr	Die Gesundheit kann leiden	Ein wünschens- werter BMI-Wert	**Untergewicht**

Experten ermitteln heute das Normalgewicht mit dem in den USA entwickelten „Body-Mass-Index" (Körpergewichtsindex), unabhängig von Alter und Geschlecht. Dieser „BMI" wird als Verhältnis von Gewicht zu Körpergröße im Quadrat berechnet.

Am linken Tabellenrand stehen die Gewichtsangaben, am oberen Rand sind die Größenangaben aufgeführt. Verbindet man beide Werte auf der Tabelle, ergibt sich der individuelle BMI. Unter einem BMI-Wert von 20 beginnt das Untergewicht, oberhalb von 30 muß von gesundheitsbedrohender Fettleibigkeit gesprochen werden.

Beispiel: Eine Frau ist 1,72 Meter groß, wiegt dabei 63 Kilogramm. Ihr BMI ergibt sich dann aus: 63 : 1,72 x 1,72 = 21,99. Dies wäre ein wünschenswerter BMI-Wert.

Tab. 8 BMI-Gewichtstabelle

Größe in Metern

kg	1,60		1,64		1,68		1,72		1,76		1,80		1,84		1,88		1,92		1,96		2,00
125	49	48	46	45	44	43	42	41	40	39	39	38	37	36	35	35	34	33	32	32	31
124	48	47	46	45	44	43	42	41	40	39	38	37	37	36	35	34	34	33	32	32	31
123	48	47	46	45	44	43	42	41	40	39	38	37	36	36	35	34	33	33	32	31	31
122	48	46	45	44	43	42	41	40	39	39	38	37	36	35	35	34	33	33	32	31	31
121	47	46	45	44	43	42	41	40	39	38	37	37	36	35	35	34	34	33	32	32	30
120	47	46	45	44	43	42	41	40	39	38	37	36	35	35	34	33	33	32	31	31	30
119	46	45	44	43	42	41	40	39	38	38	37	36	35	34	34	33	33	32	32	31	30
118	46	45	44	43	42	41	40	39	38	37	36	36	35	34	33	33	32	32	31	30	30
117	46	45	44	42	41	40	39	38	37	37	36	35	35	34	33	32	32	31	31	30	29
116	45	44	43	42	41	40	39	38	37	37	36	35	34	34	33	32	32	31	30	30	29
115	45	44	43	42	41	40	39	38	37	36	35	35	34	33	33	32	31	31	30	30	29
114	45	43	42	41	40	39	39	38	37	36	35	34	34	33	32	32	31	31	30	29	29
113	44	43	42	41	40	39	38	37	36	36	35	35	34	33	33	32	31	30	30	29	28
112	44	43	42	41	40	39	38	38	37	36	35	35	34	33	32	32	31	31	30	29	28
111	44	43	42	41	40	39	38	38	37	36	35	34	34	33	32	31	30	30	29	29	28
110	43	42	41	40	39	38	37	36	36	35	34	33	32	32	31	31	30	29	29	28	28
109	43	42	41	40	39	38	37	36	35	34	34	33	32	32	31	30	30	29	29	28	27
108	42	41	40	39	38	37	37	36	35	34	33	33	32	31	31	30	30	29	28	28	27
107	42	41	40	39	38	37	36	35	35	34	33	32	32	31	30	30	29	29	28	28	27
106	41	40	39	39	38	37	36	35	35	34	33	33	32	31	31	30	30	29	28	27	26
105	41	40	39	38	37	36	35	35	34	33	32	32	31	30	30	29	28	28	27	27	26
104	41	40	39	38	37	36	35	34	34	33	32	31	31	30	29	29	28	28	27	27	26
103	40	39	38	37	36	36	35	34	33	33	32	31	30	30	29	29	28	27	27	26	26
102	40	39	38	37	36	35	34	34	33	32	31	31	30	29	29	28	27	27	26	26	25
101	39	38	38	37	36	35	34	33	33	32	31	30	30	29	29	28	27	27	26	26	25
100	39	38	37	36	35	35	34	33	32	32	31	30	30	29	28	28	27	27	26	26	25
99	39	38	37	36	35	34	33	33	32	31	31	30	29	29	28	27	27	26	26	25	25
98	38	37	36	36	35	34	33	33	32	31	30	30	29	28	28	27	27	26	26	25	24
97	38	37	36	35	34	34	33	32	31	31	30	29	29	28	27	27	26	26	25	25	24
96	37	37	36	35	34	33	32	32	31	30	30	29	28	28	27	27	26	26	25	24	24
95	37	36	35	34	34	33	32	31	31	30	29	29	28	27	27	26	26	25	25	24	24
94	37	36	35	34	33	33	32	31	30	30	29	28	28	27	27	26	25	25	24	24	23
93	36	35	35	34	33	32	31	31	30	29	29	28	27	27	26	26	25	25	24	24	23
92	36	35	34	33	33	32	31	30	30	29	28	28	27	27	26	25	25	24	24	23	23
91	36	35	34	33	32	31	31	30	29	29	28	27	27	26	26	25	25	24	24	23	23
90	35	34	33	32	32	31	30	30	29	28	27	27	26	26	25	25	24	24	23	23	22
89	35	34	33	32	32	31	30	29	29	28	27	27	26	26	25	25	24	24	23	23	22
88	34	34	33	32	31	30	30	29	28	28	27	27	26	25	25	24	24	23	23	22	22
87	34	33	32	32	31	30	29	29	28	27	27	26	26	25	25	24	24	23	23	22	22
86	34	33	32	31	30	30	29	28	28	27	27	26	25	25	24	24	23	23	22	22	21
85	33	32	32	31	30	29	29	28	27	27	26	26	25	25	24	23	23	22	22	22	21
84	33	32	31	30	30	29	28	28	27	27	26	25	25	24	24	23	23	22	22	21	21
83	32	32	31	30	29	29	28	27	27	26	26	25	25	24	24	23	23	22	22	21	21
82	32	31	30	30	29	28	28	27	26	26	25	25	24	24	23	23	22	22	21	21	20
81	32	31	30	29	29	28	27	27	26	26	25	24	24	23	23	22	22	22	21	21	20
80	31	30	30	29	28	28	27	26	26	25	25	24	24	23	23	22	22	21	21	20	20
79	31	30	29	29	28	27	27	26	26	25	24	24	23	23	22	22	21	21	20	20	20
78	30	30	29	28	28	27	26	26	25	25	24	24	23	23	22	22	21	21	20	20	19
77	30	29	29	28	27	27	26	25	25	24	24	23	23	22	22	21	21	20	20	20	19
76	30	29	28	28	27	26	26	25	25	24	23	23	22	22	21	21	20	20	19	19	19
75	29	29	28	27	27	26	25	25	24	24	23	23	22	21	21	20	20	20	19	19	19
74	29	28	28	27	26	26	25	24	24	23	23	22	22	21	21	20	20	20	19	19	18
73	29	28	27	26	26	25	25	24	24	23	23	22	22	21	21	20	20	19	19	19	18
72	28	27	27	26	26	25	24	24	23	23	22	22	21	21	20	20	19	19	19	18	18
71	28	27	26	26	25	25	24	23	23	22	22	21	21	20	20	19	19	18	18	18	18
70	27	27	26	25	25	24	24	23	23	22	22	21	20	20	19	19	19	18	18	18	17
69	27	26	26	25	24	24	23	23	22	22	21	21	20	20	20	19	19	18	18	18	17
68	27	26	25	25	24	24	23	22	22	21	21	20	20	19	19	18	18	18	17	17	17
67	26	26	25	24	24	23	23	22	22	21	21	20	20	19	19	18	18	18	17	17	17
66	26	25	25	24	23	23	22	22	21	21	20	20	19	19	19	18	18	18	17	17	16
65	25	25	24	24	23	22	22	21	21	20	20	19	19	18	18	18	17	17	17	16	16
64	25	24	24	23	23	22	22	21	20	20	19	19	18	18	18	17	17	17	16	16	16
63	25	24	23	23	22	22	21	21	20	20	19	19	18	18	17	17	17	16	16	16	16
62	24	24	23	22	22	21	21	20	20	20	19	19	18	18	18	17	17	16	16	16	15
61	24	23	23	22	22	21	21	20	20	19	19	18	18	18	17	17	17	16	16	16	15
60	23	23	22	22	21	21	20	20	19	19	19	18	18	17	17	17	16	16	16	15	15

Tabellen

Tab. 9   Glykämische Indizes

Glukose	100
Saccharose	59
Fruktose	20
Honig	87
Weißbrot	69
Weizenschrot	67
Reis poliert	72
Naturreis	66
Spaghetti	50
Vollkornspaghetti	42
Kartoffeln	70
Karotten	92
Sojabohnen	15

Tab. 10   Kriterien einer guten Diabeteseinstellung

	Diät und/oder Tabletten (Typ II)	Diät und Insulin (Typ I oder II)
Blutglukosekonzentration (Maximalwerte)	160–180 mg/dl	80–160 mg/dl
Urinzucker	negativ	0–15 g/24 h
Aceton im Urin	negativ	negativ
Hypoglykämie	keine	selten
Cholesterin/Triglyzeride	normal	normal
Körpergewicht	normal	normal

Tab. 11   Natriumgehalte mg pro 100 g in natriumarmen Broten, Gebäcken und Teigwaren

Vollkornbrot »Felke« kochsalzarm *(Studt)*	98 mg
Ungesäuertes Fladenbrot *(Studt)*	6 mg
Vollkorn-Früchtebrot *(Studt)*	95 mg
Diät-Spaghetti *(Studt)*	35 mg
Diät-Spätzle *(Studt)*	35 mg
Vollkorn-Hörnchen *(Drei-Pauly)*	10 mg
Vollkorn-Ringli *(Drei-Pauly)*	10 mg
Vollkorn-Spaghetti *(Drei-Pauly)*	10 mg
Vollkorn-Spiralen *(Drei-Pauly)*	10 mg
Vollkorn-Diätgebäcke *(Drei-Pauly)*	12–35 mg

Tab. 12   Natriumgehalte mg pro 100 g in natriumarmen Heirler Milchprodukten

Heirler Streichfein mit grünem Pfeffer	30 mg
Heirler Streichfein natriumarm	15 mg
Heirler Sanoghurt Speisequark	35 mg
Heirler Kräuter- oder Meerrettichquark	45 mg
Heirler Cottage Cheese	50 mg
Heirler Diät-Kurmolke	45 mg
Heirler Trinkmolke	45 mg
Heirler Molke-Kwass	46 mg

Tab. 13 Kaliumgehalte mg pro 100 g in kaliumreichen Lebensmitteln

Obst

Apfel roh	ca.	130
Ananas roh	ca.	170
Apfelsine roh	ca.	130
Aprikosen roh	ca.	250
Aprikosen getrocknet	ca.	1100
Bananen	ca.	260
Bananen (getrocknet)	ca.	1500
Kiwi	ca.	260
Erdbeeren	ca.	140
Himbeeren	ca.	170
Feigen getrocknet	ca.	840
Pflaumen getrocknet	ca.	700

Nüsse

Haselnüsse	ca.	635

Gemüse

Blumenkohl	ca.	205
Fenchel	ca.	460
Kohlrabi	ca.	190
Kürbis	ca.	270
Möhren	ca.	235
Rosenkohl	ca.	325
Sellerie	ca.	235
Spinat	ca.	540
Tomate	ca.	285
Grüne Erbsen	ca.	600
Kartoffeln (gedünstet)	ca.	400

Molke (Heirler)

Trinkmolke	ca.	160
Molke-Kwass	ca.	160

Tab. 14 Natriumgehalte in Lebensmitteln (sehr geringe Gehalte bis 20 mg Natrium/100 g, niedrige Gehalte bis 120 mg Natrium/100 g, hohe Gehalte bis 400 mg Natrium/100 g, sehr hohe Gehalte über 400 mg Natrium/100 g)

Frischobst		0–20 mg
Frischgemüse		2–80 mg
Kartoffeln mit Schale	ca.	15 mg
Kartoffeln ohne Schale	ca.	20 mg
Hülsenfrüchte		2–10 mg
Vollgetreidekörner		2– 5 mg
Vollgetreideschrote		2– 5 mg
Vollreis	ca.	10 mg
Weizenkeime	ca.	5 mg
Weizenkleie	ca.	2 mg
Fladenbrot (ungesäuert, ungesalzen)	ca	6 mg
Margarine nicht gesalzen	ca.	5 mg
Margarine gesalzen	ca.	75 mg
Butter nicht gesalzen	ca.	5 mg
Frischfleisch		40–120 mg
Geflügel		50– 60 mg
Frischfisch		50–120 mg
Kuhmilch (Vollmilch)	ca.	50 mg
Buttermilch	ca.	55 mg
Sanghurt-Joghurt	ca.	60 mg
Speisequark nicht gesalzen	ca.	35 mg
Trinkmolke u. Diät-Kurmolke *(Heirler)*	ca.	120 mg
Gemüsekonserven i.D.		200–300 mg
Sauerkraut gesalzen	ca.	355 mg
Brot u. Backwaren		300–400 mg
Käse gesalzen		650–1250 mg
Schmelzkäse	ca.	1260 mg
Speck	ca.	1630 mg
Wurstwaren		600–1200 mg
Schinken roh	ca.	2200 mg
Würstchen	ca.	780 mg
Corned Beef (deutsch)	ca.	830 mg
Fleischkonserven	ca.	600 mg
Salzhering	ca.	2500 mg
Matjeshering	ca.	2500 mg
Ölsardinen	ca.	500 mg
Bismarckhering	ca.	980 mg
Bückling geräuchert	ca.	455 mg
Lachs in Dosen	ca.	530 mg
Kartoffelpuffer (Trockenprodukt)	ca.	1700 mg

Tabellen

Tab. 15   Natriumgehalte in Mineralwässern pro Liter

Selters Staatlich	1,3 mg	Wildunger Georg-Viktor-Quelle	41,7 mg
Brückenauer Wernarzer Brunnen	2,4 mg	Mergentheimer Wilhelmsquelle	546,0 mg
Adelholzener Primus Heilquelle	3,01 mg	Remstal-Elisabethen-Quelle	569,2 mg
Niedernauer Römerquelle	24,0 mg	Friedrich-Christian-Heilquelle	874,9 mg
Meinberger Neubrunnen	6,1 mg	Biskirchener Karlssprudel	834,4 mg
Rietenauer Heiligenthalquelle	11,0 mg	Apollinaris	747,0 mg
Wildunger Reinhardsquelle	13,4 mg	Fachinger, Staatlich	887,0 mg
Peterstaler stilles Mineralwasser	18,6 mg	Überkinger Adelheidquelle	977,2 mg
Hermannsborner Brunnen Carlsquelle	25,4 mg	Karlsbader Mühlbrunnen	1694,0 mg
Göppinger Sauerbrunn	26,9 mg	Tölzer Adelheidquelle	2326,0 mg
Driburger Brunnen Caspar Heinrich Quelle	32,2 mg	Nauheimer Karlsbrunnen	3314,5 mg
S. Pellegrino	49,8 mg	Nürtinger Heinrichsquelle	3395,0 mg
Teinacher Hirsch-Quelle	237,0 mg	Wiesbadener Kochbrunnen	2664,0 mg
Emser Kränchen	756,1 mg	EG-Mineralwasser-Richtlinie definiert Mineralwässer als natriumarm bei Gehalt mit weniger als 20 mg Natrium im Liter	

Tab. 16   Tägliche Rohfaseraufnahme
Erwachsener (nach *Thomas* u. *Rienermann*)

USA-Zivilbevölkerung	6,4 g/Tag
England-Zivilbevölkerung	6,4 g/Tag
USA-Vegetarier	23,9 g/Tag
Bantu-Neger Südafrika/Stadt	5,7 g/Tag
Bantu-Neger Südafrika/Land	24,8 g/Tag
Deutschland 1881	12,56 g/Tag
Bundesrepublik Deutschland 1971	5,15 g/Tag

Tab. 17 Harnsäureäquivalente in mg pro 100 g purinhaltiger Lebens- und Nahrungsmittel
(nach *N. Zöllner*)

Nahrungsmittel			
Fleischextrakt	ca. 3500 mg	Soja-Vollmehl	ca. 380 mg
Kalbsfilet	ca. 190 mg	Soja-Tofu	–
Kalbskotelett	ca. 125 mg	Soja-Milch	–
Hackfleisch	ca. 130 mg	Bierhefepräparat	ca. 1970 mg
Schweinefilet	ca. 150 mg	Hefeflocken	ca. 1420 mg
Schweinekotelett	ca. 120 mg	Flüssige Bierhefe	ca. 590 mg
Rindfleisch-Filet	ca. 130 mg	Haselnüsse	25–30 mg
Rindfleisch, fett	ca. 110 mg	Mandeln	22–30 mg
Knochenmark	ca. 100 mg	Walnüsse	20–25 mg
Schinken, gekocht	ca. 120 mg	Erdnüsse	ca. 100 mg
Schinken, roh	ca. 70 mg	Öle und Fette	ca. 0 mg
Bries	ca. 1030 mg	Milch- und Milchprodukte	ca. 0 mg
Herz	ca. 400 mg	Quark und Käse	ca. 0 mg
Hirn	ca. 100 mg	1 Ei	ca. 0 mg
Niere	ca. 240 mg	Eigelb	ca. 0 mg
Leber	ca. 340 mg	Eiweiß	ca. 0 mg
Zunge	ca. 120 mg	Mehl	ca. 20 mg
Fasan	ca. 110 mg	Knäckebrot	ca. 60 mg
Ente	ca. 150 mg	Vollkornbrot	ca. 40 mg
Gans	ca. 240 mg	Mischbrot	ca. 35 mg
Hase	ca. 110 mg	Weißbrot	ca. 15 mg
Huhn, gekocht	ca. 170 mg	Grieß	ca. 50 mg
Huhn, Keule	ca. 110 mg	Nudeln	ca. 40 mg
Huhn, Brust	ca. 170 mg	Reis, Sago	ca. 0 mg
Reh	ca. 110 mg	Stärke	ca. 0 mg
Truthahn	ca. 170 mg	Zucker	ca. 0 mg
Aal, geräuchert	ca. 120 mg	Honig	ca. 0 mg
Anchovis	ca. 360 mg	Marmelade	ca. 0 mg
Austern	ca. 90 mg	Champignons	ca. 20 mg
Bückling	ca. 320 mg	Morcheln	ca. 30 mg
Forelle	ca. 170 mg	Pfifferlinge	ca. 30 mg
Heilbutt	ca. 120 mg	Steinpilze	ca. 50 mg
Hering	ca. 280 mg	Obst	ca. 0–10 mg
Hummer	ca. 175 mg	Gemüse (Blumenkohl, Grünkohl,	
Kabeljau	ca. 150 mg	Karotten, Möhren, Kohlrabi, Rosen-	
Karpfen	ca. 150 mg	kohl, Rotkraut, Sauerkraut, Schwarz-	
Kaviar	ca. 150 mg	wurzeln, Wirsing, Tomaten, Zwiebeln,	
Krabben	ca. 170 mg	Endivie, Feldsalat, Gurken, Kopfsalat,	
Lachs	ca. 150 mg	Rettich, Radieschen, Rote Bete,	
Räucherlachs	ca. 240 mg	Sellerie)	ca. 5–30 mg
Miesmuscheln	ca. 370 mg	Kartoffeln	ca. 5 mg
Ölsardinen	ca. 560 mg	Bohnen, weiß	ca. 130 mg
Schellfisch	ca. 160 mg	Bohnen, grün	ca. 50 mg
Scholle	ca. 150 mg	Erbsen, grün	ca. 150 mg
Seezunge	ca. 130 mg	Erbsen, gelb, getrocknet	ca. 150 mg
Sprotten, geräuchert	ca. 530 mg	Linsen	ca. 190 mg
Sojabohnen	ca. 380 mg	Spinat	ca. 70 mg
Soja-Trockenfleisch	ca. 345 mg	Spargel	ca. 30 mg
		Bier	ca. 15 mg
		Kaffee, Tee, Kakao	ca. 0 mg

Tabellen

Tab. 18 Kleine Nährwert-Tabelle

Der eßbare Teil von 100 g eingekaufter Ware enthält:

Fleisch und Fleischwaren

Lebensmittel	Pro-tein g	Fett g	Gesättigte Fett-säuren g	Mehrfach ungesätt. Fettsäuren g	Cho-lesterin mg	p/s-Quo-tient	Kohlen-hydrate g	Energie kJ	Energie kcal	Resorbierte Energie-menge %	Natrium mg	Kalium mg
Schweinefleisch, sehr mager	21	4	1,8	0,4	70	0,22	.	495	118	96	60	385
Schweinefleisch, mager	19	7	3,2	0,7	68	0,22	.	600	143	95	70	345
Schweinefleisch, mittelfett	18	21	9,7	2,1	55	0,22	.	1155	276	94	70	310
Schweinefleisch, fett	10	37	16,9	3,7	55	0,22	.	1630	389	95	70	260
Schweinefleisch, sehr fett	8	46	21,2	4,6	55	0,22	.	1985	475	95	35	140
Rindfleisch, sehr mager	22	2	1,0	0,1	58	0,10	.	465	111	97	40	385
Rindfleisch, mager	15	11	6,0	0,3	55	0,05	.	725	173	96	45	275
Rindfleisch, mittelfett	15	18	9,0	0,5	55	0,06	.	995	238	96	75	275
Rindfleisch, fett	14	24	12,0	0,7	55	0,06	.	1225	293	95	85	300
Hackfleisch (halb und halb)	20	19	9,0	1,3	65	0,14	.	1060	253	95	35	290
Kalbfleisch, mittelfett	16	3	1,4	0,4	55	0,29	.	390	93	97	75	260
Hammelfleisch, mittelfett	13	20	11,8	0,6	55	0,05	.	1030	246	95	75	265
Kaninchenfleisch	16	6	4,0	0,2	55	0,05	1	550	132	96	35	300
Pferdefleisch	16	2	.	.	110	.	+	370	89	97	35	250
Herz, Durchschnitt aus Rind und Kalb	12	4	2,0	0,1	110	0,05	1	425	101	96	80	205
Hirn (Kalb)	10	7	2,4	0,3	1940	0,13	1	480	115	96	150	260
Kaldaunen (Kutteln)	19	2	.	.	150	.	.	405	97	96	45	20
Leber (Kalb)	18	4	1,8	0,6	350	0,33	4	575	137	96	80	285
Leber (Rind)	18	3	1,3	0,5	245	0,38	6	550	131	96	110	270
Leber (Schwein)	19	5	2,0	0,7	315	0,35	1	575	137	97	70	325
Lunge (Kalb)	13	2	.	.	280	.	+	315	75	97	115	230
Niere (Kalb)	15	6	2,0	0,3	330	0,15	1	505	121	96	175	255

Der eßbare Teil von 100 g eingekaufter Ware enthält:

Lebensmittel	Pro-tein g	Fett g	Gesättigte Fett-säuren g	Mehrfach ungesätt. Fettsäuren g	Cho-lesterin mg	p/s-Quo-tient	Kohlen-hydrate g	Energie kJ	Energie kcal	Resorbierte Energie-menge %	Mineralstoffe Natrium mg	Mineralstoffe Kalium mg
Wild und Geflügel												
Hase	17	2	1,3	0,1	110	0,08	.	415	99	96	40	320
Reh (Rücken)	16	3	2,0	0,1	110	0,05	.	390	93	95	60	240
Wildgeflügel i. D.	13	3	1,0	0,6	75	0,60	.	340	81	95	.	285
Ente	15	14	4,3	3,1	75	0,72	.	810	194	95	65	235
Gans	10	20	6,2	4,4	75	0,71	.	960	230	95	55	265
Huhn (Brathuhn)	15	4	1,4	0,9	55	0,64	.	450	107	96	60	265
Suppenhuhn	20	13	4,4	2,9	75	0,66	.	840	200	96	.	190
Truthahn (Puter)	15	11	3,7	2,4	75	0,65	+	705	168	95	50	230
Fische und Fischwaren												
Aal	9	18	.	.	70	.	+	875	209	95	55	175
Heilbutt	16	2	0,5	1,0	22	2,00	.	370	88	97	55	360
Hering (ganzer Fisch)	13	10	3,8	2,3	38	0,61	.	650	155	96	80	250
Hering, Filet	18	15	6,8	4,1	60	0,60	+	930	222	96	120	315
Hering-Rogen	26	3	.	.	.	.	+	600	143	97	90	220
Kabeljau, Dorsch (ganzer Fisch)	10	+	+	+	38	+	+	185	44	97	50	270
Kabeljau, Dorsch (Filet)	17	+	+	+	30	+	+	325	78	97	85	350
Rotbarsch, Goldbarsch (Filet)	18	4	1,2	1,2	38	1,00	+	475	114	97	80	345
Schellfisch (Filet)	18	+	0,4	0,4	31	1,00	+	335	80	97	115	300

Tabellen

Der eßbare Teil von 100 g eingekaufter Ware enthält:

Lebensmittel	Protein g	Fett g	Gesättigte Fettsäuren g	Mehrfach ungesätt. Fettsäuren g	Cholesterin mg	p/s-Quotient	Kohlenhydrate g	Energie kJ	Energie kcal	Resorbierte Energiemenge %	Natrium mg	Kalium mg
Seelachs (Filet)	18	1	0,4	0,4	33	1,00	+	370	88	97	80	375
Forelle, Bach-Regenbogenforelle	10	1	0,3	0,4	30	1,33	+	220	52	97	20	235
Hecht	10	1	.	.	30	.	.	205	49	97	35	140
Karpfen	10	3	.	.	50	.	+	270	65	97	25	160
Aal, geräuchert	14	22	3,4	2,1	70	0,62	.	1120	267	95	380	175
Bückling, geräuchert	14	9	.	.	70	.	+	610	146	96	455	180
Seelachs, geräuchert	19	1	.	.	60	.	.	365	87	96	.	325
Hering, mariniert (Bismarckhering)	16	15	5,7	3,5	60	0,61	.	895	214	95	980	250
Salzhering (Pökelhering)	9	7	.	.	60	.	+	420	100	96	2550	105
Matjeshering (Filet)	16	23	9,0	5,0	60	0,56	.	1190	285	95	2500	235
Lachs in Dosen	21	9	.	.	35	.	.	710	170	99	530	290
Ölsardinen (nur abgetropfte feste Teile)	24	14	5,0	4,0	70	0,80	1	1005	240	96	505	395
Thunfisch in Öl (feste und flüssige Anteile)	24	21	.	.	70	.	.	1270	304	96	360	345
Krabben in Dosen	18	1	.	.	150	.	1	350	84	97	350	290
Eier												
Hühnerei	11	10	3,5	2,0	410	0,57	1	615	147	96	125	130
Hühnerei, St. ca. 57 g	7	6	2,0	1,2	270	0,60	+	350	84	96	70	75
Hühnereidotter (Flüssigeigelb)	16	32	11,0	6,4	1400	0,58	+	1575	377	95	50	140
Hühnereiklar (Flüssigeiweiß)	11	+	+	+	0	+	1	230	55	97	170	155
Hühnervollei, getrocknet (Trockenvollei)	46	42	14,7	8,4	1740	0,57	2	2565	613	96	.	.

Der eßbare Teil von 100 g eingekaufter Ware enthält:

Lebensmittel	Pro-tein	Fett	Gesättigte Fett-säuren	Mehrfach ungesätt. Fettsäuren	Cho-lesterin	p/s-Quo-tient	Kohlen-hydrate	Energie		Resorbierte Energie-menge	Mineralstoffe	
								kJ	kcal		Natrium	Kalium
	g	g	g	g	mg		g			%	mg	mg
Milch und Milcherzeugnisse												
Kuhmilch, 3,5 % Fett Vollmilch	3,5	3,5	2,1	0,1	12	0,05	5	275	66	95	50	160
Kuhmilch, (Roh-, Vorzugsmilch)	3,5	4	2,4	0,1	12	0,04	5	295	70	96	50	160
Teilentrahmte (fettarme) Milch	4	1,5	1,1	+	7	.	5	190	45	97	50	140
Entrahmte Milch (Magermilch)	4	+	.	.	+	.	5	145	35	97	55	150
Buttermilch	4	1	0,6	+	+	.	4	150	36	97	55	145
Kondensmilch, ungez. (7,5% Fett)	7	7,5	4,9	0,2	25	0,04	10	575	137	97	100	320
Kondensmilch (10% Fett)	9	10	6,1	0,3	33	0,05	13	760	181	97	130	420
Kondensmilch (entrahmt)	9	+	.	.	.	.	12	360	86	97	150	.
Trockenvollmilch (Pulver)	25	26	15,0	1,0	.	0,07	38	2090	500	96	370	1160
Trockenmagermilch (Magermilchpulver)	35	1	0,6	+	+	.	52	1550	370	93	560	1580
Schlagsahne mit 30% Fett	2	30	18,0	0,9	102	0,05	3	1265	302	95	40	80
Sahne (Rahm)	3	10	6,1	0,3	34	0,05	4	530	127	95	.	130
Vollmilch-Joghurt	5	4	2,4	0,1	10	0,04	5	310	74	96	60	190
Joghurt aus entr. Milch	5	+	+	+	+	.	5	165	40	96	.	160
Eiscreme	4	12	7,3	0,4	40	0,05	20	860	205	97	100	100
Hartkäse, vollfett (45 % Fett i. Tr.)	25	28	17,0	0,8	95	0,05	3	1555	372	95	650	95
Hartkäse, dreiviertelfett (30 % Fett i. Tr.)	27	16	9,8	0,5	50	0,05	3	1170	279	95	870	85
Weichkäse, halbfett (20 % Fett i. Tr.)	26	9	5,5	0,3	31	0,05	1	815	195	95	1250	115

Tabellen

Der eßbare Teil von 100 g eingekaufter Ware enthält:

Lebensmittel	Protein g	Fett g	Gesättigte Fettsäuren g	Mehrfach ungesätt. Fettsäuren g	Cholesterin mg	p/s-Quotient	Kohlenhydrate g	Energie kJ	Energie kcal	Resorbierte Energiemenge %	Natrium mg	Kalium mg
Edamer Käse, fett (40% Fett i. Tr.)	24	22	13,0	0,7	75	0,05	3	1320	316	98	685	70
Doppelrahmfrischkäse (60% Fett i. Tr.)	15	31	18,9	0,9	105	0,05	2	1485	355	95	340	110
Camembert (45% Fett i. Tr.)	19	21	12,8	0,6	70	0,05	2	1255	300	96	1150	110
Schmelzkäse (45% Fett i. Tr.)	14	24	14,6	0,7	80	0,05	6	1275	305	96	1260	65
Schmelzkäse, halbfett	25	9	5,5	0,3	30	0,05	1	875	209	96	1280	35
Magerkäse, unter 10% Fett i. Tr.	27	+	+	+	7	.	4	530	127	97	.	.
Speisequark, mager	12	+	+	+	+	.	2	240	57	97	35	95
Speisequark (20% Fett i. Tr.)	13	5	2,4	0,1	14	0,04	6	480	115	97	35	125
Sahnequark (40% Fett i. Tr.)	12	11	6,7	0,3	37	0,04	4	695	166	95	30	105
Öle und Fette												
Butter, Deutsch. Marken-, Molkerei-, Kochbutter	1	83	50,6	2,5	240	0,05	+	3240	775	95	5	15
Halbfettmargarine	6	40	.	.	0	.	+	1665	398	95	.	.
Margarine	1	80	14,4	24,8	0	1,72	+	3180	761	95	75	7
Mayonnaise (80% Fett)	2	80	11,2	48,8	142	4,36	3	3200	764	95	360	20
Olivenöl	+	100	19,0	8,0	0	0,42	+	3880	927	95	1	1
Rindertalg	1	97	47,2	4,3	100	0,09	+	3850	920	95	10	6
Schweineschmalz	+	100	38,0	10,0	90	0,26	+	3960	947	95	1	1
Sonnenblumenöl	+	100[1]	11,0	64,0	0	5,92	+	3885	928	95	0	1
Getreideerzeugnisse												
Vollreis	7	2	.	.	.	.	75	1550	371	96	10	150
Reis, poliert	7	1	.	.	.	.	79	1540	368	98	6	105
Gerstengraupen	10	1	.	.	.	.	74	1550	371	92	5	190
Haferflocken	14	7	1,0	4,2	0	4,2	66	1680	402	94	3	360
Weizengrieß	10	1	.	.	.	.	75	1550	370	97	1	110

Der eßbare Teil von 100 g eingekaufter Ware enthält:

Lebensmittel	Pro-tein g	Fett g	Gesättigte Fett-säuren g	Mehrfach ungesätt. Fettsäuren g	Cho-lesterin mg	p/s-Quo-tient	Kohlen-hydrate g	Energie kJ	Energie kcal	Resorbierte Energie-menge %	Mineralstoffe Natrium mg	Mineralstoffe Kalium mg
Cornflakes	8	1	.	.	.	.	83	1625	388	97	915	140
Eierteigwaren (Nudeln, Makk., Spaghetti u.ä.)	13	3	1,0	0,6	140	0,60	72	1630	390	96	7	155
Weizenmehl, Type 1050	12	2	.	.	.	.	71	1550	370	92	2	205
Weizenmehl, Type 550	11	1	.	.	.	.	74	1550	370	96	3	125
Roggenmehl, Type 1150	9	.	.	.	.	.	75	1490	356	92	1	295
Maisstärkemehl	+	.	.	.	.	.	87	1535	367	99	.	7
Puddingpulver	5	2	.	.	.	.	80	1530	366	94	.	.
Roggenvollkornbrot	7	1	.	.	.	.	46	1000	239	88	425	290
Roggenbrot	6	1	.	.	0	.	51	1060	253	88	220	100
Brötchen (Semmeln)	7	1	+	+	.	.	58	1165	278	97	485	115
Mischbrot (Roggen-Weizen)	7	1	.	.	.	.	52	1055	252	94	300	410
Weizenvollkornbrot	8	1	.	.	.	.	47	1010	241	88	430	435
Knäckebrot	10	1	.	.	.	.	77	1590	380	89	460	435
Zwieback, eifrei	10	4	.	.	.	.	76	1685	403	96	265	160
Biskuit	9	5	2,0	0,1	280	0,05	82	1845	441	95	50	145
Kuchen iD.	7	13	.	.	.	.	39	1315	314	95	.	.
Paniermehl	13	1	.	.	.	.	72	1470	352	94	.	.
Bierhefe, getrocknet	48	1	.	.	.	.	36	1440	344	80	.	1410

Kartoffeln

Lebensmittel	Pro-tein g	Fett g	Gesättigte Fett-säuren g	Mehrfach ungesätt. Fettsäuren g	Cho-lesterin mg	p/s-Quo-tient	Kohlen-hydrate g	Energie kJ	Energie kcal	Resorbierte Energie-menge %	Mineralstoffe Natrium mg	Mineralstoffe Kalium mg
Kartoffeln mit Schalen	2	+	.	.	.	.	15	285	68	94	15	350
Kartoffeln ohne Schalen	2	+	.	.	.	.	19	355	85	94	20	445
Trockenkartoffeln	7	1	.	.	.	.	82	1550	370	95	.	.
Kartoffelknödelmehl	5	+	.	.	.	.	77	1400	335	95	.	.

Tabellen

Der eßbare Teil von 100 g eingekaufter Ware enthält:

Lebensmittel	Pro-tein g	Fett g	Gesättigte Fett-säuren g	Mehrfach ungesätt. Fettsäuren g	Cho-lesterin mg	p/s-Quo-tient	Kohlen-hydrate g	Energie kJ	Energie kcal	Resorbierte Energie-menge %	Natrium mg	Kalium mg
Kartoffelpüree (trocken)	8	1	.	.	.	.	79	1530	365	95	210	.
Kartoffelstärkemehl	1	+	.	.	.	.	83	1510	361	96	8	15
Pommes frites (erhitzte)	4	12	.	.	.	.	34	1130	270	94	.	.
Hülsenfrüchte												
Bohnen, weiße	21	2	.	.	.	.	57	1460	349	91	2	1300
Erbsen, gelbe, geschält	22	1	.	.	.	.	59	1500	359	91	30	915
Linsen	24	1	.	.	.	.	56	1480	354	91	4	810
Sojamehl, vollfett (Sojaflocken)	37	21	.	.	.	.	26	1960	469	87	4	1870
Gemüse												
Blumenkohl	2	+	.	.	.	.	2	70	17	80	10	205
Bohnen, grün (Schnittbohnen)	2	+	.	.	.	.	5	130	31	81	2	240
Chicorée	1	+	.	.	.	.	2	60	14	82	4	170
Endivie	1	+	.	.	.	.	2	55	13	77	40	265
Erbsen, grün	3	+	.	.	.	.	6	155	37	90	1	120
Feldsalat (Rapunzel)	2	+	.	.	.	.	2	70	17	82	3	325
Grünkohl (Braunkohl)	2	1	.	.	.	.	3	95	23	79	20	250
Gurken, ungeschält	+	+	.	.	.	.	1	30	7	81	6	105
Kohlrabi	1	+	.	.	.	.	3	75	18	87	7	265
Kohlrübe	1	+	.	.	.	.	6	120	29	94	8	190
Kopfsalat	1	+	.	.	.	.	1	40	10	81	5	150
Kürbis	1	+	.	.	.	.	4	85	20	86	1	270
Lauch	1	+	.	.	.	.	4	90	22	79	3	130
Meerrettich	2	+	.	.	.	.	8	165	40	93	5	295
Möhren (Karotten, Mohrrüben)	1	+	.	.	.	.	6	120	29	93	35	235
Paprikafrüchte, -schoten	1	+	.	.	.	.	4	90	22	82	1	165
Radieschen	1	+	.	.	.	.	2	50	12	92	10	160
Rettich	1	+	.	.	.	.	3	65	15	94	15	245
Rhabarber	0,5	+	.	.	.	.	3	60	14	84	2	210
Rosenkohl	4	1	.	.	.	.	6	170	40	79	6	325

Der eßbare Teil von 100 g eingekaufter Ware enthält:

Lebensmittel	Protein	Fett	Gesättigte Fettsäuren	Mehrfach ungesätt. Fettsäuren	Cholesterin	p/s-Quotient	Kohlenhydrate	Energie		Resorbierte Energiemenge	Mineralstoffe	
	g	g	g	g	mg		g	kJ	kcal	%	Natrium mg	Kalium mg
Rote Bete	1	+	·	·	·	·	6	120	29	92	65	260
Rotkohl (Blaukraut)	1	+	·	·	·	·	4	90	21	82	3	205
Schwarzwurzel	1	+	·	·	·	·	9	170	41	95	3	180
Sellerie	1	+	·	·	·	·	5	115	28	92	55	235
Spargel	1	+	·	·	·	·	2	65	15	88	3	155
Spinat	2	+	·	·	·	·	2	75	18	81	50	540
Tomate	1	+	·	·	·	·	3	75	18	89	6	285
Weißkohl (Weißkraut)	1	+	·	·	·	·	3	80	19	81	10	175
Wirsingkohl	2	+	·	·	·	·	3	100	24	79	7	205
Zwiebel	1	+	·	·	·	·	9	175	42	94	8	160
Petersilie, Blatt	3	+	·	·	·	·	6	155	37	80	20	600
Schnittlauch	4	1	·	·	·	·	8	230	55	82	3	435
Erbsen, grün (Konserven)	4	+	·	·	·	·	11	275	66	92	145	135
Sauerkraut	2	+	·	·	·	·	4	110	26	77	355	290
Gemüsekonserven i. D.	2	+	·	·	·	·	6	150	36	92	300	250
Tomatenketchup	2	+	·	·	·	·	24	450	107	96	1300	800
Tomatenmark	2	+	·	·	·	·	9	210	50	89	590	1160
Champignon	3	+	·	·	·	·	3	90	22	72	6	440
Pfifferling (Rehling)	1	+	·	·	·	·	2	60	14	89	2	310
Steinpilz	2	+	·	·	·	·	4	115	27	91	5	390
Steinpilz, getrocknet	20	3	·	·	·	·	44	1185	283	89	15	2000
Grüne Bohnen, getrocknet	21	1	·	·	·	·	56	1370	328	80	·	1770
Karotten, getrocknet	7	2	·	·	·	·	68	1370	328	84	495	2640
Kohl, getrocknet	14	2	·	·	·	·	69	1485	355	82	·	·
Zwiebeln, getrocknet	11	1	·	·	·	·	69	1415	338	83	105	1040

Tabellen

Der eßbare Teil von 100 g eingekaufter Ware enthält:

Lebensmittel	Pro-tein g	Fett g	Gesättigte Fettsäuren g	Mehrfach ungesätt. Fettsäuren g	Cho-lesterin mg	p/s-Quotient	Kohlen-hydrate g	Energie kJ	Energie kcal	Resorbierte Energie-menge %	Natrium mg	Kalium mg
Nüsse												
Erdnüsse, geröstet u. geschält	26	49	7,5	15,0	0	2,00	18	2720	650	89	6	780
Haselnüsse ohne Schalen	14	62	9,9	19,8	0	2,00	13	2890	690	89	2	635
Mandeln ohne Schalen	18	54	4,9	11,3	0	2,31	16	2725	651	89	.	835
Walnüsse ohne Schalen	15	63	3,8	19,5	0	5,13	14	2950	705	90	4	545
Obst												
Äpfel	0,3	1					12	210	50	89	3	130
Aprikosen	0,8	1					11	205	49	89	2	250
Birnen	0,5	+					13	230	55	89	2	115
Kirschen, süß	0,7	1					13	240	57	89	2	200
Pfirsiche	0,7	1					10	175	42	91	3	200
Pflaumen	0,6	1					14	245	58	89	2	210
Brombeeren	1,2	1					9	200	48	90	3	190
Erdbeeren	0,8	1					7	150	36	89	2	140
Heidelbeeren	0,6	1					13	250	60	90	1	65
Himbeeren	1,3	1					8	165	40	90	.	170
Johannisbeeren, rot	1,1	2					9	185	44	91	1	230
Johannisbeeren, schwarz	1,3	3					12	235	56	89	2	300
Preiselbeeren	0,3	2					9	180	43	91	2	65
Stachelbeeren	0,8	.					9	180	43	89	2	200
Weintrauben	0,7	.					16	295	70	90	2	255
Ananas	0,3	1					7	125	30	91	1	95
Apfelsinen, Orangen	0,7	1					9	165	39	89	2	130
Bananen	0,8	+					16	275	66	90	1	260
Grapefruits	0,5	4					7	120	21	96	1	120
Zitronen	0,5	3					5	75	18	95	2	95

Der eßbare Teil von 100 g eingekaufter Ware enthält:

Lebensmittel	Pro-tein g	Fett g	Gesättigte Fett-säuren g	Mehrfach ungesätt. Fettsäuren g	Cho-lesterin mg	p/s-Quo-tient	Kohlen-hydrate g	Energie kJ	Energie kcal	Resorbierte Energie-menge %	Mineralstoffe Natrium mg	Mineralstoffe Kalium mg
Trockenobst												
Trockenmischobst iD.	2,7	+	.	.	.	.	64	1155	276	90	5	860
Äpfel	1,4	4	.	.	.	.	65	1170	279	90	100	620
Aprikosen	5,0	2	.	.	.	.	70	1280	306	90	10	1370
Feigen	3,5	1	.	.	.	.	61	1125	269	90	40	840
Pflaumen	1,9	2	.	.	.	.	59	1040	249	90	7	700
Rosinen	2,3	1	.	.	.	.	64	1135	271	90	145	630
Obstkonserven												
Obstkonserven i. D.	0,5	+	.	.	.	.	20	350	84	90	5	.
Apfelkompott	0,2	+	.	.	.	.	19	330	79	90	1	115
Fruchtsäfte												
Apfelsaft	+	1	.	.	.	.	12	190	46	91	5	120
Brombeersaft	.	2	.	.	.	.	8	145	35	96	.	125
Grapefruitsaft, ungezuckert	1	.	.	.	.	.	10	190	45	90	1	150
Himbeersaft, gezuckert	+	1	.	.	.	.	69	1200	286	98	.	90
Holundersaft	2,0	1	.	.	.	.	8	160	38	89	1	290
Johannisbeernektar, rot	0,4	1	.	.	.	.	12	210	50	90	+	110
Johannisbeernektar, schwarz	0,4	1	.	.	.	.	13	230	55	87	5	100
Orangensaft, ungezuckert	1	1	.	.	.	.	10	195	47	90	1	160
Sanddornbeerensaft	1	4	.	.	.	.	5	185	44	90	6	210
Traubensaft	+	+	.	.	.	.	18	310	74	90	.	165
Zitronensaft	+	6	.	.	.	.	8	100	24	97	2	140

Tabellen

Der eßbare Teil von 100 g eingekaufter Ware enthält:

Lebensmittel	Protein g	Fett g	Gesättigte Fettsäuren g	Mehrfach ungesätt. Fettsäuren g	Cholesterin mg	p/s-Quotient	Kohlenhydrate g	Energie kJ	Energie kcal	Resorbierte Energiemenge %	Mineralstoffe Natrium mg	Mineralstoffe Kalium mg
Alkoholhaltige Getränke			Alkohol	Extrakt								
Weißwein, deutsche Lage	.	.	7,6	2,3	.	.	0,1	295	70	.	2	80
Rotwein, deutsche Lage	.	.	8,5	2,6	.	.	0,1	320	77	.	4	95
Vollbier, hell	0,5	.	3,8	4,5	.	.	.	195	47	.	5	40
Vollbier, dunkel	0,4	.	3,5	4,5	.	.	.	195	47	.	5	40
Malzbier, Malztrunk	0,6	.	1,1	10,4	.	.	.	220	52	.	4	45
Trinkbranntwein i. D.	.	.	35,0	1	.	.	.	1045	250	.	.	.
Weinbrand i. D.	.	.	33,0	2	.	.	.	1005	240	.	.	.
Eierlikör	3,8	.	13,4	7,4	.	.	.	710	170	.	.	.
Zucker – Süßwaren												
Bonbons i. D.	1	0	.	.	.	.	94	1630	390	97	.	.
Kakaopulver, schwach entölt	20	25	.	.	.	.	38	1975	472	62	35	1920
Pralinen i. D.	5	16	.	.	.	.	70	1910	457	97	.	400
Schokolade (Vollmilch)	9	33	.	.	.	.	55	2355	563	87	60	420
Bienenhonig i. D.	+	.	.	.	.	.	81	1275	305	98	7	45
Marmelade i. D.	+	.	.	.	.	.	66	1090	261	97	10	15
Zucker	.	.	.	.	.	.	100	1650	394	98	+	2

Tab. 19   Kalorienbedarf Säuglinge

0–3 Monate	110 – 120 kcal/kg/Tag
3–6 Monate	ca. 100 kcal/kg/Tag
6–9 Monate	ca. 80 kcal/kg/Tag
9–12 Monate	ca. 70 kcal/kg/Tag

Tab. 20   Eiweißbedarf Säuglinge

0– 4 Monate	2,2 g/kg
5–12 Monate	1,6 g/kg

Tab. 21   Säuglinge – Alter – Gewicht – Größe

Alter	kg	Länge/cm
Geburt	3,4	50
1. Monat	3,6	53
2. Monat	4,4	57
3. Monat	5,1	60
4. Monat	6,0	63
5. Monat	6,7	66
6. Monat	7,3	68
7. Monat	7,8	70
8. Monat	8,2	71
9. Monat	8,6	72
10. Monat	9,0	73
11. Monat	9,4	74
12. Monat	9,8	75

Tab. 22   Zusammensetzung Muttermilch – Kuhmilch

	Muttermilch	Kuhmilch
Eiweiß	1,2–1,5 g	3,5 g
Fett	3,5–4 g	3,5–4 g
Zucker	6–7 g	4–5 g
Salze	0,7 g	0,25 g

Tab. 23   Gehalte an Vitamin C in Obst, das zu Obstkuren zu verwenden ist (mg in 100 g)

Obst	Vitamin C	Obst	Vitamin C
Äpfel	ca. 5 mg	Himbeeren	ca. 25 mg
Bananen	ca. 11 mg	Johannisbeeren, rot	ca. 36 mg
Apfelsinen	ca. 50 mg	Johannisbeeren, schwarz	ca. 189 mg
Mandarinen	ca. 30 mg	Heidelbeeren	ca. 20 mg
Grapefruit	ca. 40 mg	Honigmelone	ca. 25 mg
Aprikosen	ca. 10 mg	Mango	ca. 30 mg
Erdbeeren	ca. 60 mg	Weintrauben	ca. 5 mg

Tab. 24   Gehalte an Kalium und Natrium in zu Obstkuren geeignetem Obst (mg/100 g)

Obst	Kalium	Natrium
Äpfel	ca. 127 mg	ca. 2 mg
Bananen	ca. 382 mg	ca. 1 mg
Apfelsinen	ca. 189 mg	ca. 1 mg
Mandarinen	ca. 158 mg	ca. 2 mg
Grapefruit	ca. 158 mg	ca. 2 mg
Aprikosen	ca. 280 mg	ca. 2 mg
Erdbeeren	ca. 156 mg	ca. 2 mg
Himbeeren	ca. 168 mg	ca. 1 mg
Heidelbeeren	ca. 73 mg	ca. 1 mg
Johannisbeeren, rot	ca. 238 mg	ca. 1 mg
Johannisbeeren, schwarz	ca. 340 mg	ca. 3 mg
Honigmelone	ca. 220 mg	ca. 20 mg
Mango	ca. 190 mg	ca. 7 mg
Weintrauben	ca. 183 mg	ca. 3 mg

Tabellen

Tab. 25   Nährwert-Analyse der Kartoffel

Analyse Kartoffel pro 100 g	
Stärke-Kohlenhydrat	ca. 15 g
Eiweiß	ca. 2 g
Fett	ca. 0 g
Natrium	ca. 0 mg
Kalium	ca. 500 mg
Kalzium	ca. 15 mg
Magnesium	ca. 25 mg
Eisen	ca. 1 mg
Vitamin C	ca. 20 mg
Vitamin B_1	ca. 0,1 mg
Kalorien	ca. 70

Tab. 26   Ernährungstherapeutische Maßnahmen und ihre wesentlichen Ziele bei Nierenversagen (nach *Kluthe* u. *Quirin*)

Maßnahmen	Ziele
Dosierte Flüssigkeitszufuhr	Optimale Hydratation
Dosierte Natriumzufuhr	Prophylaxe oder Therapie von Ödemen, Kompensation evtl. Natriumverluste
Dosierte Kaliumzufuhr	Prophylaxe oder Therapie von Hyperkaliämie
Energiezufuhr mindestens 30 kcal = 126 kJ/kg Körpergewicht	Verhinderung von Eiweißabbau bei reduzierter Eiweißzufuhr
Reduzierte Eiweißzufuhr	Verminderung des Anfalles von Metaboliten des Eiweißstoffwechsels
Verstärkte Eiweißzufuhr	Kompensation eventueller Eiweißverluste durch Proteinurie

Tab. 27   Physiologische Brennwerte energieliefernder Nahrungsinhaltsstoffe

Nahrungsinhaltsstoff	Brennwert in	
	kcal/g	kJ/g
● *nach Wirths:*		
Monosaccharide	3,7	16
Stärke	4,2	18
Fett	9,3	39
● *nach Atwater general factors:*		
Kohlenhydrate	4	16
Fett	9	36
Eiweiß	4	16
● *nach Wirths:*		
Milchsäure	3,6	15
Zitronensäure	2,5	10
Apfelsäure	3,0	13
Alkohol	7,0	29

Tab. 28   Cholesteringehalte in Nahrungsmitteln (mg/pro 100 g)

Fleisch/Wild/Geflügel/Innereien/Wurst		Speisequark mager	ca. 4
		Speisequark 20% F. i. Tr.	ca. 80
Wild	100	Speisequark 40% F. i. Tr.	ca. 180
Huhn	70-80	Käse (je nach Fettgehalt)	70-100
Ente	ca. 75	Doppelrahmfrischkäse	ca. 100
Gans	ca. 75	Eiscreme	ca. 40
Truthahn	60-75	Fruchteis	ca. 6
Kalbshirn	ca. 2000		
Kalbsleber	360-420	*Eier*	
Kalbsherz	ca. 1400		
Nieren	ca. 365	1 Ei (ca. 60 g)	ca. 290
Wurst	70-100	Hühnereigelb	ca. 1900
		Eiklar	0
Fisch			
		Fett	
Aal	ca. 140		
Austern	ca. 50	Butter	ca. 240
Hummer	ca. 180	Butterschmalz	ca. 340
Garnelen	ca. 140	Schweineschmalz	ca. 85
Kaviar	ca. 300	Speck	ca. 100
Ölsardinen	ca. 140	Mayonnaise 80% F.	ca. 70
		Mayonnaise 50% F.	ca. 30
Milch und Molkereiprodukte		Pflanzliche Fette	0
Trinkmilch 3,5% F.	ca. 12	*Teigwaren*	
Trinkmilch 1,5% F.	ca. 5		
Buttermilch	ca. 4	Biskuit	ca. 200
Sahne 30% F.	ca. 100	Eierteigwaren	ca. 90

Tab. 29   Mittelwerte des Tagesbedarfes an essentiellen Aminosäuren in mg für den Erwachsenen

Aminosäure	Bedarf nach *Rose*	Bedarf nach *Hegsted*
Isoleucin	700 mg	550 mg
Leucin	1100 mg	727 mg
Lysin	800 mg	544 mg
Methionin (ohne Cystin)	1100 mg	700 mg
Phenylalanin (ohne Tyrosin)	1100 mg	–
Phenylalanin (in Gegenwart von Tyrosin)	–	258 mg
Threonin	500 mg	375 mg
Tryptophan	250 mg	168 mg
Valin	800 mg	375 mg

Tabellen

Tab. 30 Richtwerte für die Energiezufuhr

Alter	m	kcal/Tag	w	m	MJ/Tag	w
Säuglinge						
0 bis unter 4 Monate		550			2,3	
4 bis unter 12 Monate		800			3,3	
Kinder						
1 bis unter 4 Jahre		1300			5,4	
4 bis unter 7 Jahre		1800			7,5	
7 bis unter 10 Jahre		2000			8,4	
10 bis unter 13 Jahre	2250		2150	9,4		9,0
13 bis unter 15 Jahre	2500		2300	10,5		9,6
Jugendliche und Erwachsene						
15 bis unter 19 Jahre	3000		2400	12,5		10,0
19 bis unter 25 Jahre	2600		2200	11,0		9,0
25 bis unter 51 Jahre	2400		2000	10,0		8,5
51 bis unter 65 Jahre	2200		1800	9,0		7,5
65 Jahre und älter	1900		1700	8,0		7,0
Schwangere						
ab 4. Monat			+300			+1,2
Stillende		bis	+650		bis	+2,7

Tab. 31 Kalkulation des Energiebedarfs mit Energiemultiplikatoren bezogen auf kg Normalgewicht (24 Stunden) oder nach Grundumsatz + Leistungszuschlag in Prozent (%) des Grundumsatzes

	Energiemultiplikatoren pro kg Normalgewicht	Grundumsatz (GU) + Leistungszuschlag
in Ruhe	24	GU + 0%
bei mäßiger körperlicher Bewegung	26–29	GU + 10–20%
bei leichter körperlicher Tätigkeit	31	GU + 30%
bei mittelschwerer körperlicher Tätigkeit	36	GU + 50%
bei schwerer körperlicher Tätigkeit	40–48	GU + 70–100%

127

Tab. 32 Fettsäuren-Sättigungsgrad-Kettenlänge-Doppelbindungen

Fettsäuren	Sättigungsgrad	Kettenlänge	Doppelbindungen
Buttersäure	gesättigt	4 C-Atome	0
Capronsäure	gesättigt	6 C-Atome	0
Caprylsäure	gesättigt	8 C-Atome	0
Caprinsäure	gesättigt	10 C-Atome	0
Laurinsäure	gesättigt	12 C-Atome	0
Myristinsäure	gesättigt	14 C-Atome	0
Palmitinsäure	gesättigt	16 C-Atome	0
Stearinsäure	gesättigt	18 C-Atome	0
Arachinsäure	gesättigt	20 C-Atome	0
Ölsäure	ungesättigt	18 C-Atome	1
Linolsäure	hochungesättigt	18 C-Atome	2
alpha-Linolensäure	hochungesättigt	18 C-Atome	3
gamma-Linolensäure	hochungesättigt	18 C-Atome	3
Arachidonsäure	hochungesättigt	20 C-Atome	4
Eicosapentaensäure	hochungesättigt	20 C-Atome	5

Tabellen

Tab. 33 Werte zur Beurteilung des Glukose-Toleranztests im Überblick

	nüchtern	nach 1 St.	nach 2 Std.
Normale Glukosetoleranz	< 5,5 mmol/l (< 100)[2]	< 11,1 mmol/l (< 200)	< 7,8 mmol/l (< 140)
Pathologische Glukosetoleranz	< 6,7 mmol/l (< 120)	> 11,1 mmol/l (> 200)	7,8–11,1 mmol/l (140–200)
Diabetes mellitus	> 6,7 mmol/l (> 120)	> 11,1 mmol/l (> 200)	> 11,1 mmol/l (> 200)

Tab. 34a   Biologische Wertigkeit der Proteine in eiweißhaltigen Lebensmitteln (Wertigkeitsziffern)

Lactalbumin (in Molke)	104	Roggenmehl	
Vollei	100	(82% Ausmahlung)	76–83
Kartoffeln	100–98	Kasein	72
Rindfleisch	92	Bohnen	72
Thunfisch	92	Mais	71–72
Kuhmilch	88	Weizenmehl	
Käse	83–85	(83% Ausmahlung)	56–59
Soja	84–86	Trockenhefe	48
Reis	81	Gelatine	0

b   Bilanzminima bzw. Minimalbedarfsmengen einzelner Proteine (mg/kg Körpergewicht)
(nach *Kofrányj* u. *Jekat*)

Protein	Minimalbedarf in mg/kg Körpergewicht	Wertigkeits- ziffer
Vollei	500 mg	100
Kartoffeln	512 mg	98
Rindfleisch	547 mg	91
Milch	568 mg	88
Fisch	575 mg	87
Soja	581 mg	86
Käse	597 mg	84
Reis	620 mg	81

c   Bilanzminima bzw. Minimalbedarfsmengen von Proteinkombinationen (mg/kg Körpergewicht)
(nach *Kofrányj* u. *Jekat*)

Proteingemisch	Prozentuale Anteile	Minimalbedarf in mg/kg Körpergewicht	Wertigkeits- ziffer
Vollei + Kartoffeln	36% + 64%	369 mg	136
Vollei + Soja	60% + 40%	405 mg	123
Vollei + Milch	71% + 29%	409 mg	122
Milch + Weizen	76% + 24%	455 mg	110
Vollei + Reis	60% + 40%	471 mg	106
Bohnen + Mais	51% + 49%	501 mg	100

d   Eiweißbedarf in verschiedenen Altersgruppen

Säugling	3,0 g pro kg/Tag	Erwachsene	0,8 g pro kg/Tag
Kleinkind	2,0 g pro kg/Tag	Schwangere	1,5 g pro kg/Tag
Schüler	1,8 g pro kg/Tag	Stillende	zusätzlich 20 g
Jugendliche	1,5–1,2 g pro kg/Tag		nach Stilleistung

Tab. 35 a Wünschenswerte Höhe der Eiweißzufuhr für die *männliche Bevölkerung* (nach Recommended Dietary Allowancies, USA)

Alter	Eiweiß-zufuhr g/Tag
11–14 Jahre	44 g
15–18 Jahre	54 g
23–50 Jahre	56 g
über 51 Jahre	56 g

b Wünschenswerte Höhe der Eiweißzufuhr für die *weibliche Bevölkerung* (nach Recommended Dietary Allowancies, USA)

Alter	Eiweiß-zufuhr g/Tag
11–14 Jahre	44 g
15–18 Jahre	48 g
23–50 Jahre	46 g
über 51 Jahre	46 g
Schwangere	+ 30 g Zulage/Tag
Stillende	+ 20 g Zulage/Tag

c Deckung des täglichen Proteinbedarfs (nach DGE)

Altersklasse	Alter	Eiweiß in g/kg Körpergewicht männl.	weibl.
Kinder	1–3 Jahre	2,2	
	4–6 Jahre	2,0	
	7–9 Jahre	1,8	
	10–14 Jahre	1,5	1,4
Jugendliche	15–18 Jahre	1,2	1,0
Erwachsene		0,8	
Schwangere (ab 6. Monat)			1,5

d Empfehlungen für die tägliche Proteinzufuhr

0,8 g/kg Körpersollgewicht	Wünschenswerte Zufuhr lt. DGE mit Sicherheitszuschlag.
0,6g/kg Körpersollgewicht	Reichen aus, um einer gemischten Kost die erforderlichen Mengen an essentiellen Aminosäuren zuzuführen (ohne Sicherheitszuschlag).
0,4 g/kg Körpersollgewicht	Decken das Proteinbilanzminimum, wenn eine AS-Verteilung nach dem Kartoffel-Ei-Muster vorliegt.

Tabellen

Tab. 36 Gehalte an L(+)- bzw. D(-)Milchsäure in milchsäurehaltigen Lebensmitteln

Lebensmittel	Gesamt-Milch-säure g/100 g	L(+)Milchsäure % der Gesamt-Milchsäure	D(−)Milchsäure % der Gesamt-Milchsäure
Joghurt	0,6–1,1	ca. 60%	ca. 40%
Speisequark	0,6–0,8	ca. 95%	ca. 5%
Buttermilch	ca. 0,9	ca. 90%	ca. 10%
Sanoghurt	1,05	ca. 98%	ca. 2%
Diät-Kurmolke Heirler	0,85	ca. 90%	ca. 10%
Frischkost-L(+)-Sauerkraut Eden	0,9	ca. 75%	ca. 25%
Trinkmolke Heirler	0,9	96%	4%

A

Adipositas (Fettsucht) → siehe Körpergewicht

Aflatoxine › siehe Schadstoffe, naturgegebene

Ahornsirup → siehe Süßmittel, alternative

Alkohol
Äthylalkohol konzentrierter, reiner Energieträger, direkt resorbierbar. 1 g Alkohol = ca. 7 kcal bzw. 30 kJ.
Alkoholgehalte → vgl. **Tab. 18** S. 122 (Volumenprozente)
Rasche energetische Verwertung, bei Aufnahme im Rahmen hyperkalorischer Ernährung Depotfettbildung.
Regelmäßig aufgenommene größere Alkoholmengen toxisch, häufigste Folgen chronisch-atrophische Gastritis, Fettleber, Leberzirrhose, Enzephalopathie.
▷ *Kritische Mengen* bei langfristig regelmäßiger Aufnahme: Frauen 25 g/Tag, Männer 60 g/Tag.
Angabe Alkoholgehalt alkoholischer Getränke in Volumenprozenten (Raumteile Alkohol in 100 Raumeinheiten des Getränkes).

Pilsener Bier	3,0%
Dortmunder Bier	4,2%
Exportbier	4,3%
Weißwein	6–8%
Rotwein	7–9%
Schaumwein	8–12%
Südweine	12–16%
Kornbranntwein	38–40%
Whisky	30–60%
Cognac	50–60%
Rum	60–90%

Aminosäuren → siehe Eiweiß – Proteine

essentielle → siehe Eiweiß – Proteine

nicht essentielle → siehe Eiweiß – Proteine

semiessentielle → siehe Eiweiß – Proteine

Arbeitsschweregrade und berufliche Tätigkeiten
→ siehe Energiestoffwechsel

Ascorbinsäure (Vitamin C) → siehe Vitamine

Aspartam → siehe Süßstoffe

B

Ballaststoffe *(Zellulose, Hemizellulosen, Pektine, Pentosane)*
Substrate tierischen oder pflanzlichen Ursprungs, die Verdauungsenzyme nicht abbauen. Zellulose und Hemizellulosen bilden in Pflanzen Gerüstsubstanzen. Aus einer Vielzahl von Glukosemolekülen ist Zellulose zusammengesetzt. Neben Zellulosen und Hemizellulosen gibt es viele andere Ballaststoffe, die jeweils unterschiedlich aufgebaut sind und unterschiedliche Eigenschaften haben.
▷ *Vorkommen:* in Getreidekörnern, Vollgetreideschrot, Vollgetreideflocken, Vollkornmehlen, Vollkornbrot, Knäckebrot, Hülsenfrüchten, Gemüse, Früchten, Nüssen, Samen. Spezielle Ballaststoffträger Weizenkleie, Leinsaat, Haferkleie.
▷ *Wirkungen:* Anregung Speichelsekretion, Aufquellen in Magen und Darm, Vergrößerung Darmfüllung, Anregung Tätigkeit Darmmuskulatur (Peristaltik), Anregung Tätigkeit Verdauungsdrüsen, Schadstoffbindung, Verkürzung Darmpassagezeit, Vergrößerung Stuhlvolumen, größere Sättigungswirkung, Verringerung Energiedichte. Können teilweise im Darm zu niedermolekularen kurzkettigen Fettsäuren (Buttersäure, Essigsäure, Propionsäure) fermentativ durch Darmbakterien abgebaut, resorbiert und im Stoffwechsel energetisch genutzt werden.
→ siehe auch Nahrungsinhaltsstoffe

Ballaststoffträger, naturgegebene
Mit besonders hohem Gehalt an quellfähigen und verträglichen Ballaststoffen: Leinsamen, Weizenkleie, Haferkleie.

Bauchspeicheldrüse

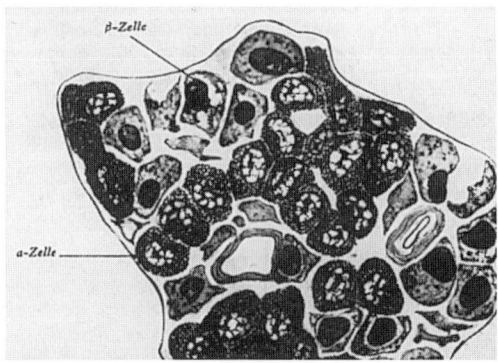

B-Zellen in der Bauchspeicheldrüse

Lexikon | **A**

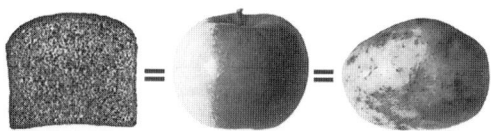

1 Scheibe Vollkornbrot 25 Gramm oder 1 Apfel 100 g oder 1 Kartoffel 60 g entsprechen 1 Broteinheit (BE) = 12 g Kohlenhydrate

BE-Austausch, -Einheiten

Beerenobst → siehe Obst

Billroth

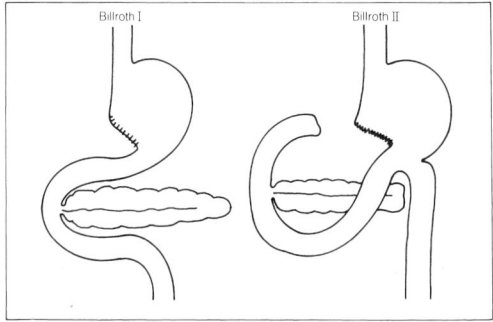

Verhältnisse nach Magenresektion *Billroth I* und *Billroth II*

Biologischer Landbau

Aufgabenstellung:
- Verzicht auf Maximalerträge
- Verzicht auf Einsatz rasch verfügbarer Stickstoffdünger
- Verzicht auf chemischen Pflanzenschutz
- Beschränkung des Einsatzes von Tierarzneimitteln
- Mindestens 80% Futtermittel aus biologischem Landbau
- EG-Verordnung Nr. 2092/91 vom 24. 6. 1991 bestimmt einheitlichen Mindeststandard und Kennzeichnung
- Erzeugergruppen:
ANOG Arbeitsgemeinschaft für naturnahen Obst- und Gemüseanbau e.V.
Bioland (organisch biologischer Landbau)
Naturland
Demeter (biologisch-dynamische Wirtschaftsweise)

Biologische Proteinwertigkeit → siehe Eiweiß – Proteine

Biologische Wertigkeit Proteinkombinationen → vgl. **Tab. 34a** S. 128 → siehe Eiweiß – Proteine

Biotin (Vitamin H) → siehe Vitamine

Blausäure → siehe Schadstoffe, naturgegebene

Blutdruckgrenzwerte

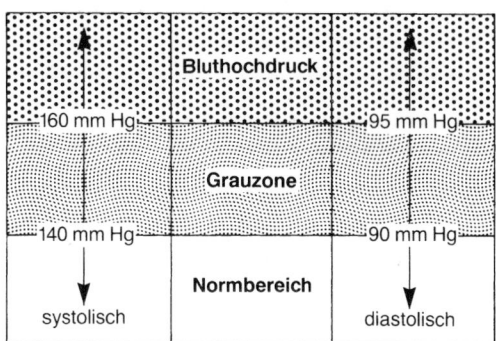

Blutdruckgrenzwerte nach Angaben der WHO

BMI-Gewicht
→ vgl. **Tab. 8** BMI-Gewichtstabelle, S. 107
Body-Mass-Index: BMI = Körpergewichtsindex

Brennwert
▷ *Physikalischer: außerhalb des Organismus bei Oxidation energieliefernder Nahrungsinhaltsstoffe freiwerdende Energie.*
▷ *Physiologischer* → vgl. **Tab. 27** S. 124: im Organismus bei Abbau und Umsatz energieliefernder Nahrungsinhaltsstoffe freiwerdende Energie.

Brotaufstriche, fruchtige

Spezialität des Reformhauses, hergestellt mit hohem Fruchtanteil, Verwendung alternativer Süßungsmittel, Verzicht auf Industriezucker, mit geringem Gesamtzuckergehalt, mit geringerem Kaloriengehalt, zum Teil Früchte aus kontrolliertem ökologischem Landbau.

Broteinheit (BE) → siehe Ballaststoffe, Ballaststoffträger

Buttermilch → siehe Sauermilcherzeugnisse

 C

Cobalamin (Vitamin B$_{12}$) → siehe Vitamine

Cholesterin → vgl. **Tab. 28** Cholesteringehalte in Nahrungsmitteln, S. 125
Fettähnliche Substanz (Lipoid), die in tierischen Organismen gemeinsam mit Fett vorkommt. Bestandteil von Zellmembranen, Grundbaustein

zum Aufbau von Gallensäuren, Hormonen (Steroidhormone) und Vitamin D$_3$.

Im Organismus endogene Synthese (vorwiegend in Darmwand und Leber) zwischen 400 und 1200 mg/Tag (vermehrt bei erhöhter Aufnahme von Kalorien, Gesamtfett und gesättigten Fettsäuren). Exogene Aufnahme aus Nahrung zwischen 0 (bei vegetarischer Ernährung) bis über 1000 mg/Tag (bei gemischter Ernährung mit tierischen Produkten).

Ausscheidung über Darm (Cholesterin und aus Cholesterin gebildete Gallensäuren in Galle), Ausscheidung über Harn (aus Cholesterin gebildete Steroidhormone), Ausscheidung über Haut.

Cholesterin ist in fettreichen tierischen Lebensmitteln enthalten (tierisches Fett, Fleisch, Wurst, Käse, Eigelb). Mit der Nahrung werden 300 bis 800 mg Cholesterin aufgenommen. Bei erhöhter Zufuhr wird die Aufnahme reduziert.

Im Blut befindet sich Cholesterin als Baustein von Lipoproteinen (→ siehe Lipoproteine). HDL-Cholesterin in HDL-Lipoprotein, LDL-Cholesterin in LDL-Lipoprotein. Höhere Mengen an LDL-Cholesterin Atherosklerose-Risikofaktor.

Cholesterin: lebenswichtige Substanz, die der Organismus selbst herstellen kann. Normale Cholesteringehalte des Blutes zwischen 160 und 230 mg%. Erhöhte Cholesteringehalte des Blutes (insbesondere mit erhöhten Anteilen an LDL-Cholesterin) begünstigen atherosklerotische Gefäßerkrankungen. Faktoren der Ernährung, die erhöhte Cholesteringehalte des Blutes fördern: übermäßige Aufnahme von Kalorien, gesättigte Fettsäuren und Cholesterin.

Chlorid → siehe Mineralstoffe

Cyclamat → siehe Süßstoffe

Dattelmark → siehe Süßmittel, alternative

Dichte essentieller Nahrungsinhaltsstoffe → siehe Nahrungsinhaltsstoffe

Diabeteseinstellung
Kriterien einer guten Diabeteseinstellung → vgl. **Tab. 10** S. 108

Diätmargarine
▷ becel: Fettrohstoff total gehärtetes und anschließend umgeestertes Sonnenblumenöl, ohne nicht raffinierte, naturbelassene Pflanzenöle, frei von
▷ Trans-Fettsäuren. Fettsäurenspektrum: ca. 15% gesättigte Fettsäuren, ca. 55% hoch ungesättigte Fettsäuren, p/s-Quotient 3,6.
▷ Vitazell: Fettrohstoff Palmöl und Distelöl, nicht gehärtet und nicht umgeestert. Fettsäurenspektrum: ca. 20% gesättigte Fettsäuren, ca. 50% mehrfach ungesättigte Fettsäuren, p/s-Quotient 3,0, frei von Trans-Fettsäuren.

Dickmilch → siehe Sauermilcherzeugnisse

Diglyzeride → siehe Fett

Disaccharide → siehe Kohlenhydrate

Distel- oder Safloröl → siehe Pflanzenöle

D-Vitamine (Calciferol, Cholecalciferol D$_3$, Ergocalciferol D$_2$) → siehe Vitamine

Eicosanoide → siehe Fett

Eierteigwaren → siehe Teigwaren – Nudeln

Eisen → siehe Spurenelemente

Eiweiß – Proteine
▷ *Aminosäuren:* kleinste Bausteine von Proteinen (Eiweißstoffen). Aus Kohlenstoff C, Wasserstoff (H), Sauerstoff (O) und Stickstoff (N) aufgebaut, in einigen Aminosäuren Schwefel (S) und Phosphor (P). Kohlenstoffketten mit Aminogruppen (NH$_2$) und Säuregruppen (COOH).
Eiweißstoffe (Proteine) der Nahrung sind aus 20–22 essentiellen und nicht essentiellen Aminosäuren zusammengesetzt.
▷ *Essentielle* → vgl. **Tab. 29** S. 125: im menschlichen Organismus nicht zu bildende zufuhrpflichtige Aminosäuren: Isoleucin, Leucin, Lysin, Methionin, Phenylalanin, Threonin, Tryptophan, Valin.
▷ *Nicht essentielle:* im menschlichen Organismus aus Glukose, Fettsäuren oder Reutilisation von Aminosäuren synthetisierbare Aminosäuren.
▷ *Semiessentielle:* bei bestimmten Stoffwechselstörungen nicht ausreichend endogen zu bildende Aminosäuren (Histidin, Arginin).
▷ *Tripeptide:* Eiweißstoffe aus drei miteinander verbundenen Aminosäuren (COOH-Säuregruppen und NH$_2$-Aminogruppen durch Peptidbindung verbunden), Zwischenprodukte des Auf- und Abbaus von Proteinen.
▷ *Oligopeptide:* Eiweißstoffe aus Molekülen von bis zu 10 miteinander verbundenen Aminosäuren

(COOH-Säuregruppen und NH$_2$-Aminogruppen durch Peptidbindung verbunden), Zwischenprodukt des Auf- und Abbaus von Proteinen.

▷ *Polypeptide:* Eiweißstoffe aus Molekülen von bis zu 100 miteinander verbundenen Aminosäuren (COOH-Säuregruppen und NH$_2$-Aminogruppen durch Peptidbindung verbunden), Zwischenprodukte des Auf- und Abbaus von Proteinen.

▷ *Proteine:* Eiweißstoffe aus Molekülen von mehr als 100 miteinander zu Ketten verbundenen Aminosäuren (durch Peptidbindung verknüpft). Komplexverbindungen mit hohen Molekulargewichten.

Vielfältige Kombinationsmöglichkeiten von 20–22 Aminosäuren zum Aufbau der Proteinmoleküle. Jeweils unterschiedliche Reihenfolge, in der Aminosäuren miteinander verknüpft sind. Zahlreiche Proteine in jeweils verschiedener Zusammensetzung möglich. Primärstruktur der Proteine = Reihenfolge Aminosäuren in Proteinmolekülen. Sekundäre Struktur = Aufrollung, Fältelung und Knäuelbildung der Aminosäureketten in Proteinmolekülen. Proteine Bausubstrat von Zellen und körpereigenen Wirkstoffen (Enzyme, Hormone, Antikörper). Nur bei Überschußzufuhr Energiesubstrat. Vorkommen in pflanzlichen und tierischen Lebensmitteln: Milch, Quark, Käse, Ei, Fleisch, Fisch, Vegetabilien (Soja, Hülsenfrüchte, Nüsse, Samen, Kartoffeln, Gemüse).

▷ *Proteide (zusammengesetzte Eiweißstoffe):* mit anderen Substraten zusammengesetzte Proteine, z. B. Nukleoproteide (Protein- und Nukleinsäuren), Glykoproteide (Protein und Kohlenhydrate, z. B. Glukose, Galaktose, Mannose, Oligosaccharide), Phosphorproteide (Protein und Phosphorsäure), Chromoproteide (z. B. Protein und chromophore prosthetische Gruppen), Lipoproteide (Proteine und Lipide).

▷ *Biologische Proteinwertigkeit* → vgl. **Tab. 18** S. 112: biologische Wertigkeit einzelner Proteine bestimmt durch Aminosäuren-Verteilungsmuster. Nahrungsproteine mit optimaler Mischung essentieller und nicht essentieller Aminosäuren (menschlichem Eiweiß in Aminosäurenzusammensetzung ähnlich) besonders hochwertig. Je geringer Minimalbedarf einzelner Proteine (mg/kg Körpergewicht) um so höher biologische Eiweißwertigkeit. Minimalbedarf bzw. Bilanzminima und biologische Eiweißwertigkeit reziproke Werte.

▷ *Biologische Wertigkeit Proteinkombinationen* → vgl. **Tab. 18** S. 112: Proteinkombinationen steigern biologische Eiweißwertigkeit durch Ergänzungen der Aminosäuren-Verteilungsmuster (geringere Minimalbedarfsmengen = höhere Wertigkeitsziffer → siehe Kerneiweißstoffe.

▷ *Eiweißhaushalt:* Gleichgewicht im Stickstoff (N) und Eiweißhaushalt, von Menge und Qualität aufgenommener Proteine abhängig.

Bei hoher biologischer Eiweißwertigkeit selektiert aufgenommener Proteine mit kleinen Mengen (20–30 g/Tag) einzustellen.

Zur Bedarfsdeckung nicht nur Eiweißmenge ausschlaggebend, auch Eiweißqualität (ausgedrückt in biologischer Wertigkeit der Proteine). Geringerer Mengenbedarf bei kombinierter Aufnahme von Proteinen hoher biologischer Eiweißwertigkeit.

Bei Selektion und Kombination sich besonders gut ergänzender Proteine (z. B. Kartoffelprotein und Volleiprotein) extrem niedrige Eiweißzufuhr möglich (z. B. im Rahmen extrem eiweißarmer Diät bei chronischer Niereninsuffizienz).

▷ *Eiweiß-Denaturation:* Veränderung Sekundär- bis Quartärstruktur von Proteinmolekülen durch Hitze, Alkohol, Säuren oder Schwermetalle, bei Magenpassage durch Salzsäure. Denaturiertes Eiweiß leichter verdaulich als natives Eiweiß.

Beeinträchtigung biologischer Eiwertigkeit durch Denaturation nur, wenn Aminosäuremuster durch Zerstörung einzelner Aminosäuren verändert (z. B. in Sterilmilch) werden.

Eiweiß-Denaturation → siehe Eiweiß – Proteine

Eiweißgehalte in Lebens- und Nahrungsmitteln → vgl. **Tab. 4** S. 105

Eiweißhaushalt → siehe Eiweiß – Proteine

Energiemaßeinheiten → siehe Energiestoffwechsel

Energiestoffwechsel

Gesamtenergiebedarf: Grundenergiebedarf (Grundumsatz) + Leistungsenergiebedarf (Leistungsumsatz).

▷ *Energiemaßeinheiten:* Kilokalorie = kcal, Kilojoule = kJ. 1 kcal = 4,184 kJ. Zur Umrechnung auf kJ kcal-Werte mit 4,2 multiplizieren.

▷ *Grundenergiebedarf (Grundumsatz)* → vgl. **Tab. 30** Richtwerte für die Energiezufuhr, S. 126: Energiebedarf für lebensnotwendige Grundleistungen pro 24 Stunden ohne körperliche Betätigung.

Grundenergiebedarf pro kg Körpergewicht und Stunde 1 kcal bzw. 4,2 kJ.

Grundenergiebedarf/Tag bei 70 kg Körpergewicht

= 70 x 24 = 1680 kcal bzw. 7056 kJ (abzüglich 10% bei Frauen). Grundenergiebedarf abhängig von Alter, Geschlecht, Körperoberfläche, Körpertemperatur, Klima. Mit zunehmendem Alter ist der Grundenergiebedarf verringert, bei Frauen aufgrund unterschiedlicher Anteile von Fett und Muskelgewebe geringer als bei Männern.

Klinische Grundumsatzbestimmung durch Messung Sauerstoffaufnahme und Kohlendioxidabgabe, 12 Stunden nach letzter Nahrungsaufnahme bei 18–20 °C Umgebungstemperatur und völliger körperlicher Ruhe.

▷ *Leistungsenergiebedarf* *(Leistungsumsatz):* Energiebedarf für zusätzliche Leistungen über den Grundumsatz hinaus (Verdauungstätigkeit, Muskeltätigkeit).

▷ *Arbeitsschweregrade und berufliche Tätigkeiten* Leichte Arbeit: leichte Hausarbeit, Arbeit am Schreibtisch, leichte Arbeit im Büro, leichte Verkaufstätigkeit, leichte handwerkliche Tätigkeit, feinmechanische Arbeit, Arbeit in Laboratorien, Autofahren, Arbeit an Kassen, Fließbändern oder Schaltpulten.

Mittelschwere Arbeit: Hausarbeit, Verkaufstätigkeit und handwerkliche Arbeit mit größerer körperlicher Aktivität.

Schwere körperliche Arbeit: schwere handwerkliche Arbeit, schwere Bauarbeit, schwere landwirtschaftliche Arbeit, schwere Hilfsarbeit.

Schwerste Arbeit: schwerste Arbeit in Landwirtschaft, Bergbau, Straßenbau, Stahlwerken, Steinbrüchen.

Durchschnittlicher Leistungsumsatz/Stunde bei verschiedenen Tätigkeiten

Tätigkeit	Männer	Frauen
Leichte Arbeit	unter 75 kcal	unter 60 kcal
Mittelschwere Arbeit	75–150 kcal	60–120 kcal
Schwere Arbeit	150–200 kcal	über 120 kcal
Schwerste Arbeit	über 200 kcal	–

Durchschnittlicher Leistungsumsatz/Stunde bei Freizeittätigkeiten

Ruhen, Sitzen, Lesen, Schreiben	20– 30 kcal	Skiwandern	200–300 kcal
Spazierengehen (langsam)	50– 70 kcal	Golfspielen	100–200 kcal
		Tennisspielen	300–400 kcal
Spazierengehen (rasch)	75–150 kcal	Ballspielen	300–400 kcal
		Schwimmen	300–400 kcal
Wandern	100–150 kcal	Leichte Gartenarbeit	100–150 kcal
Radfahren	200–300 kcal	Schwere Gartenarbeit	200–300 kcal

▷ *Leistungsumsatz* → vgl. **Tab. 31** S. 126: mittlerer Leistungsumsatz bei einem 70 kg schweren Mann ca. 100 kcal/Std. im Sitzen, 200 kcal/Std. bei leichter körperlicher Tätigkeit (z. B. Spazierengehen).

▷ *Spezifisch dynamische Nährstoffwirkung:* Grundumsatzsteigerung nach Nährstoffaufnahme. Nach Aufnahme Eiweiß ca. 16%, nach Aufnahme Kohlenhydrat ca. 6%, nach Aufnahme Fett ca. 3%, nach Aufnahme gemischter Nahrung aus Kohlenhydraten, Fett und Eiweiß ca. 6%.

▷ *Thermogenese*: Umwandlung überschüssig aufgenommener Nahrungsenergie in Wärme (statt Umwandlung in Speicherfett).

▷ Energiegehalt energieliefernder Nährstoffe
1 Gramm Kohlenhydrate = 4 kcal
1 Gramm Fett = 9 kcal
1 Gramm Eiweiß = 4 kcal
1 Gramm Alkohol = 7 kcal

Feinmehlherstellung → siehe Verfahren der Lebensmittelherstellung

Fett → vgl. **Tab. 18** S. 116
Neben Kohlenhydraten wichtigster Nährstoff des

Lexikon **F**

Energiestoffwechsels (1 Gramm Fett = 9 Kilokalorien).

Fettsäuren → vgl. **Tab. 2** S. 104: mit Wasserstoff- und Sauerstoffatomen verbundene Kohlenstoffketten verschiedener Länge (kurzkettige Fettsäuren C 2 – C 4, mittelkettige Fettsäuren C 6 – C 10, langkettige Fettsäuren C 12 – C 24).

▷ *Gesättigte* → vgl. **Tab. 2** S. 104: Fettsäuren ohne freie Wasserstoffplätze und Doppelbindungen in der Kohlenstoffkette.

▷ *Einfach ungesättigte (Monoensäuren):* Fettsäuren mit freien Wasserstoffplätzen und 1 Doppelbindung in der Kohlenstoffkette.

▷ *Hochungesättigte* → vgl. **Tab. 2** S. 104 *(mehrfach ungesättigte Fettsäuren, Polyensäuren* → vgl. **Tab. 18** S. 112)*: Fettsäuren mit freien Wasserstoffplätzen und 2 oder mehr Doppelbindungen in der Kohlenstoffkette. Gehalt an gesättigten und hochungesättigten Fettsäuren in Pflanzenölen und Pflanzenfetten.

▷ *Kurz- und mittelkettige:* 2–10 Kohlenstoffatome in der Kette, wasserlöslich, können direkt in das Blut aufgenommen werden → vgl. **Tab. 32** S. 127.

▷ *Schmelzbereich:* Kettenlänge der Fettsäuren und Anzahl der Doppelbindungen beeinflussen den Schmelzbereich der Fette, je kürzer die Fettsäuren und je höher die Zahl der Doppelbindungen, um so niedriger die Schmelzpunkte.

▷ *p/s-Quotient:* Parameter des Mengenverhältnisses von Polyensäuren (p) in Gramm zu gesättigten Fettsäuren (s) in Gramm. Einfach ungesättigte Fettsäuren im p/s-Quotient unberücksichtigt.

Aus Nährwert-Tabelle sind (→ vgl. **Tab. 18** Kleine Nährwert-Tabelle, S. 112) p/s-Quotienten fetthaltiger Lebens- und Nahrungsmittel zu entnehmen. p/s-Quotient bürgerlicher Kost mit 0,2 bis 0,5 ermittelt. In fettpräzisierter vollwertiger Grunddiät bei Hypercholesterinämie p/s-Quotient von 0,8 bis 1,0 erforderlich.

▷ *Monoglyzeride:* Glyzerin (3wertiger Alkohol), verestert mit 1 Fettsäure.

▷ *Diglyzeride:* Glyzerin (3wertiger Alkohol), verestert mit 2 Fettsäuren.

▷ *Triglyzeride:* Glyzerin (3wertiger Alkohol), verestert mit 3 Fettsäuren:

▷ *Einfache:* Triglyzeride mit gleichen Fettsäuren im Triglyzeridmolekül.

▷ *Gemischte:* Glyzeride mit verschiedenen Fettsäuren im Triglyzeridmolekül.

```
      H H H H H H
      | | | | | | |
    I-C-C-C-C-C-C-C-C-OH
      | | | | | | | ||
      H H H H H H H O
```

Mittelkettige Fettsäure = Caprylsäure mit 8 Kohlenstoffatomen in der Kohlenstoffkette

```
    H H H H H          H       H H H H H H
    | | | | |          |       | | | | | |
  H-C-C-C-C-C-C=C-C-C=C-C-C-C-C-C-C-C-OH
    | | | | | | | | | | | | | | | | | ||
    H H H H H H H H H H H H H H H H H O
```

Essentielle hochungesättigte α-Linolsäure (C 18:2 ω 6) = Fettsäure mit 18 Kohlenstoffatomen, 2 Doppelbindungen, erste Doppelbindung am 6. Kohlenstoffatom = omega 6-Fettsäure*)

```
    H H H H H        H        H       H H H H
    | | | | |        |        |       | | | |
  H-C-C-C-C-C=C-C-C=C-C-C=C-C-C-C-C-C-C-OH
    | | | | | | | | | | | | | | | | | ||
    H H H H H H H H H H H H H H H H H O
```

Hochungesättigte γ-Linolensäure (C 18:3 ω 6) mit 18 Kohlenstoffatomen, 2 Doppelbindungen und erster Doppelbindung am 6. Kohlenstoffatom = omega 6-Fettsäure*)

```
    H H H H H        H        H        H        H H H
    | | | | |        |        |        |        | | |
  H-C-C-C-C-C=C-C-C=C-C-C=C-C-C=C-C-C-C-OH
    | | | | | | | | | | | | | | | | | ||
    H H H H H H H H H H H H H H H H H O
```

Archaidonsäure = hochungesättigte Fettsäure (C 20:4 ω 6) mit 20 Kohlenstoffatomen, 4 Doppelbindungen und der 1. Doppelbindung am 6. Kohlenstoffatom (omega 6-Fettsäure)

```
    H H          H        H        H        H        H H H
    | |          |        |        |        |        | | |
  H-C-C-C=C-C-C=C-C-C=C-C-C=C-C-C=C-C-C-C-OH
    | | | | | | | | | | | | | | | | | ||
    H H H H H H H H H H H H H H H H H O
```

Eicosapentaensäure = hochungesättigte Fettsäure (C 20:5 ω 3) mit 20 Kohlenstoffatomen, 5 Doppelbindungen und erster Doppelbindung am 3. Kohlenstoffatom (omega 3-Fettsäure)

*) C = Kohlenstoffatom, H = Wasserstoffatom, O = Sauerstoffatom, = alpha, β = beta, γ = gamma, ω = omega

▷ *Mittelkettige (MCT):* Glyzeride mit mittelkettigen Fettsäuren (C6-C10) im Triglyzeridmolekül.
▷ Besondere Eigenschaften: Keine Aufschließung im Darm mit Hilfe von Gallensäuren oder fettspaltenden Enzymen (Lipasen) nötig, werden als intakte Triglyzeride von Darmschleimhautzel-

Fettmolekül aus Glyzerin und 3 Fettsäuren

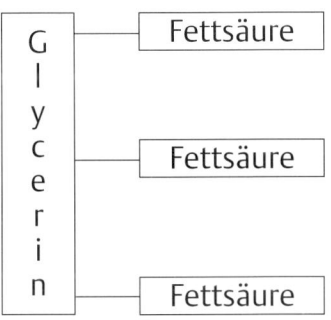

Mittelkettiges Triglyzerid (middle chain triglycerid) mit Caprylsäure (C 8) und Caprinsäure (C 10)

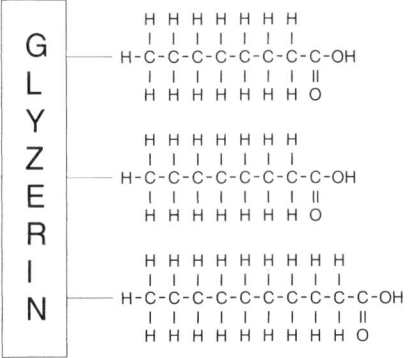

nolensäure aus Leinöl. Zugesetzt Vitamin A, Vitamin D$_3$, Vitamin E.

Weitere diätetische Lebensmittel mit mittelkettigen Triglyzeriden: mct-Basis-plus Diät-Putencreme, mct-Basis-plus Diät-Schmelzecken, mct-Basis-plus Diät-Schoko-Streichcreme.

Analyse mct-Basis-plus-Diätmargarine (pro 100 g Fettanteil)

83 % mittelkettige Triglyzeride
9 % α-Linolsäure
4,5 % α-Linolensäure
3,5 % sonstige Fettsäuren

800 µg Vitamin A
2,5 µg Vitamin D$_3$
22 mg Vitamin E
1 µg Vitamin B$_{12}$
30 µg Folsäure

Analyse mct-Basis-plus-Diätspeiseöl (pro 100 g Fettanteil)

77 % mittelkettige Triglyzeride
9 % α-Linolsäure
7 % α-Linolensäure
7 % sonstige Fettsäuren

800 µg Vitamin A
2,5 µg Vitamin D$_3$
25 mg Vitamin E

---

len (Enterozyten) resorbiert und ohne Umweg über Lymphgefäße direkt über Pfortaderkapillaren oder Pfortader zur Leber transportiert und dort verwertet.

Einsatz mct-Spezialfette bei Maldigestion (Verdauungsinsuffizienz), Malabsorption (unzureichende Resorption), exogener Hyperchylomikronämie (Hyperlipoproteinämie Typ 1).

▷ *Produkte*: mct-Basis-plus-Diätmargarine und mct-Basis-plus-Diätspeiseöl (angereichert mit essentiellen Fettsäuren).

▷ *mct-Basis-plus-Diätmargarine:* Rohstoff mittelkettige Triglyzeride aus Kokosfett mit Caprin- und Caprylsäure, angereichert mit essentieller alpha-Linolsäure aus Distelöl, essentieller alpha-Linolensäure aus Leinöl.

▷ *mct-Basis-plus-Diätspeiseöl:* Rohstoff mittelkettige Triglyzeride aus Kokosfett mit Caprin- und Caprylsäure. Angereichert mit essentieller alpha-Linolsäure aus Distelöl und essentieller alpha-Li-

▷ *Lipoproteine:* aus Proteinen (Eiweiß), Triglyzeriden (Fett), Cholesterin und Phosphatiden zusammengesetzte Fett-Eiweiß-Komplexe. Lipoproteinkomplexe: Chylomikronen, VLDL, LDL, HDL.

▷ *Essentielle Fettsäuren:* im menschlichen Organismus nicht zu synthetisierende und zufuhrpflichtige Fettsäuren. Erforderlich für normales Wachstum und wichtige Funktionen. In diesem Sinne essentiell: Linolsäure (18:2 ω 6) und alpha-Linolensäure (18:3 ω 3).

▷ Funktionen: Bestandteile von Zellmembranen, Einfluß auf Transportvorgänge durch Membranen, Einfluß auf Aktivität membrangebundener Enzyme, Vorstufen zahlreicher kurzlebiger, hochaktiver Wirkstoffe (Prostaglandine, Immunglobuline) mit Einfluß auf entzündliche und immunologische Vorgänge, glatte Muskulatur (Erweiterung oder Kontraktion von Blutgefäßen), gastrointestinale Funktionen, Verhalten von Blut-

Lexikon F

alpha-Linolensäure und Metaboliten

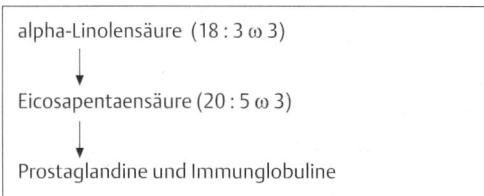

alpha-Linolsäure und Metaboliten

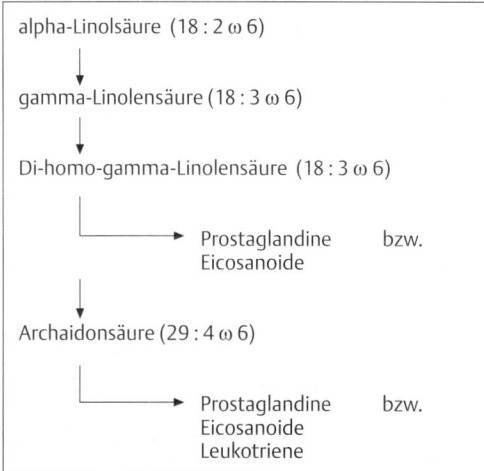

plättchen (Thrombozyten) in Beziehung zur arteriellen Gefäßwand.

Essentielle Linolsäure (18:2 ω 6) vorzüglich in pflanzlichen Ölen und Fetten = klassische Linolsäure, nach Desaturation (Einbau weiterer Doppelbindungen) und Elongation (Verlängerung Kettenlänge) Arachidonsäure 20:4 ω 6.

Essentielle alpha-Linolensäure (18:3 ω 3) vorzüglich in Leinöl und Fischölen = Vorstufe der 5fach ungesättigten Eicosapentaensäure (20:5 ω 3).

Gamma-Linolensäure (18:3 ω 6) in Nachtkerzen- und Borretschöl.

Arachidonsäure, Eicosapentaensäure und gamma-Linolensäure sind Ausgangsprodukte von Prostaglandinen, Leukotrienen und Immunglobulinen.

▷ Bedarf essentieller Fettsäuren: Von Zusammensetzung der Nahrung beeinflußt, steigt mit Zufuhr von Cholesterin und gesättigten Fettsäuren (evtl. durch Aufnahme von Trans-Fettsäuren aus partiell gehärteten Nahrungsfetten).

Untere Grenze notwendiger Aufnahme bei Erwachsenen ca. 3% der Gesamtkalorienzufuhr. Zusätzlicher Bedarf bei Frauen in Schwangerschaft und Stillzeit. Besonders empfindlich gegenüber Mangel Säuglinge und Kleinkinder (Muttermilch höhere Gehalte essentieller Fettsäuren als Kuhmilch).

Nationale und internationale Fachkommissionen zur Prävention gegenüber arteriosklerotischen Gefäßerkrankungen empfehlen wesentlich höhere Aufnahme essentieller Fettsäuren als zur Bedarfsdeckung erforderlich (kein Risiko, wenn polyensäurereiche Nahrung entsprechend hohe Mengen antioxidativ wirkender Tocopherole enthält).

▷ Prostaglandine: Aus essentiellen Fettsäuren und deren Metaboliten (Arachidonsäure, Eicosapentaensäure) hervorgehende, hochaktive, kurzlebige körpereigene Wirkstoffe. Bereits in niedrigen Konzentrationen wirksam: Steuerung Vielzahl physiologischer Prozesse, Regulation entzündlicher und immunologischer Abläufe (Entzündungsmediatoren), Beeinflussung Tonus glatte Muskulatur, Einfluß auf Kontraktion oder Erweiterung von Blutgefäßen, Regulation Blutdruck, Einfluß auf gastrointestinale, pulmonale, urogenitale Funktionen, Einfluß auf Thrombozyten (Blutplättchen), Atheroskleroseentwicklung (bestimmte Prostaglandine z. B. Prostazyklin antiatherogen wirksam). In allen Geweben des Säugetierorganismus aus Arachidonsäure oder Eicosapentaensäure durch Ringschluß synthetisierbar. Synthese abhängig von Aufnahme essentieller Fettsäuren (EFS-Zufuhr).

▷ Eicosanoide (als Eicosanoide gelten zusammengefaßt): Prostaglandine, Prostazykline, Thromboxane und Leukotriene. Es sind hormonähnliche Substanzen, die aus hochungesättigten Fettsäuren mit einer Kettenlänge von 20 C-Atomen gebildet werden (eicos = 20 = griechische Vokabel).

Eicosanoide bilden sich aus Di-homo-gamma-Linolensäure (C20:3 ω 6), Arachidonsäure (C20:4 ω 6) und Eicosapentaensäure (C20:5 ω 3).

▷ Leukotriene: werden aus essentiellen Fettsäuren gebildet und haben besondere Bedeutung als Entzündungsmediatoren. Locken entzündungsfördernde Zellen in entzündliche Gewebebereiche und bewirken vermehrte Gefäßdurchlässigkeit.

▷ Trans-Fettsäuren: Fettsäuren mit an Doppelbindungen nicht gleichseitig (Cis-Konfiguration) sondern gegenüberliegend (Trans-Konfiguration) angeordneten Wasserstoffatomen (auf physikalische Eigenschaften und Verhalten im Stoffwechsel von Einfluß). Erzeugung durch Mikroorganismen im Verdauungstrakt von Wiederkäuern, teilweise in Lebensmitteln (z. B. Milch, Butter, Käse). Von Bedeutung: Aufnahme von Trans-Fettsäuren aus industriell verarbeiteten partiell gehärteten Fetten (Margarine, Backfette, Bratfette). In partiell gehärteten (hydrierten) Nahrungsfetten bis zu 55% Trans-Fettsäuren-Gehalte möglich (abhängig von Konditionen, unter denen Hydrierung durchgeführt wird). Weitere Quellen für Aufnahme von Trans-Fettsäuren: mit gehärteten Fetten hergestellte Nahrungsmittel (z. B. Backwaren, Creme-Produkte, Puddingprodukte, Süßigkeiten). Fett von Kalb, Rind, Ochse, Kuh, Hammel, Schaf und Ziege bis zu 5% Trans-Fettsäuren-Gehalte. Schmalz meist weniger als 1%. In Butter, Milch, Käse ca. 5% (trans-9-Octadecensäure). Nahrungsfette ohne gehärtete Fettrohstoffe (z. B. Reformhaus-Margarine) sind frei von Trans-Fettsäuren. Alimentäre Aufnahme von Trans-Fettsäuren in westlichen Industriestaaten ca. 5–9 g/Tag und Person (überwiegend aus hydrierten Pflanzenfetten).

Aufgrund einiger Untersuchungsergebnisse Diskussion pathophysiologischer Wirkungen der Trans-Fettsäuren: eventuell Veränderungen im Aufbau von Zellmembranen, Veränderungen der Beschaffenheit von Zellmembranen, Erhöhung des Bedarfes essentieller Fettsäuren, Verstärkung eines Mangels essentieller Fettsäuren, Hemmung von Desaturasen (Enzyme, die zur Bildung von Prostaglandinen aus essentiellen Fettsäuren nötig sind).

Fettgehalte in fetthaltigen Lebensmitteln
→ vgl. **Tab. 3** S. 104

Fett-Mengenbedarf

Individueller Bedarf von Energieverbrauch abhängig. Bei leichter und mittelschwerer Arbeit 30% bis maximal 35% der Gesamtenergieaufnahme (bei 2500 kcal bzw. 10 500 kJ 60–80 g Gesamtfett/Tag. Höhere Fettanteile an Gesamtenergieaufnahme bei Schwer- und Schwerstarbeiter. Bedarfsdeckung Gesamtfett: ca. 1/3 über Streichfett, 1/3 über Zubereitungsfett, 1/3 über verstecktes Fett.

Fettrohstoffbehandlung→ siehe Verfahren der Lebensmittelherstellung

Fettsäuren → siehe Fett → vgl. **Tab. 2** S. 104

gesättigte → siehe Fett → vgl. **Tab. 2** S. 104

einfach ungesättigte (Monoensäuren) → siehe Fett

essentielle → siehe Fett

hochungesättigte → vgl. **Tab. 2** S. 104 (*mehrfach ungesättigte Fettsäuren, Polyensäuren* → vgl. **Tab. 18** S. 112) → siehe Fett

kurz- und mittelkettige → siehe Fett

Fettsäuren-Schmelzbereich → siehe Fett

Fluor → siehe Spurenelemente

Folsäure → siehe Vitamine

Frischpflanzensäfte (Schoenenberger)

Aus ganzen Pflanzen frisch nach der Ernte gepreßt (mit Gesamtkomplex naturgegebener Inhaltsstoffe). Keine Verwendung von Lösungsmitteln oder anderen Zusätzen, kein Zusatz von Wasser, Haltbarmachung durch Uperisation (2 – 3 Sek. Kurzzeiterhitzung), geprüft auf Rückstände und Verunreinigungen.

Bedingt durch den besonderen Quellzustand des Zellplasmas herrscht in der frischen Pflanze ein viel günstigeres Lösungsverhältnis als in getrockneten Pflanzen. Die frische Pflanze ist eine biologische Einheit. In ihrer Gesamtheit wirkt sie anders als eine getrocknete Droge oder ein chemisches Produkt. Im Handel befindliche Frischpflanzen-Preßsäfte müssen laut § 44 AMG 76 aus frischen Pflanzen und Pflanzenteilen ohne Lösungsmittel hergestellt sein.

Fruchtdicksäfte → siehe Süßmittel, alternative

Fruchtnektare → siehe Obst

Fruchtsäfte → siehe Obst

Fruchtsaftgetränke → siehe Obst

Fruchtzucker → siehe Zucker und Zuckeraustauschstoffe

Fruktose (Laevulose, Fruchtzucker)→ siehe Kohlenhydrate und Zuckeraustauschstoffe

Galaktose (Schleimzucker) → siehe Kohlenhydrate

Gelees → siehe Obst

Gemüse

Wurzelgemüse, Blattgemüse, Salatgemüse, Stengelgemüse, Blütengemüse, Fruchtgemüse, Zwiebelgemüse, Wildgemüse.

Zusammensetzung: 70–98% Wasser, 1–3,5% Eiweiß, bis 0,5% Fett, 3,0 – 6,5% Kohlenhydrate, 1 bis 2% Ballaststoffe, Provitamin A, Folsäure, Vitamin C, Vitamin K, 1 – 2% Mineralstoffe (speziell Kalium, Kalzium, Eisen, Magnesium). Sekundäre Pflanzenstoffe zum Teil mit antibakterieller sekretions- und durchblutungsfördernder Wirkung, Besonders Provitamin-A-haltige Gemüse: Möhren, Grünkohl, Spinat, Feldsalat, Mangold.

Besonders Vitamin-C-haltige Gemüse: Grünkohl, Paprika, Brokkoli, Rosenkohl, Kohlrabi.

Oxalsäurereiche Gemüse: Mangold, Rote Beete, Rhabarber, Spinat.

Gemüse von mit Natur aus höherem Nitratgehalt: Rote Bete, Rettich, Radieschen, Spinat, Mangold, Fenchel, Kopfsalat, Eissalat, Endivie.

Gemüseerzeugnisse

Verarbeitung von Gemüse zu Tiefkühlgemüse, Gemüsekonserven, Gemüsefeinkosterzeugnissen:

▷ *Tiefkühlgemüse* wird blanchiert (bis auf wenige Ausnahmen), schockgefroren und bei –18 °C gelagert. Tiefkühlgemüse als Reformhaus-Lebensmittel stammt aus biologischem Landbau.

▷ *Gemüsekonserven* sind sterilisiert und haben häufiger eine weniger günstige Kalium-Natrium-Relation als Frischgemüse.

Milchsaure Gemüsekonserven: In Salzlage eingelegt und anschließend mit Milchsäurebakterien geimpft.

Süß-saure Gemüsekonserven: Geschmack wird durch Zugabe von Essig, Zucker, Gewürzen und Salz erzeugt.

▷ *Gemüsesäfte:* zu 100% aus Gemüse gewonnen (werden zu Maische zerkleinert und abgepreßt).

▷ *Gemüsetrunke:* vielfach aus Gemüsesaftkonzentraten hergestellt und mit Wasser verdünnt, Gemüseanteil mindestens 40%.

Gesamtenergiebedarf → siehe Energiestoffwechsel

Getreide – Getreidesorten

▷ Getreidesorten: Weizen, Dinkel, Roggen, Hafer, Gerste, Grünkern (unreif geerntter Dinkel), Reis, Hirse, Mais. Neu in den Handel gelangte Samenarten wie Quinona und Amaranth sind kein Getreide.

Zusammensetzung: Wasser 12 – 14%, Stärke 50–70%, Eiweiß 10 – 14%, Fett 2 – 7%, Mineralstoffe 1– 3%, Ballaststoffe 4 – 14%, Vitamin B_1 0,3 – 0,5 mg%, Vitamin B_2 0,15 – 0,24 mg%, Vitamin B_6 0,3– 0,7 mg%, Folsäure 0,03 – 0,6 mg%, Niacin 1,5–5,2 mg%, Vitamin E_3, 2–5,8 mg%, Kalorien 340–370/100 g.

Trotz weitgehend ähnlicher Zusammensetzung sind Unterschiede im Nährstoffangebot vorhanden: Hafer vergleichsweise höherer Gehalt an Fett und Eiweiß. Reis und Mais weniger Eiweiß als andere Getreidearten.

Einwandfreie Qualität von Getreide setzt folgende Merkmale voraus:

1. Keimfähigkeit über 90 – 95%
2. Geruch arteigen, nicht dumpf, nicht muffig
3. Glatte Oberfläche der Körner, keine geschrumpften Körner, kein auffallender Staubbelag
4. Nicht mehr als 0,1% Besatz (Sand, Schmutz, Fremdkörper, verschimmelte Körner, giftig wirkende Unkrautsamen).

Produkte aus kontrolliertem Anbau frei von Rückständen und Substraten, die vom Landwirt als chemische Hilfen angewandt werden (jedoch nicht frei von Kontaminanten aus der Umwelt).

Bei der Lagerung müssen Getreidekörner sauber, frei von Schädlingen, kühl und trocken gehalten werden. Getreide ist grundsätzlich vor jeder Verarbeitung bzw. Zubereitung zu reinigen. Eine besondere Reinigung erfolgt durch das Lieken-Simons-Verfahren (nicht nur Trocken-, sondern auch Naßreinigung).

Getreideprodukte

▷ *Backschrote:* zur Erzielung besserer Haltbarkeit Keime entzogen.

▷ *Cornflakes:* aus Maisgrütze und Malzsirup gekocht, getrocknet, zu Flocken gewalzt und geröstet, teilweise mit Salz versehen.

▷ *Graupen:* geschälte und geschliffene evtl. polierte Getreidekörner

▷ *Grieß:* aus Weizen oder Mais durch Vermahlen des Mehlkörpers gewonnen.

▷ *Grütze:* ungeschälte oder geschälte, zerhackte Getreidekörner (meist aus Gerste).

▷ *Kleie:* Schalenteile des Getreidekornes mit Frucht-, Samen-, Schalen- und Aleuronschicht.

▷ *Mehle:* ausgemahlene Getreidekörner mit je nach Ausmahlungsgrad unterschiedlichen Gehalten an Inhaltsstoffen der Getreidekörner. Mehl mit Ausmahlungsgrad 100% enthält 100% der Kornbestandteile, Mehl mit 40% Ausmahlungsgrad 40% der Kornbestandteile. Je höher der Ausmahlungsgrad um so wertvoller und dunkler das Mehl. Bezogen auf den Gehalt an Mineralstoffen in der Asche nach Verbrennung von 100 g getrocknetem Mehl werden Mehltypen unterschieden: Mehltype 405 (Weißmehl) = 405 mg Mineralstoffe in 100 g. Mehltype 1150 = 1150 mg Mineralstoffe in 100 g.

Hohe Typenzahlen = hohe Ausmahlung mit höheren Gehalten an Schalen- und Ballaststoffen.

Niedrige Typenzahlen = niedrige Ausmahlung mit niedrigen Gehalten an Schalen- und Ballaststoffen. Weißmehl (Type 405) ist ein energiereiches jedoch wirk- und schutzstoffverarmtes Konzentrat aus Kohlenhydraten und Eiweiß.

▷ *Vollkornschrote:* zerkleinerte Getreidekörner mit allen Bestandteilen des Getreidekornes.

▷ *Weizenkeime:* wertvollster und an Wirkstoffen reichster Bestandteil des Weizenkornes. Besonders reich an Fett mit essentiellen Fettsäuren, hochwertigem Eiweiß, Vitaminen und Mineralstoffen. Weizenkeime bieten ein energiereiches Wirk- und Schutzstoffkonzentrat.

▷ Ballaststoffgehalte von Schroten und Mehlen (in Gramm pro 100 g):
Roggenschrot Type 1800 10,9 g, Roggenmehl Type 1150 8,0 g, Roggenmehl Type 997 7,3 g, Weizenschrot Type 1700 11,6 g, Weizenmehl Type 1050 5,2 g, Weizenmehl Type 550 4,2 g, Weizenmehl Type 405 4,0 g.

Getreide – Kochen – Backen

Kochen und Backen von Getreide und Getreideprodukten bedingt Verluste an hitzeempfindlichen Inhaltsstoffen, vor allem B-Vitamine und sekundäre Pflanzenstoffe. Hitzeschäden von Dauer und Höhe der Temperatureinwirkung abhängig. An Vitamin B_1 treten bei üblicher Backzeit im Brot Verluste zwischen 13 und 20% auf (in der Kruste höher als im Laib), bei Kleingebäck sind die Verluste mit 20 – 30% höher. Zweimaliges Erhitzen, z. B. von Zwieback oder Toast, stellt die Verluste auf 40–50%, durch langes Backen von Pumpernickel betragen sie etwa 75%. Verluste bei der Herstellung von Knäckebrot bei kurzer Backzeit und milder Trockentemperatur am geringsten.

Glukose (Dextrose, Traubenzucker) → siehe Kohlenhydrate

Glukose-Toleranztest

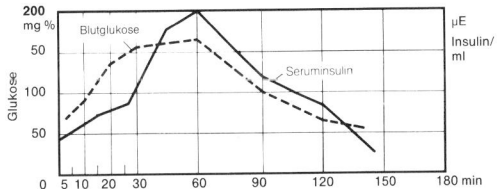

Blutglukose (gestrichelte Linie) und Seruminsulin (durchgezogene Linie) nach oraler Glukosebelastung beim Stoffwechselgesunden (nach *Robbers*)
Vergleiche Tabelle 33 S. 127

Glukosesirup → siehe Zucker

Glykämische Indizes
→ vgl. **Tab. 9** S. 108

Glykogen → siehe Kohlenhydrate

Grundenergiebedarf (Grundumsatz) → siehe Energiestoffwechsel

Grundsubstanz

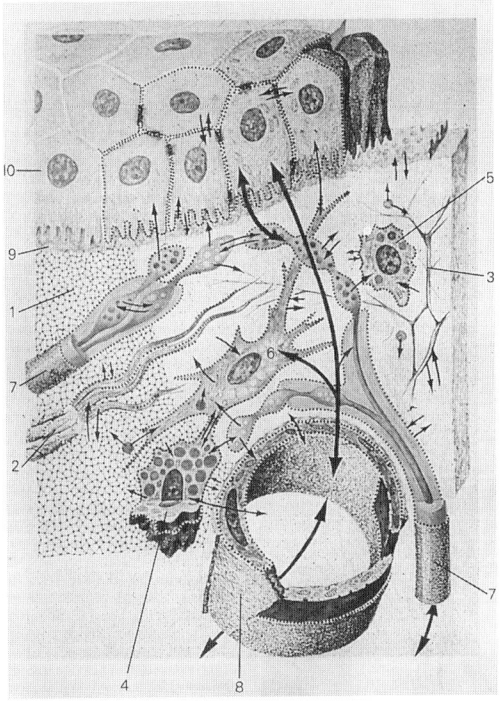

Beziehungssystem der Grundsubstanz nach H. Heine (s. Literatur)

Lexikon G

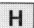

Harnsäure → siehe Kerneiweißstoffe

Harnsäureäquivalente
Harnsäureäquivalente in mg pro 100 g purinhaltiger Lebens- und Nahrungsmittel (nach *N. Zöllner*)
→ vgl. **Tab. 17** S. 111

Haushaltszucker (Weißzucker) → siehe Zucker

Heilwässer → siehe Mineralwässer

Hemizellulosen → siehe Ballaststoffe

Homogenisierung der Milch → siehe Verfahren der Lebensmittelherstellung

Hühnerei → vgl. **Tab. 18** S. 114
Zusammensetzung pro Ei von ca. 60 g: Eiweiß ca. 7 g, Fett ca. 6 g, Kohlenhydrate 0 g, kcal 80, Vitamine A, B1, B2, B6, Folsäure, E.
Volleiprotein (Eidotter + Eiklar) biologische Eiweißwertigkeit 100.
Handelsklassen: Güteklasse A-Extra, Extra, A, B, C. Güteklasse A-Extra: Luftkammergröße kleiner als 4 mm, Banderole mit Aufdruck »Extra« muß nach spätestens 7 Tagen entfernt werden.
Güteklasse A: Luftkammergröße maximal 6 mm, in Güteklasse A-Extra und A Schale unverletzt, kein Fremdgeruch, Eiweiß klar.
Frische Eier beim Schütteln keine Geräusche, rohe Eier im Kühlschrank bis zu 4 Wochen, gekochte Eier bis zu zwei Wochen haltbar.

Hülsenfrüchte
Reife getrocknete Samen, Bohnen (Saubohnen), Erbsen, Linsen, Mungobohnen.
Unreife Hülsen und Samen von Erbsen = Gemüse wie Gartenbohnen, Schnittbohnen, Brechbohnen.
Zusammensetzung: 20 – 25% Eiweiß, 1 – 2% Fett, ca. 50% Kohlenhydrate, ca. 300 Kalorien.
Kohlenhydrate, Oligosaccharide (Raffinose, Stachyose) bewirken häufig Blähungen.
Biologische Eiweißwertigkeit 50 – 60.
Relativ hohe Gehalte an Vitamin B_1, Vitamin B_2, Vitamin B_6, Niacin, Eisen, Kalium und Magnesium.
Problematische Inhaltsstoffe: Proteinasen-Inhibitoren behindern im Darm den enzymatischen Abbau von Eiweiß, Hämagglutinine bringen rote Blutkörperchen zur Verklumpung = Agglutination (nach Erhitzung fast vollständige Zerstörung, bei richtiger Zubereitung keine Bedeutung).

Idealgewicht → siehe Körpergewicht

Inulin → siehe Kohlenhydrate

Invertzucker → siehe Kohlenhydrate

Isomalt → siehe Zuckeraustauschstoffe

Jod → siehe Spurenelemente

Joghurt → siehe Sauermilcherzeugnisse

Kalium → siehe Mineralstoffe

Kaliumgehalte
Kaliumgehalte mg pro 100 g in kaliumreichen Lebensmitteln → vgl. **Tab. 13** S. 109

Kalzium → siehe Mineralstoffe

Kartoffel
Nährwert-Analyse der Kartoffel → vgl. **Tab. 25** S. 124

Käse
Rohstoffe: Rohmilch von Kühen, Schafen oder Ziegen. Käsesorten: Frischkäse (Speisequark, Schichtkäse, Rahmfrischkäse, Doppelrahmfrischkäse), Sauermilchkäse (Harzer Käse, Mainzer Käse, Stangenkäse, Olmützer Quargel), Weichkäse (Camembert, Brie, Romadur, Limburger, Münster Käse), halbfester Schnittkäse (Edelpilzkäse, Butterkäse), Schnittkäse (Gouda, Edamer, Tilsiter), Hartkäse (Emmentaler, Bergkäse, Chester), Schmelzkäse (hergestellt mit phosphathaltigen Schmelzsalzen). Fettgehaltsstufen: Doppelrahmfrischkäse mindestens 60% F.i.Tr., Rahmstufe mindestens 50% F.i.Tr., Vollfettstufe mindestens 45% F.i.Tr., Fettstufe mindestens 40% F.i.Tr., Dreiviertelfettstufe mindestens 30% F.i.Tr., Halbfettstufe mindestens 20% F.i.Tr., Viertelfettstufe mindestens 10% F.i.Tr., Magerstufe weniger als 10% F.i.Tr. Gehalt an fettlöslichen Vitaminen A, D, E, K (bei höherem Fettgehalt höher).
Kalziumgehalte je 100 g: Hartkäse 700–1200 mg, Weichkäse 300–400 mg, Frischkäse 30–70 mg, Schmelzkäse ca. 500 mg. Bei Herstellung von Schnittkäse als Zusatzstoffe erlaubt Natrium- oder Kaliumnitrat (bis zu einer Menge von 0,15 g pro Liter Käsereimilch), Calciumchlorid, Natrium-

hydrogencarbonat, Calciumcarbonat, Lysozym. In neuform-Reformhäusern Schnittkäse unter Verzicht dieser Zusatzstoffe erhältlich.

Kefir → siehe Sauermilcherzeugnisse

Kerneiweißstoffe (Nukleoproteide)

▷ *Nukleoproteide:* Makromoleküle aus Protein (Eiweiß) und Nukleinsäure. In pflanzlichen und tierischen Organismen. Bestandteil von Zellkernen und Zellstrukturen, besonders in zellreichen Organen (Leber, Niere, Milz, Hirn, Herz).

▷ *Nukleinsäuren (Polynukleotide):* Makromoleküle aus zahlreichen Mononukleotid-Einheiten aus Purin- oder Pyrimidinbasen + Ribosezucker oder Desoxiribosezucker + Phosphorsäure. Ribonukleinsäuren mit Baustein Ribosezucker, Desoxiribonukleinsäuren mit Baustein Desoxiribosezucker.

▷ *Funktionen:* Übertragung genetischer Informationen, Beteiligung am Aufbau von Genen, Eiweißsynthese.

▷ *Mononukleotide:* Baueinheiten von Polynukleotiden (Nukleinsäuren), zusammengesetzt aus Phosphorsäure + Ribose oder Desoxiribosezucker + Purin- oder Pyrimidinbase. Prosthetische Gruppe von Enzymen des Energiestoffwechsels.

▷ *Purine bzw. Purinbasen:* Verbindungen mit Purinring-Grundgerüst. Wichtigste Purine: Adenin (6-Amino-Purin), Guanin (2-Amino-6-Hydroxi-Purin).

Im Verbund mit Phosphorsäure bzw. Phosphat + Ribose- oder Desoxiribosezucker Baustein von Mononukleotiden bzw. Mononukleotid-Einheiten.

Baustein von Kerneiweißstoffen (Nukleoproteiden) mit purinhaltigen Mononukleotid-Einheiten im Polynukleotid- bzw. Nukleinsäureanteil.

Exogene Aufnahme purinhaltiger Nukleoproteide insbesondere aus Innereien und Muskelfleisch. Im Organismus Synthese aus einfachen Grundbausteinen = endogene Synthese.

Abbau über Zwischenstufen Xanthin und Hypoxanthin zur Harnsäure. Enzym Xanthinoxydase katalysiert Reaktion. Harnsäure = Endprodukt des Purinstoffwechsels. Kein Abbau zu Harnsäure aus methylierten Xanthinen, z. B. Koffein, Theobromin, Theophyllin (in Kaffee, Tee, Kakao).

▷ *Harnsäure:* Endprodukt des Abbaus der Purinbasen Adenin und Guanin.

Im Organismus endogene Synthese und Freisetzung aus Abbau purinhaltiger Kerneiweißstoffe (Nukleoproteide). Ausscheidung über Nieren und Harn (etwa 80%), Rest über Speichel, Magensaft, Galle, Darmsekrete.

Durchschnittliche tägliche Harnsäureausscheidung aus Abbau körpereigener Kerneiweißstoffe, endogen gebildeter Harnsäure und exogen aufgenommener purinhaltiger Kerneiweißstoffe ca. 350 mg (davon ca. 80% über Harn). Bei purinfreier Nahrung nur Ausscheidung endogen entstandener Harnsäure (endogene Uratquote).

Harnsäure schlecht löslich, Neigung zu Auskristallisation in bestimmten Geweben und Organen.

Deutlicher Einfluß purinreicher bzw. purinarmer Ernährung auf Purinstoffwechsel. Bei purinreicher Ernährung Zunahme Häufigkeit Purinstoffwechselstörungen.

In Nieren Harnsäureausscheidung über Nierenkörperchen durch Filtration und Nierenkanälchen durch Sekretion. Harnsäureausscheidung wird durch Ketoazidose (Fasten, Diabetes) und Laktazidose (nach Alkoholgenuß, bei großer körperlicher Belastung und nach Aufnahme größerer Mengen D(-)Milchsäure) beeinträchtigt.

Kernobst → siehe Obst

Kobalt → siehe Spurenelemente

Kochsalz – Kochsalzersatzmittel

Kochsalz: Speisesalz = Natriumchlorid = NaCl. Chemische Verbindung der Elemente Natrium und Chlor.

In pflanzlichen, tierischen und menschlichen Geweben bzw. Flüssigkeiten Na^+- und Cl^--Elektrolyte dissoziiert (kein NaCl als chemische Verbindung von Natrium und Chlor).

In Flüssigkeiten und Speisen mit zugesetztem Kochsalz dissoziierte Na^+- und Cl^--Elektrolyte. Im Darm Resorption von Na^+- und Cl^--Elektrolyten (nicht NaCl). In natriumarmen Kostformen Einschränkung Natrium-Elektrolytaufnahme ausschlaggebend (in natriumarmer Kost nicht mehr als 1200 mg Natrium bzw. 51 mmol Na^+/Tag).

Ausreichende Versorgung mit Natrium und Chlor auch ohne Kochsalzaufnahme. *Empfehlung:* Kochsalzaufnahme nicht höher als 3–6 g/Tag.

▷ *Vollmeersalz:* aus Meerwasser durch Verdunstung gewonnenes Salz. *Analyse:* Natriumchlorid 78,9%, Kaliumchlorid 2,8%, Magnesiumchlorid 8,0%, Magnesiumsulfat 5,7%, Magnesiumcarbonat 0,47%, Kalziumsulfat 2,9%, Spurenelemente Kupfer, Jod, Kobalt, Zink, Eisen, Mangan, Fluor. Hoher Natriumchloridgehalt, nicht in natriumarmen Kostformen verwendbar.

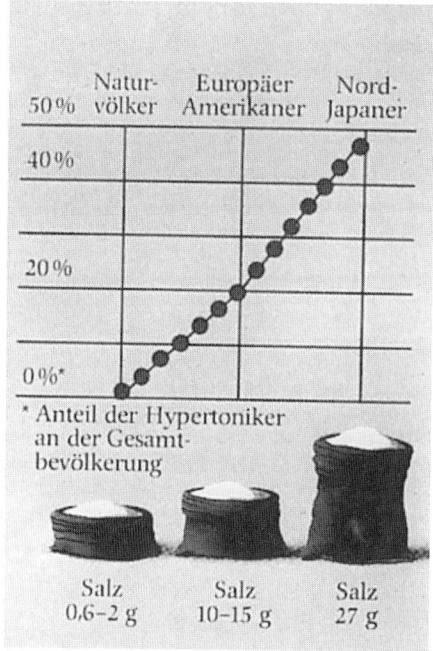

Beziehung zwischen Kochsalzaufnahme und Hypertonie-Häufigkeit

▷ *Kochsalzersatzmittel:* Ammonium-, Kalium-, Kalzium-, Magnesium- und Cholinsalze verschiedener organischer und anorganischer Säuren. Zu Einsatz in natriumarmen Kostformen Natriumgehalte in 100 g nicht höher als 0,12 g Natrium. ▷ *Produkte: Sina-*Salz streng natriumarm, *Davasal* streng natriumarm, *Dr. Ritters* Diät-Salz streng natriumarm, *Natura-Bisalz* streng natriumarm, *Natura* Diät-Kräutersalz streng natriumarm.

Kochsalzaufnahme → siehe Kochsalz – Kochsalzersatzmittel

Kochsalzgehalte in Lebens- und Nahrungsmitteln → vgl. **Tab. 18** S. 112

Kohlenhydrate (Saccharide)

Aus Kohlenstoff (C), Wasserstoff (H) und Sauerstoff (O) zusammengesetzte Nahrungsinhaltsstoffe. Wichtigster Energiespender. Im Stoffwechsel können Kohlenhydrate aus Fett gebildet werden.
▷ *Monosaccharide:* Glukose = Traubenzucker, Fruktose = Fruchtzucker, Galaktose = Schleimzucker.
▷ *Glukose (Dextrose, Traubenzucker): Vorkommen:* gemischt mit Fruchtzucker im Invertzucker von Früchten und Honig, gebunden in Rohr- oder Rübenzucker (Saccharose), Malzzucker (Maltose), Milchzucker (Laktose) und Polysacchariden. Isoliert und konzentriert = reiner raffinierter Traubenzucker. Wichtigster Zucker im Blut, von allen Organen als energielieferndes Substrat und Baustein wichtiger Verbindungen verwertbar. Wichtig zur Deckung des Energiebedarfs im Gehirn (Bedarf/Tag ca. 110 bis 130 g). Beansprucht beim Umsatz im KH-Stoffwechsel Insulin und Vitamin B_1.
▷ *Fruktose (Laevulose, Fruchtzucker): Vorkommen:* gemischt mit Traubenzucker im Invertzucker von Früchten und Honig, gebunden in Rohr- oder Rübenzucker (Saccharose) und im Polysaccharid Inulin. Isoliert und konzentriert = reiner, raffinierter Fruchtzucker. Wird bei dosierter Zufuhr (10–15 g pro Mahlzeit) im KH-Stoffwechsel insulinunabhängig verwertet. Nach Aufnahme größerer Mengen Umwandlung in Glukose.
▷ *Galaktose (Schleimzucker): Vorkommen:* gebunden in Milchzucker (Laktose) und galaktosehaltigen Polysacchariden.
▷ *Invertzucker:* Gemisch aus Traubenzucker (Glukose) und Fruchtzucker (Fruktose) in Früchten und Honig.
▷ *Disaccharide:* 2 zusammengeschlossene Monosaccharide (unter Abspaltung 1 Molekül Wasser).
Saccharose = Rohrzucker = Rübenzucker (1 Molekül Glukose + 1 Molekül Fruktose).
Maltose = Malzzucker (1 Molekül Glukose + 1 Molekül Glukose).
Laktose = Milchzucker (1 Molekül Glukose + 1 Molekül Galaktose).
▷ *Saccharose (Rohr- oder Rübenzucker):* Disaccharid (1 Molekül Glukose + 1 Molekül Fruktose) in Zuckerrüben, Zuckerrohr, Früchten, Honig.
▷ *Maltose (Malzzucker):* Disaccharid (1 Molekül Glukose + 1 Molekül Glukose) in keimender Gerste, Malzextrakt, Bier, Zwischenprodukt des Abbaus von Stärke und Glykogen.
▷ *Laktose (Milchzucker):* Disaccharid (1 Molekül Glukose + 1 Molekül Galaktose) in Milch und Milchprodukten. Im Magen-Darm-Trakt enzymatischer Abbau durch beta-Galaktosidase (Laktase) zu Glukose und Galaktose. Gelangt teilweise unaufgeschlossen in tiefere Darmabschnitte, dann Umwandlung durch Bakterien zu Milchsäure. Günstiger Einfluß auf physiologische Darmbakterien, Darmmilieu und Kalziumresorption, leicht laxierend.

Stärke: Pflanzliches Polysaccharid aus Ketten von bis zu 6000 Glukose-Molekülen in Getreidekörnern, Getreideflocken, Mehl, Brot, Backwaren, Teigwaren, Nährmitteln, Kartoffeln, Gemüse. Isoliert = Mais und Kartoffelstärke.

▷ *Glykogen:* Tierisches Polysaccharid aus Ketten verknüpfter Glukose-Moleküle (10 000 bis 100 000) in Leber, Muskelfleisch. Energievorratsstoff in Leber und Muskeln (3–8% in Leber, 0,15–0,2% in Muskeln). Bei Bedarf Abbau zu Glukose (z. B. bei absinkendem Blutzuckergehalt).

▷ *Inulin:* Pflanzliches Polysaccharid aus Ketten von Fruktose-Molekülen in Zichoriengemüsen (z. B. Chicorèe, Topinambur, Löwenzahn).

▷ *Polysaccharide:* Moleküle kettenförmig aneinandergereihter Monosaccharide,
Amylose und Amylopektin: Stärke (aus Glukoseeinheiten) → siehe Stärke
Dextrin: Abbauprodukt der Stärke (aus Glukoseeinheiten),
Glykogen: tierisches Polysaccharid (aus Glukoseeinheiten),
Inulin: pflanzliche Stärke (aus Fruktoseeinheiten).

▷ *Mengenbedarf Kohlenhydrate.* Empfehlenswerte Kohlenhydrataufnahme ca. 50% der Gesamtenergiezufuhr = bei 2500 kcal ca. 250 g Kohlenhydrate pro Tag.
Ca. 100 g Kohlenhydrate/Tag zu normalem Stoffwechselablauf nötig. Bei kohlenhydratfreier oder extrem kohlenhydratarmer Ernährung Stoffwechselstörung (Ketoazidose), durch Auftreten halbverbrannter Fettsäuren = Ketone.
Bei Glukosemangel können glukoplastische Aminosäuren (Alanin, Arginin, Asparagin, Glutamin, Glycin, Valin) zu Glukose umgebaut werden = unökonomisch und mit Eiweißverlust verbunden. Ca. 175 g Aminosäuren zur Bildung von 100 g Glukose nötig.
Wichtigste Kohlenhydratträger: Getreidekörner, Getreideschrote, Getreideflocken, Mehle, Brot, Teigwaren, Gemüse, Hülsenfrüchte, Kartoffeln, Früchte, Milch.

Kohlenhydratgehalte in Lebens- und Nahrungsmittel → vgl. **Tab. 18** S. 112

Kohlenhydrate, Mengenbedarf → siehe Kohlenhydrate

Kohlenhydratträger → siehe Kohlenhydrate

Kondensmilch → siehe Milch-Handelsarten

Konfitüren → siehe Obst

Konservierung → siehe Verfahren der Lebensmittelherstellung

Körpergewicht

▷ *Normalgewicht* (relatives Körpergewicht n. *Broca:*) Körperlänge cm minus 100 = Normalgewicht kg bzw. Sollgewicht kg.

▷ *Idealgewicht:* abzüglich 10% bei Männern bzw. 15% bei Frauen (besitzt heute nur noch eingeschränkt Bedeutung).

▷ *Normalgewicht n. Bornhardt-Formel:* Körperlänge cm x mittlerer Brustumfang geteilt durch 240 = kg Normalgewicht. Formel berücksichtigt Körperbau und Konstitutionstyp.

▷ *Wünschenswertes Körpergewicht:* Empfehlung Deutsche Gesellschaft für Ernährung: Normales Körpergewicht von Erwachsenen nach *Broca*-Formel (relatives Körpergewicht n. *Broca*) bietet nach heutiger Kenntnis besten Schutz für Gesundheit. Geringste Häufigkeit von Risikofaktoren für koronare Herzkrankheiten (Bluthochdruck, Hyperlipidämie, Hyperurikämie, Diabetes) bei Männern mit relativem Körpergewicht nach *Broca* minus 10%. Relatives Körpergewicht nach *Broca* + 20% auch ohne Begleitkrankheiten oder Risikofaktoren dringender Grund zu Gewichtsreduktion.

▷ *Übergewicht:* erhöhtes Körpergewicht aufgrund verschiedener Ursachen (vermehrte Muskelmasse, Wassereinlagerungen, vermehrtes Fettgewebe). Istgewicht 10–20% über Normal- oder Sollgewicht nach *Broca*.

▷ *Adipositas (Fettsucht):* erhöhtes Körpergewicht durch vermehrte Körperfettmasse.
Untergewicht: Istgewicht unter Idealgewicht.

Kupfer → siehe Spurenelemente

Kürbiskernöl → siehe Pflanzenöle

Lactit → siehe Zuckeraustauschstoffe

Laktose (Milchzucker) → siehe Kohlenhydrate

Lebensmittel → vgl. **Tab. 18** S. 112

Lebensmittelbestrahlung → siehe Verfahren der Lebensmittelherstellung

Lebensmittel-Gesundheitswert – Parameter

1. Grad der Naturbelassenheit bzw. Veränderung durch Be- und Verarbeitung
2. Dichte naturgegebener essentieller Nahrungsinhaltsstoffe
3. Frischezustand

4. Hygienisch toxikologische Beschaffenheit
5. Gehalt an Rückständen, Verunreinigungen, Lebensmittelzusatzstoffen

Lebensmittelqualität – Parameter

Lebensmittelqualität = komplexer Begriff mit Teilaspekten
1. Größe – Farbe – Aussehen
2. Haltbarkeit
3. Gebrauchswert
4. Hygienische Beschaffenheit
5. Ökologische Verträglichkeit
6. Soziale Verträglichkeit
7. Gesundheitswert

Lebensmittel-Rückstände

In Lebens- und Nahrungsmitteln enthaltene Substrate aus in der Landwirtschaft eingesetzten Pestiziden (Insektizide, Herbizide, Fungizide), Tierarzneimittel und Futtermittelzusatzstoffe.
Duldhafte Aufnahmemengen in ADI-Werten festgelegt.

Lebensmittel-Verunreinigungen

In Lebens- und Nahrungsmitteln enthaltene Substrate aus der Umwelt, die unbeabsichtigt in die Lebensmittel gelangen. Kontamination erfolgt über Luft, Böden oder Wasser. Wichtigste Verunreinigung: Toxische Schwermetalle (z. B. Blei, Cadmium, Quecksilber), polyzyklische aromatische Kohlenwasserstoffe (z. B. Benzpyren), leicht flüssige Kohlenwasserstoffe (z. B. Benzol, Toluol, PER), persistente Chlorkohlenwasserstoffe (DDT, PCB, Dioxine), Nitrat mit Umwandlungsprodukten Nitrit und Nitrosaminen, radioaktive Nuklide (Caesium, Strontium, Jod).

Lebensmittelzusatzstoffe

Zusatzstoffe sind Substrate, die Lebensmitteln zur Beeinflussung von Beschaffenheit, Eigenschaften oder Wirkungen zugesetzt sind. Sie sind in Gruppen eingeteilt:
- Farbstoffe
- Konservierungsstoffe
- Antioxidationsmittel
- Emulgatoren, Stabilisatoren
- Dickungsmittel, Geliermittel, modifizierte Stärken
- Säuerungsmittel, Säureregulatoren
- Trennmittel, Überzugsmittel
- Geschmacksverstärker, einige Aromastoffe
- Zuckeraustauschstoffe, künstliche Süßstoffe
- Stoffe für sonstige technologische Zwecke
- Stoffe für besondere Ernährungszwecke, Vitamine

Lebensmittel – Reformhaus

Lebensmittel im Reformhaus werden nach strengen Qualitätsrichtlinien der neuform-Genossenschaft Deutscher Reformhäuser eG traditionell von rund 80 Vertragswarenherstellern produziert und von der neuform ständig kontrolliert. Diese Produkte sind am neuform-Zeichen auf der Verpackung erkennbar. Viele neuform-Vertragswarenhersteller sind seit mehr als 70 Jahren im Reformhaus vertreten. Geboren aus den unterschiedlichsten Strömungen der Lebensreform wie der Antialkohol-, der Vegetarier- und der Naturheilbewegung verkörpern Reformhaus-Lebensmittel das von dem Ernährungsforscher W. Kollath entwickelte Prinzip »So natürlich wie möglich«. Aufgrund hoher ernährungsphysiologischer Qualität, weitgehender Naturbelassenheit und geringer Belastung mit Schadstoffen, Rückständen und Zusatzstoffen sind Reformhaus-Lebensmittel besonders geeignet für eine vollwertige Ernährung. Kontrollen der Qualität von neuform-Reformhaus-Lebensmittel betreffen:
- Verwendung ausgewählter hochwertiger, natürlicher, rückstandsarmer, nicht genmanipulierter Rohstoffe, die vorrangig aus ökologischem Anbau stammen
- Größtmöglichen Gehalt an essentiellen Nahrungsinhaltsstoffen
- Weitgehende Erhaltung des naturgegebenen Nähr- und Wirkstoffspektrums durch schonende Behandlung und Verarbeitung
- Weitgehender Verzicht auf chemisch-synthetische Zusatzstoffe

Leistungsenergiebedarf → siehe Energiestoffwechsel

Leistungsumsatz → siehe Energiestoffwechsel

Leinsamenöl → siehe Pflanzenöle

Leukotriene → siehe Fett

Lezithin (Phosphatidylcholin)

Baustein von Zellmembranen, Bestandteil von Gehirn- und Nervenzellen. Kann im Organismus bei Vorhandensein von essentieller Linolsäure und Cholin gebildet werden.
Enthalten in pflanzlichen und tierischen Lebensmitteln, speziell in Samen, Keimen, Eidotter, Soja, Milch, Butter, Samen- und Keimölen.

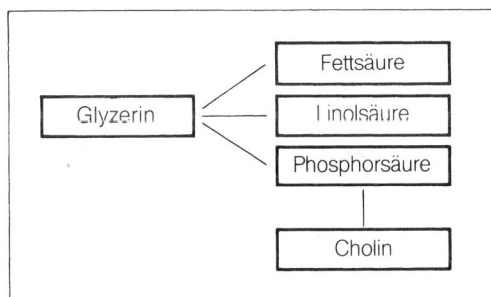

Modell Lezithin-Molekül

Lipoproteine → siehe Fett

Magnesium → siehe Mineralstoffe

Maiskeimöl → siehe Pflanzenöle

Maltit → siehe Zuckeraustauschstoffe

Maltose (Malzzucker) → siehe Kohlenhydrate

Malzzucker → siehe Zucker

Mangan → siehe Spurenelemente

Margarine

Normale, handelsübliche Margarine: Fettrohstoffe verschiedene pflanzliche raffinierte Öle und Fette, meist gehärtet (hydriert) oder umgeestert. Weitere Zusätze Magermilch, Kochsalz, Aromen (Diacetyl, Lactone, Buttersäureester), Konservierungsstoff Sorbinsäure, Vitamine. Fettsäurespektrum: vorwiegend gesättigte Fettsäuren, nur geringe Anteile essentieller bzw. hochungesättigter Fettsäuren.

Reformhaus-Margarine: Fettrohstoffe ausschließlich bestimmte Pflanzenöle und Pflanzenfette (Sonnenblumenöl, Maiskeimöl, Safloröl, Weizenkeimöl, Palmöl, Palmkernfett), keine hydrierten und/oder umgeesterten Fettrohstoffe, höhere Anteile kaltgepreßter, nicht raffinierter Pflanzenöle, frei von Trans-Fettsäuren. Reformhaus-Margarine Spitzenqualität: Rohstoffe über 75% kaltgepreßte, nicht raffinierte Vollöle (vorwiegend kaltgepreßtes, nicht raffiniertes Sonnenblumenöl) im Fettgehalt, Fettsäurenspektrum ca. 25% gesättigte Fettsäuren, ca. 50% hoch ungesättigte Fettsäuren, p/s-Quotient 2,0, frei von gehärteten oder umgeesterten Fettrohstoffen, frei von Trans-Fettsäuren, frei von Milcheiweiß, frei von

Milchzucker, natriumarm (s. Sortiment neuform-Reformhäuser).

Marmeladen → siehe Obst

MCT = mittelkettige Triglyzeride → siehe Fett

mct-Basis-plus-Diätmargarine und -Diätspeiseöl → siehe Fett

Milch

Nährstoffgehalt: Eiweiß ca. 3,5%, Fett ca. 3,5%, Kohlenhydrate ca. 4,5%, Kalzium ca. 120 mg%, Kalium ca. 157 mg%, Phosphor ca. 90 mg%, Magnesium ca. 12 mg%, Vitamin B_2 ca. 0,18 mg%, Vitamin A ca. 28 mg%, Vitamin D ca. 60 mg%, Kalorien ca. 267. Milcheiweiß setzt sich aus den Proteinen Kasein, Laktalbumin und Laktglobulin zusammen. Der mengenmäßig größte Anteil ist das Phosphorprotein Kasein mit 80% des Gesamteiweißes. Alpha-Kasein 45 – 63%, beta-Kasein 19 – 26%, gamma-Kasein 3 – 7%, Laktalbumin 10%, Laktglobuline 4%. Die biologische Eiweißwertigkeit des Gesamtmilchproteins beträgt 88, die des Kaseins 82 und die des Laktalbumins 104, limitierende Aminosäuren des Kaseins sind Methionin und Tryptophan. Milchfett: reichlich gesättigte Fettsäuren, zahlreiche kurz- und mittelkettige Fettsäuren, jedoch nur relativ wenig hochungesättigte bzw. essentielle Fettsäuren, Cholesteringehalt ca. 12%.

Kohlenhydratgehalt ca. 6% Milchzucker (Laktose). An Mineralstoffen ist in der Milch Kalzium am wichtigsten.

Milch – Handelsarten

▷ *Entrahmte Milch (Magermilch):* pasteurisierte Milch mit höchstens 0,3% Fett.

H-Milch: ultrahocherhitzte bzw. uperisierte Milch 1–3 Sek. bei 130–150° C erhitzt.

▷ *Kondensmilch:* eingedickte Milch mit Wassergehalt von ca. 70% (mit 7 oder 10% Fett), meist Zusätze von Zitraten, Phosphaten oder Karbonaten, anschließend Sterilisation.

▷ *Teilentrahmte (fettarme) Milch:* pasteurisierte Milch mit mindestens 1,5%, höchstens 1,8% Fett.

Homogenisierte Milch: unter Druck durch Düsen gepreßte Milch, die nicht mehr aufrahmen kann. Pasteurisation der Milch meist mit Homogenisierung verbunden.

▷ *Trockenmilch:* im Walzen- oder Sprühtrocknungsverfahren hergestellte, getrocknete Milch.

Sterilmilch: sterilisierte Vollkonserve mit langer Haltbarkeit, bei der Herstellung erhitzt auf 130 – 140° C für 20 – 30 Minuten.

Lexikon M

▷ *Vollmilch*: pasteurisiert durch kurzfristige Erhitzung bei 71 – 74° C für 40 – 45 Sek. oder durch Hocherhitzung bei 85° C für 8 – 15 Sek. Fettgehalt im Mittel 3,5%.

▷ *Vorzugsmilch*: nur gereinigt und gekühlt (darf als Vorzugsmilch nur von Höfen, die besonderer tierärztlicher Kontrolle unterliegen, in den Handel kommen).

Milchpulver → siehe Verfahren der Lebensmittelherstellung

Milchsäure

Kommt als L(+)- und D(–)Milchsäure in der Nahrung vor (Milchsäure-Isomere).

Strukturformel L(+)- und D(-)Milchsäure

Im Molekül L(+)Milchsäure befindet sich die OH-(Sauerstoff-Wasserstoff-)Gruppe am mittleren Kohlenstoffatom in linker Position. Dies wird mit L (laevus = links) ausgedrückt. Im Polarimeter dreht dieses Milchsäure-Isomer polarisiertes Licht nach rechts, gekennzeichnet mit (+). Im Molekül D(-)Milchsäure befindet sich die OH-Gruppe am mittleren Kohlenstoffatom in rechter Position. Man bezeichnet dies mit D (dexter = rechts). Im Polarimeter dreht dieses Milchsäure-Isomer polarisiertes Licht nach links. Die Schreibweise kennzeichnet dies mit (-). Physiologisches Stoffwechselprodukt im menschlichen Organismus ist L(+)Milchsäure. Nur dieses Milchsäure-Isomer entsteht beim Abbau von Glukose bei Muskelarbeit. D(-)Milchsäure ist im menschlichen Stoffwechsel ein unphysiologisches Substrat. D(-)Milchsäure, die aus Nahrung oder Milchsäureproduktion bestimmter Darmbakterien in den Organismus gelangt, wird im Stoffwechsel gegenüber L(+)Milchsäure mit begrenzter Kapazität umgesetzt. Nach Aufnahme größerer Mengen D(-)Milchsäure kann Laktazidose (Stoffwechselstörung durch Milchsäureanreicherung mit verzögerter Ausscheidung und Anhäufung von D(-)Milchsäure) entstehen. Ungünstig Laktazidose bei Personen mit erhöhter Serumharnsäurekonzentration (bewirkt verminderte renale Harnsäureausscheidung), bei Personen mit Diabetes (kann eine vorhandene Ketoazidose verstärken), bei Personen mit Kreislauferkrankungen (bewirkt verminderte Sauerstoffnutzung), bei Leistungssportlern (durch Abbau von Glukose zu Milchsäure bei Sauerstoffmangel). Ernährungsperioden, in denen größere Mengen D(-)Milchsäure aufgenommen werden, können kombiniert mit anderweitigen Gegebenheiten (kaum zu kontrollieren) Laktazidosen mit pathophysiologischen Auswirkungen erzeugen, z. B. in Verbindung mit Dysbakterie und verstärkter intestinaler D(-)Milchsäureproduktion, in Verbindung mit schwerer Muskelarbeit und erhöhtem L-Laktat-Blutspiegel, in Verbindung mit gastroenterologischen Erkrankungen bei schlechter Monosaccharid-Resorption und gesteigerter mikrobieller Milchsäureproduktion. Nach *Giesecke* »macht dies die komplexe Natur des D(-) Milchsäurestoffwechselproblemes aus«. WHO-Empfehlungen (1967) hatten D(-)Milchsäure-Aufnahme bei Erwachsenen auf 100 mg pro kg Körpergewicht pro Tag begrenzt, in Ernährung von Säuglingen und Kleinkindern ausgeschlossen. Heute neue Grenzwerte in Diskussion. Ergebnis von Untersuchungen *Gieseckes, Stangassingers* und *Henles* empfehlen, der Aufnahme von D(-) Milchsäure aus D(-)milchsäurehaltigen Nahrungsmitteln noch engere Grenzen zu setzen (Grenzwertempfehlung *Giesecke* unter 50 mg/kg Körpergewicht/Tag). D(-)Milchsäuregehalte speziell in Sauermilchen und milchsäurevergorenen Lebensmitteln berücksichtigen. Erwünscht Deklarationen, die prozentuale Anteile L(+)- bzw. D(-)Milchsäure im Gesamtmilchsäuregehalt angeben. Unter Umständen sollten ca. 90% des Gesamtmilchsäurebestandes L(+)Milchsäure sein.

Schon 1959 erkannte *H. Heirler* in der Milchwirtschaft die Bedeutung des D(-)Milchsäure-Stoffwechselproblems und entwickelte in Zusammenarbeit mit *Kandler* (Universität München) Milchprodukte, die unter Einsatz von Sanoghurt-Streptokokken-Kulturen über 90% L(+)Milchsäure enthalten und D(-)Milchsäuregehalte begrenzen → vgl. **Tab. 36** S. 130.

Milchsäurevergärung → siehe Verfahren der Lebensmittelherstellung

Milchzucker → siehe Zucker

Mineralstoffe (Mengenelemente) → vgl. **Tab. 18** S. 112

Chlorid, Kalium, Kalzium, Magnesium, Natrium, Phosphor: essentielle Nahrungsinhaltsstoffe. Resorption aus Nahrung als elektrisch geladene Teilchen: Elektrolyte (Cl⁻, K⁺, Ca⁺⁺, Mg⁺⁺, Na⁺, PO₄⁻⁻⁻). In Körperflüssigkeiten als Elektrolyte dissoziiert, Kationen mit positiver Ladung, Anionen mit negativer Ladung.

▷ *Aufgaben:* Regulation des osmotischen Drucks in intra- und extrazellulären Körperflüssigkeiten, Wasserbewegung im Organismus (Wasser fließt aus Räumen niedriger Elektrolytkonzentration in Räume hoher Elektrolytkonzentration), Aufbau Gerüstsubstanzen und Gewebestrukturen (insbesondere Aufbau von Knochen und Zähnen), Beeinflussung Stoffwechselprozesse durch Förderung oder Hemmung von Enzymen (viele Mineralstoffe sind Koenzymanteile), Wirkung als Bestandteile von Hormonen, Regulation Säure-Basen-Haushalt, Beeinflussung von Nerven- und Muskelfunktionen. Aufrechterhaltung des Bestandes an Mineralstoffen durch Regulationsmechanismen, Ausscheidung über Nieren und Haut, Ersatz durch Zufuhr aus Nahrung. Zufuhrbedarf schwankend. Komplette Versorgung mit Mineralstoffen Aufgabe vollwertiger Ernährung. Mineralstoffverluste bei Erbrechen, Durchfall, Abführmittelmißbrauch, Schwitzen, Medikamente (z. B. Diuretika). Verluste an Mineralstoffen in vielen industriell verarbeiteten Lebensmitteln und bei der Zubereitung der Nahrung. Verluste an Mineralstoffen z. B. in Auszugsmehlen 50–80%.

▷ *Chlorid:* vorwiegend in extrazellulären Flüssigkeiten (Blutplasma, Lymphe, interstitielle Flüssigkeit), Bestandteil Magensalzsäure (HCl), zusammen mit Natrium Einfluß auf Wasserhaushalt und Wasserbindung in Geweben. *Empfohlener Tagesbedarf:* 3–6 g.

▷ *Kalium:* vorwiegend in intrazellulärer Flüssigkeit, aktivierender Kofaktor zahlreicher Enzyme, von Bedeutung für Nervenleitung und Muskeltätigkeit (bei Mangel Störungen der Herzmuskeltätigkeit, Schwäche Skelettmuskulatur, neuromuskuläre Symptomatik), Einfluß auf Wasserhaushalt (fördert Entwässerung). *Empfohlener Tagesbedarf:* 2–3 g.

▷ *Kalzium:* Baustein von Knochen und Zähnen, Einfluß auf Nerven und Muskelfunktionen, Muskelanspannung nur bei Anwesenheit von Ca⁺⁺ möglich, wichtig für Blutgerinnung, Regulation Kalziumstoffwechsel durch Parathormon, Calcitonin und Vitamin D. *Empfohlener Tagesbedarf:* 800 mg (in der Schwangerschaft zusätzlich 400 mg).

▷ *Magnesium:* Baustein von Knochen und Zähnen, Einfluß auf Erregbarkeit von Nerven und Muskeln (fördert Erschlaffung Muskulatur), Kofaktor von Enzymen (Enzymaktivierung)), bei zu geringer Aufnahme evtl. Neigung zu Bluthochdruck und Arteriosklerose. *Empfohlener Tagesbedarf:* 300–350 mg (abhängig von Kalzium- und Phosphatzufuhr), bei höherem Eiweißanteil in der Nahrung erhöhter Bedarf.

▷ *Natrium:* vorzüglich in extrazellulären Flüssigkeiten, Einfluß auf Wasserhaushalt, Leitelektrolyt der Wasserbewegung (Wasser folgt Na⁺), Wasserbindung in Geweben, Transport Glukose durch Membranen. *Empfohlener Tagesbedarf:* 2–3 g.

▷ *Phosphor:* Baustein von Knochen und Zähnen, Bestandteil energiereicher Phosphorsäureverbindungen (ATP), Bestandteil Zellkerneiweiß, Bestandteil von Phosphatiden (z. B. Lezithin). *Empfohlener Tagesbedarf:* 800 mg, in der Schwangerschaft 200 mg.

Mineralwässer

Natürliche: nach Mineral- und Tafelwasserverordnung (1984) biologisch einwandfreie Wässer mit Gehalten an Mineralstoffen und Spurenelementen. Ursprung in unterirdischen vor Verunreinigungen geschützten Quellvorkommen. Nachweis ernährungsphysiologischer Eignungen und amtliche Anerkennung erforderlich. Eignungsnachweis nicht nötig, wenn Gesamtgehalt an gelösten festen Bestandteilen über 1000 Milligramm pro Liter und/oder Gehalt an Kohlendioxide über 250 Milligramm pro Liter, oder Gehalt an Kalzium über 150 Milligramm oder Gehalt an Magnesium über 50 Milligramm pro Liter. Abfüllung direkt am Quellort vorgeschrieben, in für Endverbraucher bestimmten Flaschen.

Heilwässer: natürliche Mineralwässer mit zusätzlich anerkannten krankheitsheilenden, lindernden oder vorbeugenden Wirkungen. Amtliche Zulassung erforderlich.

▷ *Tafelwasser:* Mischung verschiedener Wasserarten und weiterer Zutaten. Nachweis ernährungsphysiologischer Wirkung und amtliche

Anerkennung nicht erforderlich. Angaben über Herkunft und chemische Zusammensetzung nicht erlaubt.

▷ *Quellwasser*: Aus unterirdischen Wasservorkommen, ohne erforderlichen Nachweis ernährungsphysiologischer Wirkung und ohne amtliche Anerkennung, vorgeschrieben sind Trinkwasserkriterien.

▷ *Mineralwasser-Typen*:

- Hydrogencarbonatwässer mit HCO_3-Anionen (Bicarbonat)
- Natriumhydrogencarbonatwässer, Kalziumhydrogencarbonatwässer, Magnesiumhydrogencarbonatwässer. Bewirken Alkalisierung im Organismus bzw. Anreicherung der Alkalireserve.
- Sulfatwässer mit viel Schwefel als Sulfate (Salze der Schwefelsäure). Bitterer Geschmack, leicht abführend.
- Chloridwässer reich an Chlorid (Cl), meist auch an Natrium (Na) = in Wasser gelöste Bestandteile des Kochsalzes (NaCl). Angezeigt bei Verlust an Flüssigkeit durch Schwitzen, Durchfall, Erbrechen.
- Mischformen: Kalzium-, Sulfat- Hydrogencarbonatwässer, Kalzium-, Magnesium-Chloridwässer (vorausgesetzt genannte Stoffe jeweils in Mol mindestens 20% der zugehörigen Ionengruppe).

Differenzierung von Mineral- und Tafelwässer im Gehalt an Kohlensäure: CO_2-freie Wässer unter 1 g CO_2 pro Liter, CO_2-reduzierte Wässer 4 – 5,5 g CO_2 pro Liter, CO_2-reiche Wässer 7 – 7,5 g CO_2 pro Liter. Kohlensäurereiche Mineralwässer erzeugen erfrischendes Gefühl im Mund, regen nüchtern getrunken Verdauung an (für magenempfindliche Patienten »stille« Mineralwässer besser).

Bezeichnung »Säuerling« oder »Sauerbrunnen« nur erlaubt, wenn Gehalt an Kohlendioxid über 250 Milligramm pro Liter. Differenzierung von Mineral- und Tafelwässern im Gehalt an Mineralien: Wässer mit nicht mehr als 50 Milligramm pro Liter, Wässer mit nicht mehr als 500 Milligramm pro Liter, Wässer mit nicht mehr als 1000 Milligramm pro Liter. Erlaubte deklarierte Aussagen: Bicarbonhaltig (wenn mehr als 600 Milligramm Bicarbonat pro Liter, sulfathaltig (wenn mehr als 200 Milligramm Sulfat pro Liter), chloridhaltig (wenn mehr als 200 Milligramm Chlorid pro Liter), magnesiumhaltig (wenn mehr als 50 Milligramm pro Liter), natriumhaltig (wenn mehr als 200 Milligramm pro Liter), geeignet für natriumarme Er-

nährung (wenn weniger als 20 Milligramm Natrium pro Liter) → vgl. **Tab. 15** S. 110. Ausschließlich erlaubte Behandlungen natürlicher Mineralwässer: Abtrennung von Eisen (Enteisung), Abtrennung von Schwefelverbindungen (Entschwefelung), Veränderung des Kohlensäuregehaltes (Entzug oder Versetzung von Kohlensäure). Erforderliche Angaben auf Etiketten natürlicher Mineralwässer: Verkehrsbezeichnung, Name der Quelle, Hinweis auf Analyse, Hinweis auf Behandlungsverfahren, Füllmenge, Firmenname.

→ vgl. **Tab. 7** Gehalte an Mineralien natürlicher Mineralwässer und Heilwässer, S. 106

Molke

▷ *Molke-Kwass:* Gärgetränk aus Molke und Vollkornbrot mit Sanoghurt Spezialkulturen, kalium- und magnesiumhaltig. Analyse pro 100 ml: 0,45 g Eiweiß, 0,03 g Fett, 3,80 g Kohlenhydrate, 21 kcal, 108 mg Kalzium, 162 mg Kalium, 10 mg Magnesium, 45 mg Natrium (=natriumarm), 0,2 mg Zink (s. Sortiment neuform-Reformhäuser).

▷ *Diät-Kurmolke:* Spezialmolke, die im Laktalbumingehalt auf 3 g pro 100 ml angereichert ist (s. Sortiment neuform-Reformhäuser). Analyse pro 100 ml: Laktalbumineiweiß 2,9 g, Fett weniger als 0,3 g, Kohlenhydrate 4,2 g, Kalzium 128 mg, Kalium 200 mg, Natrium 17 mg, Kalorien 31.

Eiweiß der Molke besteht zu 80% aus Laktalbumin mit biologischer Eiweißwertigkeit 104 (wertvoller als Kasein in Milch mit biologischer Wertigkeit von ca. 80).

Molkeherstellung → siehe Verfahren der Lebensmittelherstellung

Monoglyzeride → siehe Fett

Mononukleotide → siehe Kerneiweißstoffe

Monosaccharide → siehe Kohlenhydrate

Muttermilch

Zusammensetzung Muttermilch – Kuhmilch → vgl. **Tab. 22** S. 123.

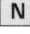

Nährstoffwirkung, spezifisch dynamische → siehe Energiestoffwechsel

Nahrungsallergene

Nahrungsinhaltsstoffe, die bei genetisch disponierten Individuen allergische Reaktionen auslösen. Wichtigste Lebensmittel, die Lebensmittelallergien auslösen können: Kuhmilch, Soja, Eier, Fisch, Hummer, Getreideprodukte, Zitrusfrüchte, Erdbeeren, Gewürze, Kräuter, Kräutertees, Schimmelpilze.

Nahrungsfette

Pflanzenöle, Pflanzenfette, Margarine, Backfette, Bratfette, Schlachtfette, Sahne, Butter.

▷ *pflanzliche:* Pflanzenöle (Olivenöl, Sonnenblumenöl, Leinöl, Maiskeimöl, Kürbiskernöl, Walnußöl, Sojaöl, Distelöl, Erdnußöl), wasserfreie Pflanzenfette und Backfette, Margarine.

▷ *tierische:* Milchfett, Butter, Butterschmalz, Schlachtfette (Schweineschmalz, Rindertalg, Gänsefett), Fischöle.

Nahrungsinhaltsstoffe

▷ *Energieliefernde:* Kohlenhydrate (Monosaccharide, Disaccharide, Polysaccharide), Fett (Fettsäuren, Triglyzeride), Eiweiß (Aminosäuren, Proteine), organische Säuren, Alkohol.
1 g Kohlenhydrat = 4 kcal, 1 g Fett = 9 kcal, 1 g Eiweiß = 4 kcal, 1 g Alkohol = 7 kcal.
▷ *Nicht energieliefernde:* Vitamine, Mineralstoffe, Spurenelemente, Wasser.
▷ *Essentielle:* im menschlichen Organismus nicht herstellbare, lebenswichtige, zufuhrpflichtige Nahrungsinhaltsstoffe (Vitamine, Mineralstoffe, Spurenelemente, essentielle Fettsäuren, essentielle Aminosäuren, bisher nicht identifizierte essentielle Substrate).
▷ *Ballaststoffe:* Durch Abbau zu kurzkettigen Fettsäuren (Buttersäure, Essigsäure, Propionsäure) durch Darmbakterien zum Energiegewinn teilweise nutzbar (im Gegensatz zu früherer Auffassung).
▷ *Dichte essentieller Nahrungsinhaltsstoffe:* essentielle Nahrungsinhaltsstoffe pro Energieeinheit (z. B. 1 kcal, 100 kcal) = Parameter ernährungsphysiologischer Qualität.
▷ *Relation energieliefernder Nahrungsinhaltsstoffe:* prozentuale Energieanteile aus Kohlenhydraten, Fett und Eiweiß an Gesamtenergieaufnahme.
In der Regel wünschenswert: 50–55% Kohlenhydratenergieanteil, 30–35% Fettenergieanteil, 10–15% Eiweißenergieanteil.

Nährwert

Kleine Nährwert-Tabelle → vgl. **Tab. 18** S. 112

Natrium → siehe Mineralstoffe

Natriumgehalte

Natriumgehalte in natriumarmen Broten, Gebäcken und Teigwaren → vgl. **Tab. 11** S. 108
Natriumgehalte in natriumarmen Heirler Milchprodukten vgl. → **Tab. 12** S. 108
Natriumgehalte in Nahrungsmitteln → vgl. **Tab. 14** S. 109
Natriumgehalte in Mineralwässern pro Liter → vgl. **Tab. 15** S. 110

Naturstoffe, vitaminreiche

Zur Nahrungsergänzung mit wichtigen naturgegebenen Vitaminen aus Naturprodukten (s. Sortiment neuform-Reformhäuser):

▷ *Acerolasaft:* hergestellt aus der Steinfrucht des »Kirschbaumes der Antillen« (Malphigia punicifolia) mit höchstem Vitamin-C-Gehalt aller bekannten Obst- und Gemüsearten. Neben Vitamin-C-Gehalt an Flavonoiden (Rutin Hersperidin). Gehalt an Vitamin C in Acerolasaft ca. 1000 mg%, in Acerola-Vitamin-C-Talern 500 mg Vitamin C pro Taler, in Vitamin-C-Kautabletten 150 mg pro Tablette.
▷ *Hefe, flüssige:* Vitam-Vollhefe. Gehalt an Vitamin B_1 16 mg%, Vitamin B_2 2,7 mg%.
▷ *Hefeextrakt:* eingedickter Inhalt der Hefezellen (befreit von Zellwänden). Gehalt an Vitamin B_1 12 mg%, Folat 2 mg%, B_2 16 mg%, B_6 9 mg%.
▷ *Hefeflocken:* Hergestellt durch Walzentrocknung, Gehalt an Vitamin B_1 30 mg%.
▷ *Hefepulver:* gewonnen durch Sprühtrocknung und anschließendes Vermahlen, Gehalt an Vitamin B_1 12 mg%, Folat 0,3 mcg%, B_2 3,8 mg%.
▷ *Weizenkeime:* aus Weizenkörnern isolierte Keime mit höheren Gehalten an Vitamin E und Vitamin B_1, Gehalt an Vitamin E ca. 27 mg%, Gehalt an Vitamin B_1 ca. 2 mg%.
▷ *Weizenkeimöl:* aus Keimen des Weizens durch Pressung gewonnen (in Reformhäusern garantiert unbehandeltes, nicht raffiniertes Weizenkeimöl erhältlich), Gehalt an Vitamin E 230 – 350 mg%.
▷ *Vollfrucht-Mango (Sorte Alfonso):* hergestellt aus Steinfrüchten des Mangobaumes. Gehalt an beta-Carotin ca. 3,5 mg%.
▷ *Vollfrucht-Sanddorn:* hergestellt aus Früchten des Sanddornstrauches (Hippophae rhamnoides), Gehalte an Vitamin C pro 100 ml zwischen 180 und 200 mg in gesüßten Produkten, in ungesüßten Produkten ca. 300 mg.

Niacinamid (Nikotinsäureamid) → siehe Vitamine

Nierenversagen
Ernährungstherapeutische Maßnahmen und ihre wesentlichen Ziele bei Nierenversagen (nach *Kluthe* u. *Quirin*) → vgl. **Tab. 26** S. 124

Nitrat → siehe Rückstände – Schadstoffe

Nitrosamine → siehe Schadstoffe, naturgegebene

Normalgewicht → siehe Körpergewicht

Normalgewicht n. Bornhardt-Formel → siehe Körpergewicht

Nukleinsäuren (Polynukleotide) → siehe Kerneiweißstoffe

Nukleoproteide → siehe Kerneiweißstoffe

Nüsse und Samen
Walnüsse, Haselnüsse, Mandeln, Pistazien, Paranüsse, Cashewnüsse, Pinienkerne, Maronen, Kokosnüsse, Sonnenblumenkerne, Leinsamen, Kürbiskerne, Sesamsamen. Zusammensetzung: Fettreich (bis zu 60%), eiweißreich (bis zu 20%), kalorienreich, reich an Mineralstoffen (Kalium, Kalzium, Phosphat, Magnesium), Vitamin B_1, Vitamin E.
▷ *Nußerzeugnisse:* Nußmuse aus ganzen Nüssen nach Entfernung der Nußhülsen schonend geröstet, Pressung in Nußmühlen, keinerlei Zusätze (s. Sortiment neuform-Reformhäuser).

Obst u. Obsterzeugnisse
▷ *Kernobst, Steinobst, Beerenobst, Südfrüchte, Wildfrüchte:* Zusammensetzung: 85 – 90% Wasser, 10 – 15% Kohlenhydrate, 0 – 1% Eiweiß, 20 – 70 kcal, Ballaststoffe (Pentosane). Viele Früchte enthalten größere Mengen an Vitamin C (z. B. Acerolakirschen ca. 1700 mg%, Hagebutten ca. 1250 mg%, Sanddornbeeren ca. 450 mg%, schwarze Johannisbeeren ca. 175 mg%, Zitronen und Orangen ca. 50 mg §). Aprikosen und Mango sind reich an Provitamin A. Unter den Mineralstoffen sind höhere Kaliumgehalte von besonderer Bedeutung.
▷ *Fruchtsäfte aus Fruchtsaftkonzentraten:* hergestellt meist mit Heißwasserextraktion, stärkerem Einsatz von Enzymen zu hoher Preßausbeute und zur Klärung des Saftes.
▷ *Fruchtnektare:* aus Fruchtsaft oder Fruchtsaftkonzentraten mit Zusatz von maximal 20% Zucker (Weißzucker, Flüssigzucker, Dextrose, Glukosesi-

rup, Fruktose, Invertzuckersirup). Mindestfruchtanteil zwischen 25 und 50%.
▷ *Fruchtsaftgetränke:* Fruchtsaftanteil je nach Sorte 6 – 30%, Einsatz von Aromastoffen und Genußsäuren.
▷ *Konfitüren, Marmeladen, Gelees:* mit 50 – 60% Gehalt an zugesetztem Zucker.
▷ *Preßsäfte, reine:* hergestellt ohne Wasserzusatz, ohne übermäßige Verwendung von Enzymen, meist naturtrüb mit fruchteigenen Ballaststoffen, Fruchtsaftanteil 100%.

Obstkuren
Gehalte wichtigster Vitamine in Obst, das zu Obstkuren zu verwenden ist (mg in 100 g) → vgl. **Tab. 23** S. 123
Gehalte an Kalium und Natrium in zu Obstkuren geeignetem Obst (mg/100 g) → vgl. **Tab. 24** S. 123

Oligopeptide → siehe Eiweiß – Proteine

Olivenöl → siehe Pflanzenöle

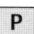

Pantothensäure → siehe Vitamine

Pasteurisation der Milch → siehe Verfahren der Lebensmittelherstellung

Pektine → siehe Ballaststoffe

Pentosane → siehe Ballaststoffe

Pflanzenöle
Fruchtfleischöle, Samenöle, Keimöle
▷ *Raffinierte:* bei der Herstellung über verschiedene Raffinationsprozesse gewonnen (Entschleimung, Entsäuerung, Bleichung, Desodorierung).
▷ *Nicht raffinierte:* nicht entschleimt, nicht entsäuert, nicht gebleicht und lediglich schonend im Hochvakuum gedämpft oder durch Dampfwäsche destillativ bei begrenzter Temperatur entsäuert.
▷ *Nicht raffinierte, naturbelassene:* durch Kaltpressung gewonnen (Temperatur des auslaufenden Öles aus der Schneckenpresse maximal 50° C), werden Öle nach der Kaltpressung nicht raffiniert, ist Deklaration »kaltgepreßt und nicht raffiniert« oder »naturbelassen« erlaubt.
Zur Herstellung nicht raffinierter, naturbelassener Pflanzenöle nur frisches Saatgut geeignet ohne zu beanstandende Rückstände und Verunreinigungen. Ein reichhaltiges Sortiment nicht raffinierter, naturbelassener Pflanzenöle bieten

neuform-Reformhäuser. Wichtigste nicht raffinierte, naturbelassene Pflanzenöle zum Einsatz in naturheilkundlicher Ernährungstherapie:

▷ *Kürbiskernöl:* (Rohstoff Kerne von Speisekürbissorten): 20 – 25% gesättigte Fettsäuren, 25 – 35% einfach ungesättigte Fettsäuren, 40 – 50% hochungesättigte Fettsäuren, p/s-Quotient 2 – 3, Vitamin-E-Gehalt ca. 45 mg%.

▷ *Leinsamenöl* (Rohstoff Leinsamen): 10 – 15% gesättigte Fettsäuren, 15 – 20% einfach ungesättigte Fettsäuren, ca. 70% hochungesättigte Fettsäuren (hiervon ca. 15% Linolsäure und ca. 60% alpha-Linolensäure), p/s-Quotient ca. 7,0, Vitamin-E-Gehalt ca. 35 mg%.

▷ *Maiskeimöl* (Rohstoff Keime der Maiskörner): 10 – 15% gesättigte Fettsäuren, 20 – 30% hochungesättigte Fettsäuren, p/s-Quotient 5,0, Tocopherolgehalt ca. 125 mg%.

▷ *Olivenöl* (Rohstoff Früchte des Olivenbaumes): 10 – 15% gesättigte Fettsäuren, 70 – 80% einfach ungesättigte Fettsäuren, ca. 10% hochungesättigte Fettsäuren, p/s-Quotient 0,7, Vitamin-E-Gehalt ca. 15 mg%.

▷ *Saflor- oder Distelöl* (Rohstoff Samen der Saflorpflanze) ca. 10% gesättigte Fettsäuren, 10 – 15% einfach ungesättigte Fettsäuren, 70 – 80% hochungesättigte Fettsäuren, p/s-Quotient ca. 8,0, Vitamin-E-Gehalt ca. 45 mg%.

▷ *Sojaöl* (Rohstoff Sojabohnen) ca. 15% gesättigte Fettsäuren, ca. 20% einfach ungesättigte Fettsäuren, 60 – 65% hochungesättigte Fettsäuren (hiervon ca. 55% Linolsäure, ca. 10% alpha-Linolensäure), p/s-Quotient ca. 4, Vitamin-E-Gehalt 95 mg%.

▷ *Sonnenblumenöl* (Rohstoff Samen der Sonnenblumen): 10 – 15% gesättigte Fettsäuren, 20 – 30% hochungesättigten Fettsäuren, p/s-Quotient 5,0, Vitamin-E-Gehalt ca. 70 mg%.

▷ *Traubenkernöl:* (Rohstoff Kerne von Weintrauben): ca. 10% gesättigte Fettsäuren, ca. 20% einfach ungesättigte Fettsäuren, ca. 70% hochungesättigte Fettsäuren, p/s-Quotient ca. 7, Vitamin-E-Gehalt ca. 15 mg% (im Handel nur als raffiniertes Öl erhältlich).

▷ *Weizenkeimöl* (Rohstoff Weizenkeime) ca. 20% gesättigte Fettsäuren, ca. 10% einfach ungesättigte Fettsäuren, 55 – 65% hochungesättigte Fettsäuren (hiervon ca. 5% alpha-Linolensäure), p/s-Quotient ca. 2,5, Vitamin-E-Gehalt 200–300 mg%.

Phosphatide (Phospholipide)
Phosphatide enthalten wasser- und fettfreundliche Anteile, sie können Fett in wäßrigen Lösungen fein verteilt halten, wirken als Emulgatoren.
In pflanzlichen und tierischen Lebensmitteln, speziell in Samen, Keimen, Eidotter, Soja, Milch, Butter, Samen- und Keimölen.

Phosphor → siehe Mineralstoffe

Phyllochinone (Vitamin K) → siehe Vitamine

Physikalischer Brennwert → siehe Brennwerte

Physiologischer Brennwert → siehe Brennwerte

Phytin
Kalzium-Magnesium-Salz der Phytinsäure (Hexaphosphorsäureester des Inosit), in Schalen und Aleuronschicht von Zerealien. Abbau durch Phytase zu Phosphorsäure und Inosit. Hemmt Resorption von Kalzium, Magnesium und Eisen (Bildung schwer löslicher Komplexsalze).

Phytosterine
In Pflanzen und Pilzen vorkommende Sterine (Sitosterin, Stigmasterin, Ergosterin). Wichtigstes Phytosterin beta-Sitosterin.

Pökeln → siehe Verfahren der Lebensmittelherstellung

Polypeptide → siehe Eiweiß – Proteine

Polysaccharide → siehe Kohlenhydrate

Preßsäfte, reine → siehe Obst

Prostaglandine → siehe Fett

Proteide → siehe Eiweiß – Proteine

Proteine → siehe Eiweiß – Proteine

Protein und Proteinkombinationen
Biologische Wertigkeit von Proteinen und Proteinkombinationen → vgl. **Tab. 5** S. 105

p/s-Quotient → siehe Fett

Purine bzw. Purinbasen → siehe Kerneiweißstoffe

Pyridoxin (Vitamin B$_6$) → siehe Vitamine

Quellwasser → siehe Mineralwässer

Räuchern → siehe Verfahren der Lebensmittelherstellung

Raffinadezucker-Herstellung → siehe Verfahren der Lebensmittelherstellung

Lexikon R

Raffination von Ölen → siehe Verfahren der Lebensmittelherstellung

Relation energieliefernder Nahrungsinhaltsstoffe → siehe Nahrungsinhaltsstoffe

Retinol (Vitamin A) → siehe Vitamine

Riboflavin (Vitamin B_2) → siehe Vitamine

Rohfaseraufnahme
Tägliche Rohfaseraufnahme Erwachsener (nach *Thomas* u. *Rienermann*) → vgl. **Tab. 16** S. 110

Rückstände – Schadstoffe
Rückstände. In Lebens- und Nahrungsmitteln anzutreffende Substrate aus Pflanzenschutzmitteln, Vorratsschutzmitteln, Tierarzneimitteln, Düngemitteln (durch Einsatz in Landwirtschaft). *Wichtigste Rückstandsubstrate:* Pestizide (Insektizide, Herbizide, Fungizide), Nitrat, Antibiotika, Hormone.
Höchstzulässige Pestizid-Rückstandsmengen in Höchstmengen-Verordnung Pflanzenschutz festlegt.
▷ *Nitrat:* je nach Anbau und Düngung verschieden hohe Nitratmengen in landwirtschaftlichen Produkten (vor allem in Gemüse). Besondere Anreicherung von Nitrat in nitrophilen Gemüsen z. B. Spinat, rote Bete, Radieschen, Rettich, Kopfsalat.
Regional unterschiedliche Nitratgehalte im Trinkwasser. Gesetzlich vorgeschriebener Höchstgehalt: 50 mg Nitrat/Liter (Trinkwasser-Verordnung).
▷ *Schadstoffe:* in Lebens- und Nahrungsmittel anzutreffende Substrate aus Verunreinigungen von Luft, Wasser und Böden (unbeabsichtigt aus industrieller Produktion und Kraftfahrzeugverkehr).
▷ *Wichtigste Schadstoffe:* Schwermetalle (Blei, Cadmium, Quecksilber), polyzyklische aromatische Kohlenwasserstoffe (z. B. Benzpyrene), polychlorierte Biphenyle (PCB), Hexachlorbenzol (HCB).
Polyzyklische aromatische Kohlenwasserstoffe aus unvollständiger Verbrennung organischer Verbindungen (Verbrennungsrückstände von Kraftstoffen, Heizöl, Kohle). Polychlorierte Biphenyle (PCB) aus Weichmachern für Lackharze, Kunststoffe, Schmiermittel, Transformatorenflüssigkeit, Hydrauliköle, Wärmeübertragungsmittel. Hexachlorbenzol (HCB) aus Weichmachern, Beiz- und Bodenbehandlungsmitteln.

Saccharide → siehe Kohlenhydrate

Saccharin → siehe Süßstoffe

Saccharose (Rohr- oder Rübenzucker) → siehe Kohlenhydrate

Saflor- oder Distelöl → siehe Pflanzenöl

Sanoghurt → siehe Sauermilcherzeugnisse

Sauermilcherzeugnisse
▷ *Buttermilch*: fällt bei der Butterherstellung an, im Handel mit 10% Wasserzusatz, mit Fettgehalt unter 1%.
▷ *Joghurt*: hergestellt mit Kultur aus Streptococcus thermophilus und Streptococcus bulgaricus. *Dickmilch*: Dickgelegte Vollmilch nach Beimpfung mit Milchsäurebakterien.
▷ *Kefir*: hergestellt mit einer Kultur aus Saccharomyces Kefir, Streptococcus lactis, Streptococcus cremoris, Lactobazillus kaucasicus, enthält 0,05 Gewichtsprozent Alkohol und Kohlensäure.
▷ *Sanoghurt (Heirler)*: hergestellt mit einer speziellen Streptococcenkultur nach Prof. Kandler mit über 90% rechtsdrehender L(+) Milchsäure im Gesamtmilchsäurebestand, Zusatz von Oligofruktose als Ballaststoff. Im Gesamtmilchsäurebestand der Sauermilchen ist die Relation von L(+) und D(-) Milchsäure unterschiedlich. Dickmilch und Sanoghurt enthalten über 90% L(+) Milchsäure im Gesamtmilchsäurebestand, Joghurt nur 50 – 70% L(+) Milchsäure (s. Stichwort Milchsäure).

Schadstoffe, naturgegebene
▷ *Aflatoxine:* von bestimmten Schimmelpilzarten (z. B. Aspergillus flavus) erzeugte Mykotoxine (Pilzgifte), leberschädigend, stärkste bisher bekannte Kanzerogene. Gefährdete Lebens- und Nahrungsmittel: Erdnüsse, Nüsse, Zerealien, Brot, Backwaren. Keine Aflatoxinproduktion durch Kulturpilze (z. B. in Edelpilzkäsen).
▷ *Blausäure:* Kann sich in bitteren Mandeln und Leinsamen bilden, nicht frei, sondern an Glykosid Linamarin gebunden, hieraus wird Blausäure im Magen-Darm-Trakt nicht freigesetzt.
▷ *Nitrosamine:* Verbindungen von Nitriten mit Eiweißbausteinen (Aminen), kanzerogen in Tierversuchen. Bildung in Lebensmitteln oder im Organismus (Mund, Magen) möglich, begünstigt durch hohe Temperaturen und nach Umwandlung von Nitrat zu Nitrit durch Bakterien. *Cave Nitrosaminbildung: beim Grillen und Braten gepö-*

kelter Fleischwaren, beim Erhitzen von Käse + Schinken, beim Aufwärmen von Spinat.

▷ *Solanin:* Gift, das vor allem in Kartoffeln mit grünen Schalen und Kartoffelkeimen vorkommen kann, auch in grünen Tomaten. Erhitzen zerstört Solanin.

Säuglinge
Alter-Gewicht-Größe → vgl. **Tab. 21** im S. 123

Eiweißbedarf → vgl. **Tab. 20** S. 123

Kalorienbedarf → vgl. **Tab. 19** S. 123

Säure-Basen-Haushalt
Reguliert in Körperflüssigkeiten (Blut, Lymphe, Zwischenzellflüssigkeit) und innerhalb der Zellgewebe und Zellen Gleichgewicht zwischen Säuren und Basen. Dieses ist durch die Wasserstoffionen-Konzentration (H^+) und die Bi-carbonat-Konzentration (HCO_3^-) zu messen. Wasserstoffionen-Konzentration (pH-Wert) des Blutes 7,3–7,4, schwankende pH-Werte im Harn je nach Stoffwechsellage. pH-Werte beeinflussen Struktur Zellbestandteile, Durchlässigkeit Zell-membranen, Enzymaktivitäten. Zu unterscheiden sind in der Ernährung basenbildende Lebensmit-tel (Gemüse, Kartoffeln, die meisten Obstarten) und säurebildende Lebensmittel (Fleisch, Fisch, Ei, Käse). Organismus benötigt Basen bzw. Alkali-reserve, um auftretende Säureüberschüsse abpuf-fern zu können. Laktovegetabile Ernährungsweise ist am besten geeignet, ausreichend basenbil-dende Nahrungsbestandteile zuzuleiten und eine ausreichende Alkali- und Basenreserve aufrecht-zuerhalten.

Selen → siehe Spurenelemente

Sojaöl → siehe Pflanzenöle

Sojaprodukte
▷ *Sojabohnen* pro 100 g: ca. 40% Eiweiß, ca. 20% Fett, ca. 6% Kohlenhydrate, ca. 370 Kalorien, ca. 250 mg Magnesium, ca. 250 mg Kalzium, ca. 8 mg Eisen, ca. 0,4 mg Bl, ca. 0,7 mg B6, ca., 49 mcg Fol-säure.

▷ *Soja-Konzentrat* ca. 18%, Sojamehl ca. 24%, Soja-Speisekleie ca. 60%).

▷ *Sojamilch* pro 100 ml: ca. 3,5 g Eiweiß, ca. 2,0 g Fett, ca. 1,0 g Kohlenhydrate, ca. 35 Kalorien.

▷ *Soja-Speisekleie* pro 100 g: ca. 13 g Eiweiß, ca. 2 g Fett, ca. 10 g Kohlenhydrate, ca. 100 Kalorien. In Sojabohnen, Soja-Mehl und Soja-Speisekleie hohe Ballaststoffgehalte (Sojabohnen ca. 23%).

▷ *Soja-Teigwaren* pro 100 g: ca. 17 g Eiweiß, ca.

5 g Fett, ca. 60 g Kohlenhydrate, ca. 350 Kalorien. (siehe auch Teigwaren – Nudeln).

▷ *Soja-Tofu* pro 100 g: ca. 10 g Eiweiß, ca. 5 g Fett, ca. 1 g Kohlenhydrate, ca. 90 Kalorien.

▷ *Sojawurst* pro 100 g: ca. 10 g Eiweiß, ca. 25 g Fett, ca. 4 g Kohlenhydrate, ca. 300 Kalorien.

▷ *TVP-Sojakonzentrat* pro 100 g: ca. 65% Eiweiß, 0% Fett, ca. 1,5% Kohlenhydrate, ca. 250 Kalorien.

▷ *TVP-Sojamehl* pro 100 g: ca. 50% Eiweiß, ca. 1% Fett, ca. 8% Kohlenhydrate, ca. 240 Kalorien.

▷ *TVP* = textured vegetable protein: texturiertes Sojaprotein aus entfettetem Sojamehl oder Soja-konzentrat. Hergestellt durch Anreicherung mit Wasser, kurzzeitige Erhitzung und Pressung unter Druck durch Lochscheiben (mit unterschiedlicher Größe, Textur und Form). Weitgehend industriel-le Verarbeitung zu Produkten von fleischähnli-cher Struktur.

Solanin → siehe Schadstoffe, naturgegebene

Sonnenblumenöl → siehe Pflanzenöle

Sorbit → siehe Zuckeraustauschstoffe

Sozialverträglichkeit – Umweltverträglichkeit
▷ *Sozialverträglichkeit:* Vermeidung von Verede-lungsverlusten bei Erzeugung und Herstellung von Lebensmitteln.

▷ *Umweltverträglichkeit:* möglichst wenig Um-weltbelastung bei der Erzeugung von Lebensmit-telrohstoffen und der Produktion von Lebens- und Nahrungsmitteln (*nach C. Leitzmann defi-niert*).

Spurenelemente
Mineralische Mikroelemente (Bedarf weniger als 20 mg/Tag), teilweise essentielle Nahrungsin-haltsstoffe.

Essentielle Spurenelemente mit bekannten phy-siologischen Funktionen sind z. B.: Eisen (Fe), Fluor (F), Jod (J), Kobalt (Co), Kupfer (Cu), Mangan (Mn), Selen (S), Zink (Zn).

Bestandteil organischer Strukturen, Bestandteil von Enzymen und Hormonen, Beteiligung an Stoffwechselprozessen durch Förderung oder Hemmung körpereigener Wirkstoffe.

Komplette Versorgung mit essentiellen Spuren-elementen Aufgabe vollwertiger Ernährung.

▷ *Eisen.* Bestandteil des roten Blutfarbstoffes (Hämoglobin), Bestandteil des Muskelfarbstoffes Myoglobin, Bestandteil von Enzymen der At-mungskette. Eisenbestand im menschlichen Organismus 4–5 g bzw. 4000–5000 mg (Hämo-globin-Eisen, Myoglobin-Eisen, Enzym-Eisen,

Plasma-Eisen, Depot-Eisen, Speicher-Eisen). Normaler Bluteisenspiegel Männer 80 bis 150 µg/100 ml, Frauen 70–130 µg/100 ml (an Transferrin gebunden). *Empfohlene tägliche Aufnahme:* Männer 12 mg, Frauen 15–18 mg. Schlechte Bioverfügbarkeit, Resorptionsquote aufgenommener Mengen durchschnittlich 10%.

Gute Resorption aus Hämoglobin-Eisen (Häm-Eisen), generell bessere Resorption aus tierischen Produkten, verbesserte Resorption in Anwesenheit von Vitamin C, Milchsäure, bestimmten Proteinen (z. B. Laktoferrin in Muttermilch und Molke), Beeinträchtigung Resorption durch Phytinsäure bzw. Phytin. Anpassung an Bedarf durch Steuerung enteraler Resorption, verstärkte Resorption bei Eisenmangel.

▷ *Eisenmangelzustände (Stadien):* prälatenter Eisenmangel mit absinkenden Eisenreserven (im Blut noch normaler Eisengehalt), latenter Eisenmangel mit Abfall Serumeisengehalt, manifester Eisenmangel (Hämoglobinwerte unter 12 g% und Eisenmangelanämie). Latenter Eisenmangel häufig bei älteren Säuglingen und Kleinkindern (pränatal angelegte Eisendepot bis 5. oder 6. Lebensmonat aufgebraucht). Latenter oder manifester Eisenmangel häufig bei Frauen im Menstruationsalter.

▷ *Fluor:* Bestandteil von Knochen und Zähnen, Einfluß auf Härtung Zahnschmelz. *Empfohlener Tagesbedarf:* ca. 1 mg.

▷ *Jod:* Bestandteil Schilddrüsenhormon (Thyroxin), Einfluß auf Schilddrüsenfunktion (bei Mangel Kropfbildung mit verminderter Schilddrüsenfunktion, bei Überschuß Schilddrüsenüberfunktion). *Empfohlener Tagesbedarf:* 0,04–0,08 mg.

▷ *Kobalt:* Baustein von Cobalamin (Vitamin B_{12}), Einfluß auf Bildung und Ausreifung roter Blutzellen (Erythrozyten). *Empfohlener Tagesbedarf:* 5–10 µg.

▷ *Kupfer:* Bestandteil mehrerer Enzyme (z. B. Oxidasen), Einfluß auf Eisenstoffwechsel und Blutbildung. *Empfohlener Tagesbedarf:* 2 mg.

▷ *Mangan:* Bestandteil von Enzymen, Einfluß auf Knochenbildung, Einfluß auf Insulinaktivität. *Empfohlener Tagesbedarf:* 2–5 mg.

▷ *Selen:* Einfluß auf Stoffwechselprozesse, Oxidationsschutz und Schutz vor Bildung aggressiver Radikale. Tagesbedarf nicht bekannt.

▷ *Zink:* Einfluß auf Stoffwechselprozesse, Bestandteil zahlreicher Enzyme, Kofaktor von Enzymen (Enzymaktivierung). *Empfohlener Tagesbedarf:* 5–13 mg.

Stärke → siehe Kohlenhydrate

Steinobst → siehe Obst

Sterilmilch → siehe Milch-Handelsarten

Südfrüchte → siehe Obst

Süßmittel, alternative

▷ *Ahornsirup:* süßer Saft des kanadischen Ahornbaumes. Qualitätsgrade: 1. Grad AA/Can. No. 1 Extra ligth, 2. Grad A/Can No. 1 Light (clair), 3. Grad B/Can No. 1 Medium, 4. Grad D/Can No. 2 Amber, 5. Grad D/Can No. 2 Dark, Hauptbestandteil Saccharose.

▷ *Dattelmark:* eingedickter Dattelsaft.

▷ *Fruchtdicksäfte:* schonend eingedickte Birnen- oder Apfelsäfte.

▷ *Raffinadezucker Ungereinigter* (Produktbezeichnung Ur-Süße) pro 100 g: ca 90 g Kohlenhydrate, ca. 1 g Eiweiß, ca. 370 Kalorien, ca. 730 mg Kalium, ca. 60 mg Magnesium, ca. 30 mg Kalzium, ca. 13 mg Eisen, ca. 0,1 mg Vitamin B_1.

▷ *Zuckerrübensirup:* eingedickter Zuckerrübensaft.

Süßstoffe

Cyclamat: Natrium- oder Kaliumsalz der Cyclohexylsulfaminsäure, 35-fache Süßkraft der Saccharose, in wäßrigen- und säurehaltigen Flüssigkeiten stabil, kalorienfrei, ADI-Wert 11 mg/kg Körpergewicht.

Saccharin: 450 – 550 fache Süßkraft der Saccharose, leichter Nachgeschmack, ADI-Wert 2,5 mg/kg Körpergewicht.

Aspartam: 200 fache Süßkraft der Saccharose, wird im Stoffwechsel zu den Aminosäuren Phenylalanin und Asparagin abgebaut, kontraindiziert bei der Stoffwechselkrankheit Phenylketonurie.

Tafelwasser → siehe Mineralwässer

Teigwaren – Nudeln

Nährstoffgehalt (Eierteigwaren): Eiweiß ca. 12 g, Fett ca. 3 g, Kohlehydrate ca. 70 g, Kalorien ca. 362, Natrium ca. 15 mg, Kalium ca. 165 mg, Kalzium ca. 25 mg, Magnesium ca. 67 mg, Vitamin B_1 0,17 mg, Vitamin B_2 0,07 mg, B_6 1,9 mg. Hergestellt aus Mehl, Grieß, Salz, Wasser, evtl. Eier (Eierteigwaren). Wichtiger Qualitätsunterschied ob zur Herstellung Hartweizen oder Weichweizen verwendet wird. Hartweizen besitzt höheren Anteil Klebereiweiß (dieser Eiweißstoff umschließt Stärke in Getreide und verhindert, daß beim Kochen Nudeln weich und schmierig werden).

▷ *Eierteigwaren:* gut 2 Eier je Kilo Weizengrieß oder Mehl, meist als pasteurisiertes Flüssigei, Gefrierei oder Trockeneipulver. Teigwaren mit hohem Eigehalt mindestens 4 oder 6 Eier.

▷ *Soja-Teigwaren:* Teigwaren mit Zusatz von Sojamehl.

Italiener bezeichnen Nudelgerichte als Pasta. Dazu gehören u. a. Tortellini (gefüllte Pasta), Ravioli (gefüllte Taschen in Kissenformat), Penne (röhrenförmig gerippte Nudeln), Farfalle (schleifenförmig geformte Nudeln), Tagliatelli (schmale Bandnudeln), Tagliarini (flache Bandnudeln), Fedeli (dünne zylindrische Nudeln), Spaghetti (dünne, lange, stäbchenförmige Nudeln).

▷ *Teigwaren besonderer Art:* enthalten zusätzlich Gemüse oder Kräuter oder werden mit Pulver oder Konzentrat dieser Zusätze gefärbt.

▷ *Vollkornnudeln:* aus dem Mehl des vollen Korns (Weizen, Roggen, Dinkel oder Grünkern) enthalten mehr Vitamine, Mineral- und Ballaststoffe und schmecken kerniger als Nudeln aus hellem Mehl oder Grieß.

Thermogenese → siehe Energiestoffwechsel

Thiamin (Vitamin B₁) → siehe Vitamine

Tiefkühlung → siehe Verfahren der Lebensmittelherstellung

Tocopherole (Vitamin E) → siehe Vitamine

Trans-Fettsäuren → siehe Fett

Traubenkernöl → siehe Pflanzenöle

Traubenzucker → siehe Zucker

Triglyzeride → siehe Fett

Triglyzeride, einfache → siehe Fett

Triglyzeride, gemischte → siehe Fett

Triglyzeride, mittelkettige (mct) → siehe Fett

Tripeptide → siehe Eiweiß – Proteine

Übergewicht → siehe Körpergewicht

Ultrahocherhitzung der Milch (UHT-Verfahren) → siehe Verfahren der Lebensmittelherstellung

Untergewicht → siehe Körpergewicht

Vegetabile Spezialitäten

Hergestellt aus rein pflanzlichen Rohstoffen, große Auswahl im Sortiment neuform-Reformhäuser, z. B. Delikateß Brotaufstriche, vegetarische Brotaufstriche, Pflanzenfleisch, Soja-Wurst

Verfahren der Lebensmittelherstellung

▷ *Homogenisierung:* Zerkleinerung der Fettkügelchen. Milch wird bei hohem Druck durch enge Öffnungen bei Temperaturen von 40–80° C gepreßt. Homogenisierung verhindert Aufrahmen.

▷ *Pasteurisation:* kurzfristige Erhitzung der Milch. Kurzzeiterhitzung bei 71–74 °C 40–45 s oder Hocherhitzung bei 85 °C für 8–15 s oder Dauerpasteurisation bei 62–65 °C für Minuten.

▷ *-pulver:* Herstellung aus Kondensmilch durch Trocknungsprozesse (Walzentrocknung oder Sprühtrocknung). Sprühtrocknung in Sprühtürmen unter Einleitung von Heißluft (125–205° C). Sprühtrocknung erhält biologische Eiweißwertigkeit besser als Walzentrocknung.

▷ *Sterilisation:* Erhitzung der Milch bei Temperaturen von 110–120° C bei Erhitzungszeiten von 10–30 Minuten. Sterilisierte Milch auch außerhalb des Kühlschranks lange Zeit haltbar. Biologische Eiweißwertigkeit durch Verlust von Aminosäuren vermindert.

▷ *Ultrahocherhitzung (UHT-Verfahren):* direktes UHT-Verfahren oder indirektes UHT-Verfahren. Indirektes UHT-Verfahren: Milch durchläuft Röhren und Platten, die von außen für 2–4 s auf Temperaturen bis zu 150 °C erhitzt werden. Direktes UHT-Verfahren: Injektion von Wasserdampf in die Milch mit Erhitzung der Milch für 2–4 s auf bis zu 150° C, dann Schockkühlung.

▷ *Milchsäurevergärung:* Herstellung von Gemüsesäften, Gemüse und Sauermilchprodukten durch milchsaure Gärprozesse (Lactofermentation). Einsatz von Milchsäurebakterien, die bei der Vergärung Milchsäure bilden. Milchsäure besitzt konservierende Wirkung.

▷ *Bestrahlung von Lebensmitteln:* mit gamma-Strahlen von Kobalt-60, Caesium-137, Röntgenstrahlen oder Elektronenstrahlen. In der Bundesrepublik Deutschland nicht erlaubt (evtl. können gesundheitlich bedenkliche Stoffe entstehen). Bestrahlung bestimmter Lebensmittel bisher nur in Holland, Italien, Israel, USA und Kanada erlaubt (offen, inwieweit Lebensmittelbestrahlung innerhalb EU zugelassen wird).

Lexikon V

▷ *Feinmehlprodukt – Herstellung:* Abtrennung von Randschichten und Keimen des Getreidekorns (Keime reich an Vitaminen, Mineral- und Ballaststoffen, Randschichten mit Gehalt an Vitaminen, Mineral- und Ballaststoffen). Herstellung von Mehlen mit niedrigem Ausmahlungsgrad. Mehl-Typen geben den mittleren Mineralstoffgehalt an (in mg pro 100 g Mehl Trockensubstanz). Je höher der Ausmahlungsgrad, desto dunkler das Mehl, desto mehr enthält es Vitamine, Mineral- und Ballaststoffe.

▷ *Fettrohstoff-Behandlung:* Hydrierung = Fetthärtung (Umwandlung flüssiger in feste Fette mit Nickel als Katalysator), vollständige oder partielle Hydrierung. Umesterung = Veränderung der Triglyzeridzusammensetzung in den Fettrohstoffen mit Hilfe von Katalysatoren.

▷ *Konservierung:* Herstellung von Konserven durch Sterilisation im Autoklaven je nach Art des Lebensmittels bei Temperaturen von 100 °C bis 125 °C (max. bis zu 165 °C).

▷ *Pökeln:* Verfahren zur Konservierung von Fleisch und Fleischwaren durch Einlegen in Pökelsalzlösung. Pökelsalz: Kochsalz mit Gehalt von 0,5% Natriumnitrit.

▷ *Räuchern:* Behandlung von Fleisch mit Rauch aus Hartholzspänen oder Sägemehl, entweder im Niedrigtemperatur-Langzeitverfahren oder im Hochtemperatur-Kurzzeitverfahren.

▷ *Raffination von Ölen:* Entschleimung (Zusatz Phosphorsäure und Filterhilfsmittel, Abtrennung freier Fettsäuren), Bleichung (Behandlung mit Aluminium-Silikaten = Fuller-Erden, auch in Kombination mit Aktivkohle), Dämpfung (Wasserdampfdestillation im Vakuum bei Temperaturen zwischen 190–200 °C, Entfernung unerwünschter Aromastoffe).

▷ *Raffinadezucker-Herstellung:* Verarbeitung von Zuckerrohr oder Zuckerrüben zu reiner isolierter Zucker-Saccharose (Reinigung, Auslaugen mit heißem Wasser, Verdampfung zu Zuckerkristallen oder Sirup, Abtrennung Melasse, Waschen und Zentrifugieren). Zucker-Saccharose enthält keine weiteren Nahrungsinhaltsstoffe (leere Kalorienträger). Als Raffinadezucker können auch Traubenzucker, Fruchtzucker oder Milchzucker hergestellt werden.

▷ *Tiefkühlung:* Einfrieren von Lebensmitteln im Schnellgefrierverfahren. Wichtig: gleichbleibende Lagerbedingungen bei Temperaturen von -30 °C. Aufgetaute Tiefkühlprodukte nicht wieder einfrieren. Auf Angaben der Hersteller bezüglich Lagerzeiten und Lagerbedingungen achten.

Vitamine

Unterschiedlich aufgebaute organische Verbindungen, lebenswichtige, essentielle, zufuhrpflichtigen Nahrungsinhaltsstoffe (nur teilweise Möglichkeit Synthese durch Darmbakterien). Komplette Versorgung mit Vitamien Aufgabe vollwertiger Ernährung.

Aufgaben: Bausteine von Enzymen und Hormonen (prosthetische Gruppen), Katalyse biochemischer Reaktionen. Einfluß auf Stoffwechselvorgänge, Wachstum und Infektabwehr. Wechselseitige Beteiligung aller Vitamine an zahlreichen Funktionen. Ausfallerscheinungen bei mangelnder oder fehlender Zufuhr Hypovitaminosen bzw. Avitaminosen.

▷ *Fettlösliche:* Vitamin A, Vitamin D, Vitamin E, Vitamin K.

▷ *Wasserlösliche:* Vitamin B_1, Vitamin B_2, Niacinamid, Vitamin B_6, Pantothensäure, Biotin (Vitamin H), Folsäure, Vitamin B_{12}, Vitamin C.

▷ *Vitamin A (Retinol):* Vorstufe Carotin = Provitamin A. Lichtempfindlich, sauerstoffempfindlich, Kochverlust ca. 20%. Besonders in Fischölen, Milch, Butter, Käse, Ei. Carotin besonders in gelben und grünen Gemüsen, Pflanzenölen. 0,6µg (Mikrogramm) beta-Carotin = 0,3µg Vitamin A = 1 IE. *Funktionen:* Sehorgan und Sehprozeß (Regeneration Sehpurpur, bei Mangel Nachtblindheit), Haut- und Schleimhäute (bei Mangel Austrocknung und Verhornung), Infektabwehr, Wachstum, Schutz vor freien Radikalen. *Empfohlene Bedarfsmenge:* 0,5–1,0 mg pro Tag, Säuglinge und Kleinkinder 1500 IE/Tag, Erwachsene 5000–6000 IE pro Tag (300 µg = 1000 IE).

▷ *Vitamin B_1 (Thiamin):* empfindlich gegenüber Sauerstoff, Luft, Kochverlust ca. 25%. Besonders in Vollgetreide, Weizenkeimen, Weizenkleie, Nüssen, Samen, Soja, Hülsenfrüchte. *Funktionen:* Ablauf Kohlenhydrat- und Energiestoffwechsel, Beteiligung als Thiaminpyrophosphat-Koenzym an vielen Stoffwechselreaktionen. Besonders in Milch, Käse, Ei, Leber, Fleisch, Fisch, Hefe, Vollgetreide. *Empfohlene Bedarfsmenge:* Säuglinge und Kinder 0,4–1,2 mg/Tag, Erwachsene 1,6 mg/Tag (erhöht bei höherem Kohlenhydratanteil).

▷ *Vitamin B_2 (Riboflavin):* hitzebeständig, unempfindlich gegenüber Sauerstoff, lichtempfindlich,

Kochverlust ca. 20%. Besonders in Milch, Käse, Ei, Leber, Gemüse, Kartoffeln, Hülsenfrüchten, Hefe. *Funktionen:* Koenzym von Flavinenzymen. *Empfohlene Bedarfsmenge:* Säuglinge und Kinder 0,4–1,4 mg/Tag, Erwachsene bis 1,6 mg/Tag.

▷ *Vitamin B_6 (Pyridoxin):* lichtempfindlich, stabil gegenüber Hitze, Kochverlust ca. 20%. Besonders in Vollgetreide, Weizenkeimen, Hefe, Gemüse, Kartoffeln, Milch, Ei, Fleisch, Fisch. *Funktionen:* Koenzym von Enzymen, die am Eiweißstoffwechsel beteiligt sind. *Empfohlene Bedarfsmenge:* Säuglinge und Kinder 0,3–1.4 mg/Tag, Erwachsene 1,6–2,1 mg/Tag.

▷ *Vitamin B_{12} (Cobalamin):* hitzebeständig, lichtempfindlich, luftempfindlich, Kochverlust ca. 10%. Notwendig zur Resorption im Dünndarm Intrinsic-factor. Besonders in Milch, Käse, Ei, Leber, Fleisch, Fisch, zum Teil Bildung durch Mikroorganismen im Darm. *Funktionen:* Ausreifung roter Blutzellen, Blutbildung. *Empfohlene Bedarfsmenge* für Erwachsene: ca. 2 µg/Tag

▷ *Vitamin C (Ascorbinsäure).* Empfindlich gegenüber Hitze, Licht und Sauerstoff. Kochverlust ca. 45%. Besonders in Früchten, Gemüsen, Kartoffeln (speziell in Zitrusfrüchten, schwarzen Johannisbeeren, Sanddornbeeren, Hagebutten, Acerolakirschen). *Funktionen:* Struktur Kapillargefäße (bei Mangel Blutungen in Schleimhäuten und Haut), Beschaffenheit Bindegewebe, Synthese von Kollagen und Mukopolysacchariden, Synthese Steroidhormone, Eiseneinbau in Ferritin, Elektronentransport, Infektabwehr, Schutz vor Radikalen. *Empfohlene Bedarfsmenge:* Kinder 35–50 mg/Tag, Erwachsene 60–100 mg/Tag.

▷ *Vitamin D (Calciferol, Cholecalciferol D_3, Ergocalciferol D_2):* lichtunempfindlich, unempfindlich bei Temperaturen bis 180 °C, Kochverluste ca. 20%. Besonders in Fischleber, Fischölen, Fisch, Eigelb, Butter, Milch, Käse, Pflanzenöl (speziell in Weizenkeimöl), Margarine, Hefe. *Funktionen:* Resorption Kalzium und Phosphor aus Nahrung, Einlagerung Kalzium und Phosphat in Knochen, Wachstum, Stoffwechsel. *Empfohlene Bedarfsmenge:* Säuglinge und Kleinkinder 10 µg/Tag, Erwachsene 2,5 µg/Tag.

▷ *Vitamin E (Tocopherole):* hitzebeständig bis 250 °C, sauerstoffempfindlich, lichtempfindlich, antioxidativ. Besonders in Weizenkeimöl, Samen- und Keimölen, Weizenkeimen, Samen, Vollgetreide, grünen Pflanzen, Sojabohnen. *Funktionen:* Schutz oxidationsempfindlicher Substrate (z. B. hochungesättigter Fettsäuren), Schutz vor freien Radikalen (z. B. bei Strahlenbelastung), Ökonomie Sauerstoffverbrauch. *Empfohlene Bedarfsmenge:* 12 mg/Tag.

▷ *Vitamin H (Biotin):* besonders in Hefe, Kleie, Sojabohnen, Leber, Fleisch, Ei, Milch, Käse. *Funktionen:* Beeinflussung des Gesamtstoffwechsels und der Hautbeschaffenheit. *Empfohlene Bedarfsmenge:* 0,1–0,3 mg pro Tag (kann durch Synthese von Darmbakterien ausreichend gedeckt werden).

▷ *Vitamin K (Phyllochinone):* teilweise Eigenbildung durch Darmbakterien. Unter Umständen reicht Eigenproduktion aus. Besonders in grünen Gemüsen, Leber, Milch. *Funktionen:* Einfluß auf das Blutgerinnungssystem, Prothrombinbildung in der Leber, Verhinderung von Blutungsneigung. *Empfohlene Bedarfsmenge:* Säuglinge und Kinder 10–15 µg/Tag, Erwachsene 45–35 µg/Tag (abhängig von Eigenproduktion).

▷ *Folsäure:* Zerstörung unter Einfluß von UV-Strahlen, Kochverlust ca. 45%. Besonders in grünen Blattgemüsen, Leber, Hefe. *Funktionen:* Bildung von roten Blutzellen, weißen Blutzellen und Blutplättchen. *Empfohlene Bedarfsmenge:* Säuglinge und Kinder 100–300 µg/Tag, Erwachsene 400 µg/Tag, Schwangere u. Stillende bis zu 1000 µg/Tag.

▷ *Niacinamid (Nikotinsäureamid):* hitzebeständig, sauerstoffempfindlich, Kochverlust ca. 15%. Teilweise Bildung aus der Aminosäure Tryptophan. Besonders in Vollgetreide, Weizenkeimen, Kleie, Gemüsen, Hefe. *Funktionen:* Koenzym wasserstoffübertragender Enzyme im Energiestoffwechsel. *Empfohlene Bedarfsmenge:* Säuglinge und Kinder 6–8 mg/Tag, Erwachsene 16–18 mg/Tag.

▷ *Pantothensäure:* besonders in Vollgetreide, Weizenkleie, Weizenkeimen, Hefe, Fleisch, Eigelb. *Funktionen:* Bestandteil des Koenzyms A, Beteiligung am Energiestoffwechsel. *Empfohlene Bedarfsmenge:* Säuglinge, Kinder 4 mg/Tag, Erwachsene 8–10 mg/Tag.

Vitamine, fettlösliche → siehe Vitamine

Vitamine, wasserlösliche → siehe Vitamine

Vollkornnudeln → siehe Teigwaren – Nudeln

Vollmeersalz → siehe Kochsalz – Kochsalzersatzmittel

Vollmilch → siehe Milch-Handelsarten

Vorzugsmilch → siehe Milch-Handelsarten

Lexikon | V

160

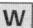

Wasser

Unentbehrlicher Nahrungsinhaltsstoff. 60–70% Körpermasse des Menschen = Wasser.

Aufgaben: Baustoff, Lösungsmittel, Transportmittel, Medium für Stoffwechselvorgänge, Regulation Wärmehaushalt und Körpertemperatur.

Durchschnittliche erforderliche Wasseraufnahme/ Tag: 2–3 Liter (davon 1000 bis 1500 ml Trinkflüssigkeit und 800–1000 ml Nahrungsflüssigkeit). In gemäßigten Klimazonen wird für einen 70 kg schweren Erwachsenen eine Wasserzufuhr von 30–40 ml/kg Körpergewicht und Tag angesetzt. Wasserbildung im Organismus aus Stoffwechselreaktionen ca. 0,3 Liter/Tag. Erheblich höherer Wasserbedarf bei starker körperlicher Tätigkeit, großer Hitze, Schweißproduktion, Erbrechen oder Durchfall. Wasserverluste von mehr als 15% des Körpergewichtes lebensgefährlich (Kreislaufversagen, Blutdruckabfall, Nierenversagen), Verlust von 35% des Wasserbestandes tödlich. Wassergehalte in Lebensmitteln zwischen 95% und weniger als 1% (z. B. in Ölen, wasserfreien Fetten, Raffinadezucker). Nieren benötigen zur Ausscheidung von Harnstoff, Harnsäure und anderen Substanzen ein Minimum von etwa 300 ml Wasser pro Tag.

Zufuhr/ml		Ausscheidung/ml	
Trinkflüssigkeit	1000–1500	Lunge	400
Nahrungsflüssigkeit	800–1000	Stuhl	150
Oxidationswasser	300	Haut	500
		Harn	1050–1750
	2100–2800 ml		2100–2800 ml

Empfehlenswerte Höhe Wasserzufuhr pro kg/Tag

Erwachsene	20–45 ml
Säuglinge (bis 1 Jahr)	120–180 ml
Kinder 1–3 Jahre	115–235 ml
Kinder 4–6 Jahre	100–110 ml
Kinder 7–9 Jahre	90–100 ml
Kinder 10–12 Jahre	70–85 ml
Kinder 13–14 Jahre	50–60 ml
Jugendliche 15–18 Jahre	30–40 ml

Flüssigkeitsbilanz bei einem 70 kg schweren Erwachsenen in einer gemäßigten Klimazone mit einer Wasserzufuhr von 30–40 ml Wasser/kg Körpergewicht und Tag

Weizenkeimöl → siehe Pflanzenöle

Wertigkeit, biologische → siehe Eiweiß – Proteine → vgl. **Tab. 18** S. 112

Wildfrüchte → siehe Obst

Wünschenswertes Körpergewicht → siehe Körpergewicht

Xylit → siehe Zuckeraustauschstoffe

Zellulose → siehe Ballaststoffe

Zink → siehe Spurenelemente

Zucker

▷ *Fruchtzucker:* reine Fruktose, »leerer Kalorienträger«, pro Gramm 4,1 Kalorien.
▷ *Glukosesirup:* aus Stärke gewonnener Sirup aus Glukose, Maltose und Dextrinen, »leerer Kalorienträger«, pro Gramm 4,1 Kalorien.
▷ *Haushaltszucker (Weißzucker):* reine Saccharose, »leerer Kalorienträger«, pro Gramm 4,1 Kalorien.
▷ *Malzzucker:* reine Maltose, »leerer Kalorienträger«, pro Gramm 4,1 Kalorien.
▷ *Milchzucker:* reine Laktose, »leerer Kalorienträger«, pro Gramm 4,1 Kalorien.
▷ *Traubenzucker:* reine Glukose bzw. Dextrose, »leerer Kalorienträger, pro Gramm 4,1 Kalorien.

Zuckeraustauschstoffe

Fruchtzucker, Isomalt, Lactit, Maltit, Sorbit, Xylit.

▷ *Fruchtzucker (Fruktose):* hergestellt aus Saccharose = 1, Süßkraft 1,2 – 1,7 im Vergleich zu Saccharose, Brennwert 4 kcal pro Gramm, gut verträglich, 12 g Fruktose = 1,3 BE.
▷ *Isomalt:* Disaccharidalkohol mit Bausteinen Glukose + Sorbit und Mannit. Herstellung aus Saccharose. Wird im Dünndarm nicht resorbiert. Anrechnung auf BE nicht nötig, glykämischer Index = 0.
▷ *Lactit:* Disaccharidalkohol, hergestellt aus Milchzucker (Lactose), Süßkraft 0,4 im Vergleich zu Saccharose = 1, Brennwert 2,4 kcal pro Gramm.
▷ *Maltit:* Disaccharidalkohol, Herstellung aus Maltose, Süßkraft 0,9 im Vergleich zu Saccharose, Brennwert 2,4 kcal pro Gramm.
▷ *Sorbit:* Monosaccharidalkohol, Herstellung aus Maisstärke, Süßkraft 0,5 im Vergleich zu Saccharose = 1, Brennwert 2,4 kcal pro Gramm, wirkt abführend. 12 g Sorbit = 1 BE.

▷ *Xylit:* Monosaccharidalkohol, gewonnen aus Birkenholz, Süßkraft 1 im Vergleich zu Saccharose = 1, Brennwert 2,4 kcal pro Gramm, wirkt als einziger Zuckeraustauschstoff nicht kariogenen. 12 g = 1 BE.

Zuckeraustauschstoff- und Süßstoff-Präparate
Rademann Fruchtzucker
Lihn Fruchtzucker (+ Sorbit)
Sionon Fruchtzucker
Pallatinit (Isomalt)
Candarell (Aspartam)
Sukrinetten (Saccharin)
Ilgonetten (Natriumcyclamat + Saccharin)
Sionon Diabetiker-Süße (Sorbit + Saccharin)
Natreen Diätsüße (Cyclamat + Saccharin)

Zuckerrübensirup → siehe Süßmittel, alternative

Literatur

1 *Anemueller, H.:* Ernährungstherapie. In: Naturheilverfahren in der Gynäkologie und Geburtshilfe, hrsg. von A.–M. Beer. Springer, Berlin 1998 (im Druck)

2 *Anemueller, H.:* Lebensmittelkunde und Lebensmittelqualität in der Ernährungsberatung, Hippokrates, Stuttgart 1993

3 *Bircher-Benner, M.:* Grundzüge der Ernährungstherapie. Salle, Berlin 1903

4 *Bottenberg, H.:* Biologische Therapie des praktischen Arztes. Lehmanns, München 1936

4 *Büchner, F.:* Der Mensch in der Sicht moderner Medizin. Herder, Freiburg i.Br. 1985

5 *Burkitt, D., P., Walker, A.R.P., Painter, N.S.:* Effect of Dietary Fiber on Transit Times and its Role on the Causation of Disease. Lancet (1972) 1408–1412

6 *Bundesministerium für Forschung und Technologie:* Ernährung und Krebs. Übersetzung des Berichtes »Diet, Nutrition and Cancer« des National Research Council 1982

7 *Eppinger, H., Kaunitz u. Popper:* Die seröse Entzündung einer Permeabilitätspathologie. Springer, Wien 1955

8 *Heine, H.:* Ganzheitsmedizin am Beispiel des Systems der Grundregulation. In: Lehrbuch der Naturheilverfahren, Band I, Hrsg. K.CH. Schimmel, Hippokrates, Stuttgart 1990

9 *Heine, H.:* Lehrbuch der biologischen Medizin, Grundlagen und Systematik. Hippokrates, Stuttgart 1991

10 *Heyden, S.:* Arteriosklerotische Herzerkrankungen und Ernährung. In: Ernährungslehre und Diätetik, Bd. II, Teil 2, hrsg. von H.J. Holtmeier. Thieme, Stuttgart 1972

11 *Hoenck, C., Anemueller, H.:* Bericht über therapeutische Ergebnisse klassischer Molkentrinkkur als Heilverfahren im Kneipp-Kurort. Ärztezeitschrift f. Naturheilverfahren 10 (1981) 533

12 *Holtmeier, H.J.:* Diät bei Übergewicht und gesunde Ernährung. Thieme, Stuttgart 1965

13 *Kasper, H.:* Ernährungsmedizin und Diätetik. Urban & Schwarzenberg, München-Wien-Baltimore 1996

14 *Kluthe, R., Ouirin, H., Oechslen, D., Wenig, A.:* Kartoffel-Ei-Diät bei fortgeschrittener Niereninsuffizienz. Med. Klin. 62 (1967) 1020

15 *Kluthe, R.:* Fortschritte in der Diätetik bei Nierenkrankheiten. Thieme, Stuttgart 1968

16 *Kluthe, R., Quirin, H.:* Diätbuch für Nierenkranke. Thieme, Stuttgart 1968

17 *Kluthe, R., Quirin, H.:* Diätetische Therapie bei Niereninsuffizienz. Dtsch. Med. Wschr. 94 (1969) 2112

18 *Kluthe, R.:* Fortschritte der Ernährungstherapie bei Nierenkrankheiten. Akt. Ernährung 1 (1976) 18

19 *Kofrányi, E., Jekat, F.:* Bilanzversuche an Menschen zur Bestimmung der biologischen Wertigkeit von Nahrungsproteinen. Z. Physiol. Chem. 335 (1964) 166

20 *Lützner, H.:* Aktive Diätetik. Hippokrates, Stuttgart 1993

21 *Rauch, E.:* Die Darm-Reinigung. Karl F. Haug, Heidelberg 1967

22 *Sander, F.:* Der Säure-Basen-Haushalt des menschlichen Organismus. Hippokrates, Stuttgart 1985

23 *Schipperges, H.:* Wege zu neuer Heilkunst. Haug, Heidelberg 1978

24 *Thomas, B.:* Die Nähr- und Ballaststoffe der Getreidemehle. Wiss.Verl.Ges., Stuttgart 1964

25 *Wechsler, J.G., Wenzel, H., Eppelt, S., Splitz, S., Swobodnik, W., Ditschuneit, H.:* Ergebnisse der Adipositasbehandlung mit eiweißangereicherter Molke. Aktuelle Ernährung 11 (1986) 301

26 *Welsch, A.:* Krankenernährung, Leitfaden f. Ärzte und Diätassistentinnen. Thieme, Stuttgart 1995

27 *Wolfram, G.:* Hyperlipoproteinämien und Arteriosklerose. In: Stoffwechselkrankheiten, hrsg. Von H. Mehnert, Thieme, Stuttgart 1985

28 *Zabel, W.:* Die interne Krebstherapie und die Ernährung des Krebskranken. Bircher-Benner, Bad Homburg v.d.H. 1986

29 *Zöllner, N.:* Harnsäurestoffwechsel, Physiologie und Pathologie. In: Hyperurikämie und Gicht, Hrsg. N. Zöllner, Springer, Berlin-Heidelberg 1980

Sachverzeichnis

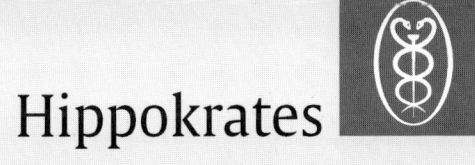

Hippokrates

Die sanfte Macht der Pflanzen

D. Ennet, H. Reuter

Lexikon der Pflanzenheilkunde

Wirkung – Anwendung – Botanik – Geschichte

1997, 440 S., 268 farbige Bildtafeln,
kt. DM 68,– / ÖS 496 / SFr 62,–
ISBN 3-7773-1286-X

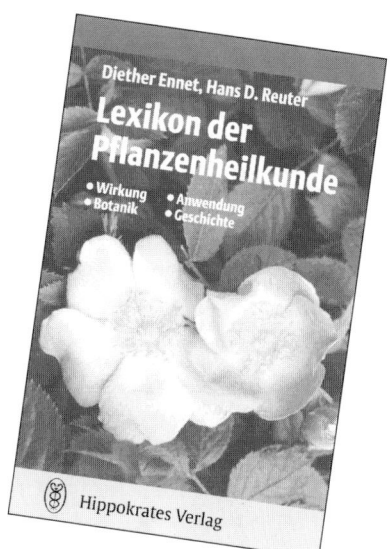

Wußten Sie, daß Brennessel rheumatische Beschwerden lindert?
Daß man Prostatabeschwerden mit der Sägezahnpalme zu Leibe rückt?
Oder daß Guarana viel mehr Coffein enthält als Kaffee und Tee?

In diesem kompakten Nachschlagewerk auf dem neuesten phytotherapeutischen Stand finden Sie alles Wissenswerte rund um die arzneiliche Verwendung von Pflanzen – von **A wie Aalhornblüte** bis **Z wie Zwiebel**!

Botanik und Vorkommen, Drogengewinnung, Inhaltsstoffe, Wirkung, Verwendung, mögliche Nebenwirkungen sowie Geschichte werden zu jeder Pflanze beschrieben.
268 Farbtafeln vermitteln ein exaktes Bild der Pflanze und erleichtern ihre Identifizierung in der Natur.

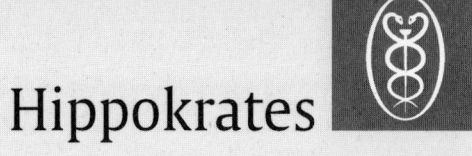

Hippokrates

Ernährungstherapie anschaulich

G. Schünke, D. Kuhlmann, W. Lau

Orthomolekulare Medizin

Vitamine, Mineralstoffe, Spurenelemente

1996, 134 S., 23 Abb., 40 Tab.,
kt. DM 49,– / ÖS 358 / SFr 45,50
ISBN 3-7773-1237-1

Das Prinzip der Orthomolekularen Medizin ist beein-
druckend einfach und revolutionär: Die richtigen
Moleküle in der richtigen Menge als Rezept für eine
optimale Gesundheit. In anschaulicher Weise infor-
miert das Buch über Vitamine, Mineralstoffe sowie
Spurenelemente und stellt am
Beispiel ausgewählter Erkran-
kungen die Möglichkeit der
Genesung bzw. Prophylaxe dar.
Ein Buch zum raschen Nach-
schlagen mit integriertem
Lexikon.

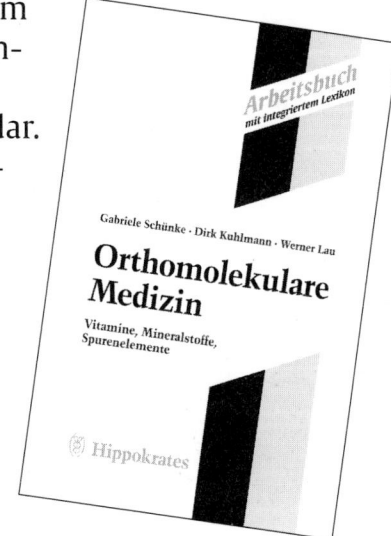

Preisänderungen vorbehalten!